belle vue

人生風景．全球視野．獨到觀點．深度探索

belle vue 25

抗癌真相

癌症代謝療法如何反轉現行療法謬誤，形塑癌症治療的未來

作　　者　崔維斯・克里斯托弗森（Travis Christofferson）
譯　　者　潘昱均
執 行 長　陳蕙慧
總 編 輯　曹　慧
主　　編　曹　慧
編輯協力　陳以音
封面設計　Bianco Tsai
內頁排版　思　思
行銷企畫　陳雅雯、尹子麟、張宜倩
社　　長　郭重興
發行人兼出版總監　曾大福
編輯出版　奇光出版／遠足文化事業股份有限公司
E-mail: lumieres@bookrep.com.tw
粉絲團：https://www.facebook.com/lumierespublishing
發　　行　遠足文化事業股份有限公司
http://www.bookrep.com.tw
23141新北市新店區民權路108-4號8樓
電　　話：(02) 22181417
客服專線：0800-221029　傳真：(02) 86671065
郵撥帳號：19504465　戶名：遠足文化事業股份有限公司
法律顧問　華洋法律事務所　蘇文生律師
印　　製　成陽印刷股份有限公司
初版一刷　2021年4月
定　　價　460元

歡迎團體訂購，另有優惠，請洽業務部（02）22181417分機1124、1135

國家圖書館出版品預行編目資料

抗癌真相：癌症代謝療法如何反轉現行療法謬誤，形塑癌症治療的未來 / 崔維斯・克里斯托弗森（Travis Christofferson）著；潘昱均譯. -- 初版. -- 新北市 ：奇光, 遠足文化事業股份有限公司, 2021.04
面；　公分
譯自：Tripping over the truth : how the metabolic theory of cancer is overturning one of medicine's most entrenched paradigms.

ISBN 978-986-99274-9-9（平裝）

1. 癌症　2. 治療學　3. 新陳代謝

417.8　　110002690

線上讀者回函

抗癌真相

Tripping over the Truth

How the Metabolic Theory of Cancer
Is Overturning One of Medicine's Most Entrenched Paradigms

Travis Christofferson, MS

崔維斯・克里斯托弗森　著　潘昱均　譯

獻給布魯

「癌症，超越其他所有疾病，具有無數次要原因。但即使是癌症，主要原因也只有一個。簡而言之，癌症的主因是人體細胞以糖的發酵產能代替了正常細胞的有氧呼吸。」

——奧托・瓦爾堡

「理論的真相永遠無法得到證明；因為永遠不知道未來經驗是否會與現在的結論相互牴觸。」

——愛因斯坦

推薦序一：瓦爾堡代謝之光重新照耀癌症與復興！——李岳倫 009
推薦序二：癌症預防的新觀念——曾嶔元 013
前言 016
緣起 023

Chapter 1 癌症如何變成大眾認定的遺傳病 037
1. 煙囪男孩 039
2. 混亂的染色體 043
3. 癌症會傳染嗎？ 047
4. 瓦爾堡的戰爭 052
5. 生命的祕密 065
6. 一個可以略過的問題 072
7. 一切仍在迷霧中 076

Chapter 2 化學療法與地獄之門 085
8. 陰和陽 096
9. MOPP 101

Contents

10. 全面開戰，全面治療 106
11. 那個狗娘養的 109

Chapter 3
突破與失望 117
12. 進入歷史垃圾桶 118
13. 星星之火 120
14. 正子斷層掃描 132
15. 新時代 135
16. 老標靶的新生 149
17. 好事、壞事和醜事 161
18.「如果不是親眼看見，我不會相信」 168

Chapter 4
暗物質 185
19.「有可能搞清楚這樣的複雜性嗎？」 191
20. 典範轉移 197
21. 烏龜和野兔 210

Chapter 5
華生改變想法 215

Chapter 6
粒線體：舊理論再次翻新 227
22. 事情可能不如他們預期 248
23. 超級燃料 259
24. 剋星 271
25. 城裡最重要的比賽 279
26. 美妙的概念（更多相同處） 284
27. 施壓－脈衝 286

Chapter 7
該往何處去？ 293

後記 304
附錄一：如何實行代謝療法 329
附錄二：該去哪裡找醫生或專家 351
致謝 353
參考資料 355

【推薦序二】

瓦爾堡代謝之光重新照耀癌症與復興！

李岳倫博士—國家衛生研究院癌症研究所，粒線體暨腫瘤微環境實驗室主持人

在台灣，癌症長居十大死因排行首位，世界衛生組織的全球癌症數據也顯示，全世界因壽命變長，癌症罹患病例和死亡的數字仍逐年大幅上升；除了癌症是一種老化疾病外，是不是有可能性我們對癌症起源的理解與治療策略的方向錯了呢？本書將給我們一個可能的答案！

如果您喜歡讀穆克吉（Siddhartha Mukherjee）醫師的《萬病之王》癌症傳記的話，那您一定也喜歡這本書，因為作者用故事性更易讀的文字，帶領讀者走過癌症起源研究以及治療方法的發展史與研究者心路歷程。他以「體細胞突變起源論」為基礎，延展到癌症病毒起源論，伴隨著放射線療法、化學療法、標靶治療的發展史娓娓道來。「體細胞突變起源論」認為癌症就是一種基因的疾病。當調控細胞生長的基因發生突變或損壞時，使得細胞失去控制，持續的生長及分裂而產生癌症。此理論在一九五三年華生（James Watson）與克里克（Francis Crick）發現ＤＮＡ結構、分子生物

學成為主流後達到顛峰，一直發展、影響到現在，二〇〇六年美國家癌症研究所資助的「癌症基因體圖譜計畫」（The Cancer Genome Atlas，TCGA）便是一例，然後宣稱只要找到癌症細胞與正常細胞的基因差異，我們就可治癒癌症！

在此思維下，過去四、五十年來，從美國尼克森總統早在一九七一年就曾頒布過《國家癌症法》（National Cancer Act），期透過擴大國家癌症研究所的經費和規模，誓言要消滅癌症。然而，至今多年過去了，癌症威脅仍然存在，令人不禁想問，真的找對方向嗎？這也讓癌症研究者不得不重新思考治療癌症的新策略。因此歐巴馬總統在二〇一六年提出「癌症登月計畫2020」（Cancer Moonshot 2020），其計畫資金重點支持大數據精準醫療與癌症免疫療法。

「癌症基因體圖譜計畫」的研究結果留下了許多「體細胞突變起源論」無法完全解釋的現象：（一）基因突變大部分是隨機發生的，如果是隨機，那如何找到特定癌症生成的基因突變模式呢？（二）為何同一癌症病人組織內的單一癌細胞基因突變不完全一樣，稱為腫瘤內異質性（heterogeneity）？其實還有一個作者沒說的重要觀念，就是腫瘤微環境（tumor microenvironment）理論的建立。因此癌症是一種基因疾病的理論，在目前看來是極簡一維的觀點，可能忽略了要從三維立體的視野來看待癌症起源的真正理論。如果只單純認為癌症是一種基因疾病，那我們將無戰勝癌症的一日！

也就是說，基於過去消滅癌症失利經驗，意識到傳統癌症基因突變單一思維的局限性，再加上腫瘤內異質性的複雜多變特性，讓我們開始思考新的理論方向：癌症是一種演化遺跡的疾病和腫瘤微環境的系統整體觀。癌症細胞如此多變的特性，就是演化的基本精神：多樣性！是生物能適應並克服環境而存活的演化模式，我曾在科學月刊的〈達爾文你來——利用演化觀改變癌症治療策略〉一文中討論過這些觀念。因此，我特別贊同書中的一段話：

將癌症描述為「生態系」，這是說明這個疾病複雜度的真實體現。癌症是一個生態系統，具有相互交織的關係和達爾文式的選擇壓力。正如任何生態學家都會告訴你的那樣，改變生態系的最佳方法是改變整個環境，而不是瞄準單一變數。

有趣的是，癌細胞與其周圍環境的基質細胞、血管細胞、免疫細胞所組成的腫瘤微環境內，發現總是呈現酸性環境。其原因便是瓦爾堡（Otto Warburg）醫生所說，是從葡萄糖經發酵作用產生乳酸所致；是源自癌症細胞具有受損粒線體（mitochondria）產生氧化壓力所衍生出來的存活策略。已為人熟知，粒線體是細胞內的能量發電廠，提供細胞生存所需要的能量 ATP（三磷酸腺苷）。

本書嘗試要回答的中心問題是：若癌症不只是一種基因疾病，基因突變不是癌症起源的根本原因，那麼真正導致基因突變的根本原因是甚麼？是粒線體與代謝適應嗎？那麼癌症是一種代謝疾病嗎？本書的譯筆極為流暢易讀，就讓作者帶領我們，在現代正子斷層掃描看見腫瘤組織高濃度葡萄糖證據下，坐上時光機循著瓦爾堡醫生、佩德森（Peter Pedersen）教授、賽弗瑞（Thomas Seyfried）教授與其他許多癌症科學家的研究足跡，再加上「DNA之父」華生的呼籲，一起踏上揭開癌症起源自代謝與粒線體之謎的旅程！一起見證科學哲學家孔恩（Thomas Kuhn）所稱癌症起源理論的典範轉移過程吧！

【推薦序二】

癌症預防的新觀念

曾嶔元｜元鼎診所院長，高雄醫學大學兼任教授，輔仁大學兼任主治醫師

超過半個世紀來，幾乎所有的癌症研究者都相信癌症起源於基因突變。簡單地說，這是因為觀察到癌細胞常有突變的基因，而且某些突變的基因（致癌基因）能癌化某種自然界不存在的（也就是實驗室裡特別培養出來的）長生不老細胞。

「癌症起因於基因突變」這個觀念主宰了癌症研究半個世紀以上，以致癌症研究也都以基因突變為主。因此當癌症研究者找不到新的致癌基因，又急於想在各種癌別建立模型時，科學界很自然地就出現了一個大規模的癌症研究計畫——「基因體圖譜計畫」（The Cancer Genome Atlas，TCGA）。然而當計畫結束後，TCGA數據卻顯示癌症的形成沒有可見的模型，而且也沒有發現新的致癌基因。面對這種尷尬的局面，約翰．霍普金斯大學的伯特．沃格斯坦（Bert Vogelstein）只好把大家的失落和困惑推給一個隱形的東西——暗物質（dark matter）。

從天文物理學借用一個大家熟悉的名詞「暗物質」，來解釋一個不知如何解釋的現

象，這固然可以避免尷尬，卻失去了除錯的機會。所以基因體圖譜計畫結束後，我們對癌症的了解沒有得到突破的成長。

「癌症起源於基因突變」，這個簡化的致癌理論已經席捲了整個癌症研究領域大半個世紀。癌症醫師從醫學院求學開始就被灌輸這個概念。醫師在成長的過程中，除了基因突變這套理論外，沒有聽過癌症起因的其他理論。即便正子斷層掃描（PET）已於一九七〇年代問世，而且這個世紀初已在台灣大量運用於癌症診斷，然而絕大多數的癌症醫師還是沒聽過奧托．瓦爾堡的「有氧糖分解」理論。更別說華倫．薛弗（Warren Schaeffer）的換核實驗了。

換核實驗發現「細胞是否癌化取決於細胞質」而非細胞核。這是因為把健康細胞的細胞核換成癌細胞的細胞核，結果這種融合細胞（健康的細胞質加上癌症的細胞核）長不出腫瘤；但相反地，把癌細胞的細胞核換成健康細胞的細胞核（癌症的細胞質加上的健康細胞核）就可以長得出腫瘤。顯然細胞質才是癌化的決定者。一九二〇年代瓦爾堡的發現則把細胞質扮演的角色更加縮小到粒線體上。

如果細胞是否癌化取決於細胞質而非細胞核的話，那麼基因突變顯然不是致癌的根本原因，而是癌化過程中發生的事件。二〇一〇年，波士頓學院生物系的湯瑪斯．賽弗瑞教授根據自己及瓦爾堡等前輩的研究，發表一篇論文〈癌症是一種代謝疾病〉（*Cancer as a metabolic disease*）。

這個論點實在是打臉主流派科學家，令人難以接受。想想看，主流派癌症研究者花了一輩子功夫在研究和傳播基因突變的致癌教條，現在告訴他癌症原來是一種代謝疾病。對於這種否定他一生信念的道理，他要如何面對呢？最簡單的做法就是不予理會。所以賽弗瑞二〇一〇年發表的論文到今天已經超過十年了，但是論文被引用的次數，直到這篇推薦序撰寫時也只有三百一十九次而已。怪不得粒線體和細胞質在癌症方面扮演的角色，很少被學術界討論，甚至完全被臨床醫學漠視。

本書作者撰寫《抗癌真相》以提供愛好真相或追求健康的讀者一個管道，來了解癌症發生的根本原因。一旦了解癌症是一種代謝疾病後，我們就知道怎麼預防了，因為代謝問題是可以從飲食上干預的。這部分的觀念可以參考拙著《精準醫學》第六章。

由於台灣每年罹患癌症人數超過十萬，因此本人非常推薦這本書，為癌症預防打下理論基礎。

前言

在一九七一年，人若診斷出癌症是恐怖的打擊。患者感到無助，喪失主控權。人生一切都遭擱置，只能看治療他的外科醫生、放射科醫生、化療護士願意付出多少，看這些醫療團隊能幫多少忙。到了二〇一六年，實際變化有多大？

無數先賢在癌症治療這條路上努力已有百年，到了一九七一年，人類終於採取「最後一擊」，料想一定能擊倒這個致命疾病。一九七一年十二月二十三日，美國總統尼克森（Richard Nixon）在白宮國宴廳向人民鄭重宣布簽署《國家癌症法》（National Cancer Act），啟動一場由聯邦政府出資十六億美元，由政府轄下國家癌症研究所（NCI）主導的「抗癌戰爭」。雖然尼克森一開始並不想在癌症研究上投入那麼多預算，但受到致力打擊疾病的運動家瑪麗．拉斯克（Mary Lasker）、兒科病理學家席尼．法伯（Sidney Farber）和慈善家勞倫斯．洛克菲勒（Laurance Rockefeller）等有力人士施壓，希望這個法案是政府給「美國人的聖誕節禮物」。最終美國政府決定正面迎擊，在癌症議題上邁出重要的第一步，每個人都對即將來臨的成功感到樂觀。為了宣傳這個決策，甚至出現令人咋舌的媒體廣告，大聲宣布：「這是美國至今做過最能成就人類福祉的行動。」

重要大事的紀念照上總統和參眾議員齊聚笑著，包括在國會大力支持這項法案的參議員泰德．甘迺迪（Edward〔Ted〕Kennedy），充滿熱忱。他們相信，如果美國科學家和政府能分裂原子，能把人送上月球，他們肯定會解決這個人類常見的疾病。有人甚至預測說，癌症將在一九七六年美國國慶兩百週年之際被征服。更有事實佐證，由詹姆斯．霍蘭德（James Holland）博士率領的兒童白血病化療法被證實非常成功，還公開接受表揚。

十年很快過去，沒有重大進展，人們對「抗癌戰爭」的進度產生懷疑。一九七〇年代的信心滿滿被不斷的辯論質疑取代，大家問著，敵人如此神祕難解、捉摸不定，我們有辦法擊敗它們嗎？混亂爭執甚至籠罩了對癌症起源的根本理解。諾貝爾獎得主奧托．瓦爾堡（Otto Warburg）在一九三〇年代的研究，描述了腫瘤剛開始發生的代謝紊亂，認為這是激發癌症生長的起因，但這份研究一直沒有受到認真重視，以致也無法主導癌症研究的走向。在對腫瘤代謝進行廣泛研究後，瓦爾堡表示：「癌症，超越其他所有疾病，具有無數次要原因。但即使是癌症，主要原因也只有一個。簡而言之，癌症的主因是人體細胞以糖的發酵產能代替了正常細胞的有氧呼吸。」然而，儘管有證據表示癌症起源於代謝失調，國家癌症研究所的網站還是忽略這一點，並表示「癌症是一種基因疾病」，儘管有文獻表明遺傳基因突變造成的癌症在所有癌症中僅占五%至七%。

到了一九八〇年代中期，新聞媒體開始檢討，聯邦政府對癌症研究所投下的資金「浪費而無效」，只有在癌症研究技術和工具上有著顯著進步。就算每週新聞都報導癌症研究與治療已有「突破」，對癌症主要起因缺乏了解仍然困擾這個領域。像是免疫療法的出現就讓人無比振奮。對於一些患者來說，這個方法確實非常有效；然而，這些新療法常常無法兌現諾言，還會引起嚴重且不可逆轉的副作用。儘管癌症研究進展緩慢，但科學家堅信他們走在正確的道路上。

一九八八年，人們慶祝癌症發病率下降，這提高了科學家和大眾的士氣。現在普遍認為這一進展並非來自治療方面的任何重大突破，相反地，癌症發生率會小幅度下降很大程度是因為戒菸運動以及早期篩檢的幫忙。這些措施對很多癌症患者的預後改善有重大影響，尤其是肺癌、前列腺癌、結腸癌和子宮頸癌的患者。儘管在治療睪丸癌、白血病和一些淋巴瘤上取得進展，但有一些與肥胖和第二型糖尿病相關的癌症，例如食道癌、直腸癌、停經後乳癌、子宮內膜癌、甲狀腺癌和膽囊癌等，罹癌率似乎仍在上升。最近，與肥胖有關的癌症死亡率也在上升，包括胰腺癌、腎臟癌和肝癌，如果沒有採取飲食和生活方面的干預措施，隨著這些數字一直增加，極可能會扭轉總體趨勢。

總而言之，癌症治療仍然多半無效，尤其對於晚期轉移性癌症和腦癌。更令人擔憂的是，儘管目前的標準治療程序可能將存活期平均提高幾個月，但實際上這些手段會讓某些癌症的腫瘤變得更有侵襲性且會轉移。的確，在《國家癌症法》簽署的四十年後，典型的腦癌患者仍然無藥可救，即使做了最徹底的侵入性切除手術、放射線治療和有毒化學療法，這些手段在提高患者生存率上沒有任何實質幫助。一九七〇年代早期大力推動《國家癌症法》的參議員泰德・甘迺迪於二〇〇九年八月二十五日因腦癌去世，身為傑出政治人物，他有最好的神經腫瘤醫生，做了天價的治療，但仍在治療後受到副作用的折磨，無法延命。很難相信，泰德・甘迺迪在一九七一年推動通過的《國家癌症法》，在四十年後仍然沒有更好的治療選項來治療他的腦瘤。

在過去五到十年中，癌症研究已轉向新的方向，更多朝向探索腫瘤的代謝，並將此新知識應用在治癌方法中。湯瑪斯・賽弗瑞教授在其著作《癌症代謝療法》（*Cancer as a Metabolic Disease*）中詳盡記載細胞代謝失調為癌症起源的科學證據，並說明如何管理及預防。對於癌症生物學家來說，賽弗瑞的書是重要的資源，但對於有判斷力卻不熟悉醫學專業的大眾來說，非常需要有人將這些知識告訴他們。科學作家崔維斯・克里斯托弗森在《抗癌真相》中做了出色的工作，以引人入勝的敘事方式帶領讀者進入這個主題深層的一面，讓人以全新角度思考這個問題。這本書緊接著癌症基因組計畫的結束後推出，癌症基因組計畫迄今雖然有大量數據，但尚未產生可輕易轉為治療或預防癌症的資訊。因發現 DNA 結構而獲得諾貝爾獎的分子生物學家詹姆斯・華生

（James Watson），以美國國家癌症研究所董事的身分如此表示：「應更加關注癌症的代謝……只要攻擊癌細胞在代謝上的弱點，癌細胞就是『病夫』而不是『超人』。」對於哪一種癌症最適合用代謝療法治療，目前仍在討論和研究中。很有把握地說，證據強烈支持代謝療法特別適合管理晚期腦癌及轉移性癌，特別是病人腫瘤表現出明顯的瓦爾堡效應，經正子掃描清楚看到糖消耗過多及細胞增生的現象。

基於代謝的癌症療法不管在開發或測試方面都快速成長，從前臨床測試模型得知，這些療法似乎可以增強某類型癌症的標準治療效果，最後甚至可以取而代之，尤其是當某些癌對標準治療已經產生抵抗不再有效時，或是某些癌表現出強烈的瓦爾堡效應時。基於代謝原則的醫療策略包括使用藥物，可能瞄準激發癌症特異代謝的因子（如己糖激酶II），或針對代謝信號傳達因子（如PI3K / AKT / mTOR），除此之外，也以生酮飲食調控。因為營養性酮症會限制腫瘤的葡萄糖利用率，也會抑制胰島素和生長因子信號傳導，這樣的代謝狀態會對多項致癌途徑造成衝擊。過去十年中，明顯增加許多對代謝議題有興趣的科學會議和社團，它們幾乎完全專注於腫瘤代謝，深入研究與代謝信號相關的生長因子，尤其關注代謝原理、表觀遺傳學、癌症代謝信號異常，將其三項視為一個交集，因為信號異常而讓代謝途徑被重新排程，也是這樣促進了瓦爾堡效應。人們對瓦爾堡效應的起因和結果重新再感興趣，也因此鼓舞癌症研究的活力，有望導正我們的努力方向，將研究策略重新定位在抗癌與防癌更有效的道路上。

在《抗癌真相》中作者提供精采的歷史敘述，講述影響癌症研究方向的關鍵因素，說明抗癌戰爭為何未能有效達到患者長久等待的改善。作者巧妙地闡釋為什麼癌症研究走上一條徒勞無功的道路，而研究焦點又是如何轉向代謝療法的科學和應用（包括營養調控），讓癌症患者積極參與自身的癌症治療。波士頓學院的賽弗瑞教授於二〇一二年首先向我引介作者崔維斯的基金會「Single Cause, Single Cure Foundation」，之後不久，我們就開始進行採訪。多年來與他深入對話，加上他的著作，以及他對癌症代謝療法的倡導和研究熱情，不論在個人或專業上我都非常了解他。崔維斯清楚傳達的訊息是，科學界需要認清癌症治療缺乏進展，特別是對那些以標準治療幾乎希望極小或根本毫無希望的癌症，也因此需要認識代謝療法的潛力。為了支持這種觀點，請把下列因素列為考量：納稅人資助的研究補助金已經花了超過一千億美元，無數的「突破」並沒有使癌症生存率發生實質上的變化，所謂「治癒」僅針對極少數的癌症患者。全世界每年在癌症藥物上的花費超過一千億美元，以上種種通常會給患者帶來巨大的醫療負擔，使得無數患者和家庭被這個黑暗現實籠罩，更加希望渺茫。

過去十年中，因為我們南佛羅里達大學實驗室致力癌症代謝療法的開發和應用，我一直與很多受《抗癌真相》啟發的人保持聯絡，包括全球各地的醫學生和博士生，他們都是我們未來的研究人員，我觀察到，他們選擇將癌症視為一種代謝性疾病，且將此主題作為研究重點。許多大學生向我說，他們甚至不知道「瓦爾堡效應」，因為多數癌症生物學教科書都沒有強調，甚至沒有提及正常細胞與癌細胞間的代謝差異。以此觀點，這本書無疑讓這個古老觀念有了新生命，傳達了新的觀點，也揭露一個不懈的目標：希望能去除癌症生物學中所有先入為主的觀念和根深蒂固的教條。而我的希望是，這本書能鼓勵科學界和醫學界在開發與試驗方向上稍有反轉，能朝向毒性更低、更具成本效益的癌症代謝策略邁進，或許最終能改變這種對我們所有人來說都是健康巨大負擔的可怕病程。

多明尼克・迪亞戈斯提諾博士（Dominic P. D'Agostino, PhD）
南佛羅里達大學莫薩尼醫學院，分子藥理生理學系副教授

緣起

很少有字會像「癌症」一樣容易觸發情緒。對於研究癌症的生物學家來說，它是待解難題，它就像殘酷殺手、精熟逃脫術的專家。對於尚未被它影響的人而言，癌是個抽象概念，恐怖卻遙遠。還有很多人的私密故事與這個字有著個人恩怨，有些故事訴說著勝利，但更多是與敵人搏鬥的過程，只能證明敵人的殘酷、狡詐，難以讓它束手就縛。時至今日，也許癌症最讓人害怕之處仍是深深的無助感──我們都知道，如果癌症想贏，它很可能就會贏。

人類歷史是不斷征服自然界的故事，我們在食物、水、住所和對抗疾病等戰役上都取得勝利。我們想方設法要擺脫種種無助，只是要到最近才變得比較擅長這件事。人類活在洞穴中度過了整個青銅器時代與鐵器時代，那時的人只能期待自己活到二十多歲；羅馬人把預期壽命提高到接近三十；到了二十世紀初，人類平均壽命才達到三十一歲。然而從那以後，僅僅一百年的時間，全球人類的平均預期壽命就增加了一倍以上。今天，西方成年男性的預期壽命是七十六歲，而女性則是八十一歲，全球平均壽命為六十七歲。

在過往大半時間裡，僅有傳染病偷偷摸摸地想讓我們的預期壽命降低。法國化學家暨微生物學家路易・巴斯德（Louis Pasteur）向世界展示，我們周圍潛伏著看不見的、類似外星生物的微生物，它們在工業革命帶來的城市汙穢中興盛繁衍，但通常對付它們只需要簡單的清潔工作。然後出現了疫苗，緊接疫苗之後的是抗生素的奇蹟，「這是功效超越過往一切醫學知識的物質」，病毒學家也是諾貝爾獎得主的裴頓・勞斯（Peyton Rous）優雅地如是說。一個接一個地，我們擊潰了阻礙我們活過自然壽命的力量。

我們要活得不受自然限制，長生不老，我們的動力如此堅定，竟讓人類自然壽命像可以討價還價的議題。科學家李奧納・海弗里克（Leonard Hayflick）將衰老描述為「文明的產物」，為衰老議題開啟了討論大門，老化未必是人類的必經之路，它可能可延展、延遲甚或完全停止。這種誘人的可能性看在自認無所不能的分子生物學家眼裡，衰老僅是某種假想的射擊準星。人類對永生的獨特渴望，對青春之泉的探求，據說已經觸手可及，剩下的只是時間問題。倫理道德問題盡可丟在一旁，也沒什麼神祕可言，不過是個工程項目，就像登月。一切**真的**只是時間問題。幹細胞就如神奇的青春培養皿，可人工形成組織，甚至做出整個器官，用來更換我們磨損的零件。基因將可被微調、開啟、關閉，展開永遠年輕的內部程式。甚至連 Google 都在做夢：最近宣布成立一家公司，California Life Company（CALICO），將公司目標明定為利用超級演算「力抗衰老及終結死亡」。

令人不安的癌症真相正威脅著我們邁向永生。癌症就像威脅最大的敵人般屹立不搖，令人困惑、捉摸不定、極具破壞性。數字不會說謊，二〇一七年有將近六十萬美國人死於癌症，二分之一男性和三分之一女性在其一生將會被診斷得到癌症。儘管有政府精算師發表美化過的聲明，但今日癌症的實際死亡率仍與一九五〇年代相同。我們似乎無法穿透癌症難以捉摸的盔甲，但原因絕不是我們缺乏嘗試。從美國國家衛生院（NIH）得到的癌症研究資助遠超過任何其他疾病，更別提全球各家大藥廠的研究投入。

這本書是我針對癌症治療為何仍如此難以捉摸的探究過程。在一個進步令人屏息驚歎的世代，在這個將**永生**視為可認真討論的地方，為什麼癌症治療的進展如此停滯不前？放射治療仍是癌症的主要治療方法之一，但它是在一百多年前發明的，那時在街上走的還是馬車。

對於停滯，不乏解釋。有人認為，這是學界、政府和業界的集體失敗，他們已經形成了一種文化，不鼓勵冒險，只鼓勵狹隘思考；有人說這僅是由於資金不足；還有人認為這是疾病本身的複雜性所致。抗癌就是那麼難。

我試圖在他人遺漏的地方尋找答案，那是一個受隱形教條、大規模集體思考和機構惰性保護的地方。也許阻礙進展的原因遠比我們想像的要深得多，但或許這才是最根本的，直指疾病科學基礎的核心。抗癌不力會是深植科學自身的問題嗎？提出論述是異端，大聲訴說則引來訕笑、駁斥甚至直接的憤怒，但我必須這麼說：也許我們誤解了癌症的起源；也許癌症根本不是基因病；也許我們輸了這場抗癌之戰正是因為科學家在錯誤的科學範疇中追尋——癌症不是基因缺損，而是某種代謝缺損的疾病？

我不是這個想法的創始者。幾年前，我在《癌症代謝療法》這本書中偶然發現了它。該書作者是任教於波士頓學院的湯瑪斯．賽弗瑞博士，他大膽、自信、有話直說且非常明智。但癌症是代謝疾病的想法也不是他提出的，最初的說法來自一九二四年德國的傑出科學家奧托．瓦爾堡（Otto Warburg）。但在接下來的世紀中，大多時間瓦爾堡的論點只是癌症研究中的一個旁註，從未擁有決定性的多數支持者，就一直只是一個奇怪的發現。到了一九六〇年代，他的理論幾乎消失。瓦爾堡在一九七〇年去世，照說他違背時代的假設可能與他同時死去，但這個論點持續存在，或說竟然原模原樣地又活了回來。如果約翰．霍普金斯大學醫學院的彼得．佩德森（Peter Pedersen）博士沒有恰巧注意到它、沒有系統性地梳理讓它復活，那麼一切將被遺忘。在一九七〇和一九八〇年代，佩德森是唯一相信瓦爾堡是正確的人。

瓦爾堡的觀察是：癌細胞產生能量的方法反常，它們刪減葡萄糖轉化能量的過程，不太依賴有氧呼吸這種以氧氣產生能量的有效程序，而是依賴古老又極無效率的途徑「發酵」來產生能量。在瓦爾堡的職涯後期，他認為這是癌症的真正起源。細胞透過氧化產能的過程遭到破壞，使得細胞產能的途徑變成發酵。他說：「癌症的發生具有無數次要原因，這超越其他所有疾病，但即使是癌症，主要原因也只有一個。簡而言之，癌症的主因在於細胞產生能量的方式是以糖的發酵代替了正常細胞的有氧呼吸。」

二〇一二年夏天，賽弗瑞向世界發表了他的書和想法，他擴展了瓦爾堡假說及佩德森接續瓦爾堡逝世後的研究成果，賽弗瑞指出，癌細胞全面性地破壞一種叫做「粒線體」的細胞器。通常，包括人類細胞在內的每個動物細胞（都有一千至兩千個粒線體，它們是細胞的發電廠，以氧化呼吸產生能量，提供身體運作所需。粒線體受損後（之後會討論一開始粒線體如何受損）無法產生足夠的能量維持細胞存活，就向細胞核撥了一通911緊急電話，要求它啟動緊急發電機。一旦這通緊急電話撥出去了，DNA作出回應，整個細胞的性質就會徹底改變。癌症的標誌特徵開始出現：增生失控，基因組不穩定（DNA突變的可能性增加），細胞不再死亡等。這個程序可能是一種原始的生存機制，目的在讓細胞於氧氣不足時可短期繁殖，毫無疑問，這是地球上第一批細胞逐漸朝向複雜性發展時的過度機制，一種演化遺跡。重點是：一開始是粒線體被破壞了，然後造成基因組不穩定，之後才是DNA突變。根據賽弗瑞的說法，被認為癌症成因的DNA突變竟然只是一種副作用，卻讓研究人員鑽研了數十年，花了數十億美元追野鴨，白費功夫。這是一個大膽的聲明，大多數癌症研究人員不同意賽弗瑞的主張，但是歷史上充滿著人類論述錯誤的例子，只要把時間拉長，就看得出人類曾經瞎子摸象。

例如，澳洲微生物學家巴里．馬歇爾（Barry Marshall）博士，他在當時醫界眼裡是個「怪咖」，因為他聲稱胃潰瘍是某種未知細菌引起的，而不是壓力這種似是而非的犯罪者造成的。根據當時醫學的既定見解，細菌在胃的酸性環境中不可能存在。但馬歇爾不灰心，堅信他一定會分離出這種難以捉摸的細菌，然後，他培養出來了，燒瓶中養出含有數十億細菌的渾濁液體。接著，他抱著破釜沉舟的決心，做了他自認為唯一可證明自己主張的事：他把那液體喝了，爆發嚴重的胃潰瘍，登上醫學雜誌報導後廣受關注，明確證明這個後來被定名為幽門桿菌的細菌，可以是引發潰瘍的單一因素。馬歇爾的怪異見解雖曾被訕笑，但他獲得了諾貝爾獎。

當然，絕大多數癌症生物學家仍然認為癌症起源已如板上釘釘，本章結束。但我打算向各位展示一九七六年的一項實驗，看它如何以多條證據統整為一條大理論，也就是癌症起源於DNA突變。之後，這個稱為「體細胞突變理論」（the somatic mutation theory，SMT）的癌症起源說最終定案。一時間，全世界發出「eureka，終於找到了」的歡呼，恭喜聲和擊掌聲迴盪，它獲得了諾貝爾獎。這場戰爭可以用一種新概念來解決了。根據此理論，打一場聰明戰役並不是想得太美太大膽的事，這場戰爭可以像「瞄準標靶」般瞄準致癌基因，製作可擊碎癌細胞且保留正常細胞的標靶藥物。毒物化療和放射療法的日子來了，很快地，就像中世紀採用放血及水蛭療法一般，它們也會變成時代產物。

任何科學家都會告訴你，理論不是永久的。誘導大家相信只有教科書可以提供科學理論證明，就是個錯誤。理論轉瞬即逝，僅僅只是在無窮無盡的發現過程中，在某個瞬間出現的最接近真理的情況。看看過去三百年來物理學以宇宙論述構成的連續體吧。一六八七年，牛頓的經典力學構成了宇宙定理，直到一九一五年愛因斯坦以相對論取而代之，而後以一貫之，為我們提供宇宙的權威描述。但隨著玄之又玄的弦理論（string theory）形成，現在可能連愛因斯坦優雅且無可爭議的理論也將被淘汰。

會不會瓦爾堡的想法一直都是對的？在這奇怪關頭只有一件事可確定：我們對癌症的了解還在嬰兒學步階段。

當我在蒙大拿州立大學讀研究所，我相信教科書所說的，畢竟，體細胞突變理論已經建立，且經過長時間的認真思索，有扎實研究支持，而且別人教給我的也是如此。但就像所有人一樣，我也想知道為什麼癌症療法的進展如此緩慢，突破之日似乎總是「指日可待」，但此日從未到來。在我做研究生的最後一年偶然發現賽弗瑞的書，無疑是有所啟發的。如果他說的是真的，這套論述就點出了抗癌之所以缺乏進展的深層缺失。我那時並不全然相信，但是對它充滿了繼續探究的興趣。在那段時間我更關注由自體細胞突變理論脫胎轉世的最新計畫，「基因體圖譜計畫」（The Cancer

Genome Atlas，TCGA），這是一場由政府發動的抗癌戰爭，始於二〇〇六年，由國家癌症研究所（National Cancer Institute，NCI）資助的大型跨國癌症研究計畫。

大多數研究人員，特別是領導國家癌症研究所的科學家，都堅信癌症是由DNA突變引起的，他們認為DNA突變會依序重接關鍵的細胞迴路，再循此路揚長進入細胞，一步步地變成製造混亂、挑釁、失控、侵入性的殺手。因此為了全面了解癌症，必須將癌細胞整個基因組（也就是細胞內所有的DNA）排序，把DNA裡面所有可能造成突變的「驅動因子」鑑定出來並分門別類。這就是基因體圖譜計畫的目標，一場以抗癌為目的的曼哈頓計畫[1]，最後成果應可作為抗癌的最終篇章，終結戰爭。全世界的實驗室都在以驚人速度和效率製造多種類型的癌症基因組序列。

基因體圖譜計畫要把不同癌症的DNA序列和正常細胞的DNA序列互相比對，把啟動惡性腫瘤且讓它長大的那個突變找出來。最後科學家會全面了解癌症，他們將與不斷變形的敵人瞠目相對，毫無疑問，只待水到渠成。如果能把百年的研究計畫快轉，基因體圖譜計畫就如治癌大業的中心樞紐，每一條知識之路都將通往它的所在，**只要**癌症真的是由DNA突變所引發養大的。

當我進入基因體圖譜計畫刨挖資料時，結果真是讓我大吃一驚：完全沒有道理！進行計畫前，科學家多半相信序列資料裡應該會揭露三到八個基因序列，當突變發生，在某些特定癌症裡就會出現這些基因序列，它們就像指紋一樣，成為可辨識的特

1｜編按：曼哈頓計畫（Manhattan Project），第二次世界大戰期間研發與製造原子彈的一項大型軍事工程，由美國主導，英國與加拿大提供相關支援。

徵，科學家就可以利用這些突變特徵來進行檢測，設計治療方法。但在序列資料裡什麼都有，就是沒有秩序。看起來就像是隨機的突變組合——沒有發現任何突變或與突變相關的任何基因組合，能說是引發癌症的絕對原因。若要讓體細胞突變理論發揮作用，就必須找到能夠解釋特定癌症生成的基因突變模式。原因先於其他，找到原因才能解釋後續影響。但要命的是，啟動和養大癌症的突變基因不但因人而異，還差異很大。特定癌症的單一突變基因或突變基因組合未能確定，除了一些共同都會變異的致癌基因外，突變模式在很大程度上都是隨機的。

除了媒體和藥廠的大肆宣傳，隱藏在科學期刊的深處，科學家解釋了基因體圖譜計畫的數據流，他們的說法給了我們全然不同的畫面：「龐雜的治療暗示」、「酒醒後的覺悟」、「難以置信的複雜度」。南加州大學著名的腫瘤學家大衛．阿格斯（David Agus）博士（他是賈伯斯的醫生）在最近的一次演講中充滿挫敗，甚至建議我們不用再去了解這種疾病了，只要向它丟飛鏢就好，亂槍打鳥，還比較有望能找到有效治療法。

故事從這時候開始變得有趣。在二〇一二年秋天，我開始給參與該計畫的科學家打電話和發電子郵件，想知道他們是否看到我發現的內容，說不定我誤解了資料或者疏忽了什麼，但我發現大家正處在集體震驚和困惑的時刻。某些人承認這種驚人的隨機性，屈服於癌症的複雜性，並宣布自己無能為力——「也許這本來就太難，無法弄清楚。」有些人為了讓體細胞突變理論能夠繼續走下去，已經開始修改理論。還有其他人，就如佩德森和賽弗瑞，已經向前走了。可以確定的是，整體說來，癌症研究團體不但感到困惑，而且在重新建構理論。

針對基因圖譜計畫已確定的突變所研發的藥物，成效極差。目前已經開發出七百多種藥物，但只有一種學名叫 imatinib 的藥（藥名為 Gleevec）對癌症患者的壽命產生有意義的變化。大多數「標靶」藥物或許只能讓癌症患者多活幾個月；有些治療根本無法有助存活，但單次療程的費用就可能超過十萬美元。說到腫瘤藥物，其實價格與價值間幾乎不存在任何關係。美國食品藥物管理局 FDA 把批准新藥的門檻定得較低，只求新藥能縮小腫瘤，卻不理會「存活率」，然而這才是決定新藥是否成功的最終仲裁者。結果，這些藥物都獲得批准，但進行無效治療卻向患者收取大筆金錢是不道德的。新藥 Imatinib 被譽為「方向有效的證明」，說明針對突變而生的標靶藥物是正確的治療途徑。但極有可能 imatinib 之所以有效，是它切斷了前文提到的那通緊急電話，因而改變了細胞代謝損傷時所開啟的能量產生途徑。

為什麼符合期待的標靶藥物未能出現？首先，基因體圖譜計畫無法確定一定會引發特定癌症的突變，以致研究人員也無從找到正確的標靶來瞄準。其次，基因體圖譜計畫出現另一個警訊，本來是希望能迅速找到有效突破的，如今期待無疑蒙上一層烏雲。從基因的角度來看，藥物設計是一場「有本事就來抓我啊～」的殘酷遊戲。突變目標不僅因人而異，甚至在同一種腫瘤內也因細胞不同而不同，因此給製藥師帶來難以想像的艱困任務。由此得出結論，癌症體細胞突變理論只是讓各種抗癌之路的終局都陷入這股必然中。

代謝理論的治療意義在於，各類癌症都是可以治療的，因為不論開始癌變的組織或癌症類型，每一種癌症背後都有相同美麗的代謝目標。與其瞄準下一秒就變化的突變，代謝理論讓科學家重新拿回主導權，把癌症放回可能治癒的領域，也意謂著我們對這種疾病並非無能為力，它帶回希望。

儘管很大程度上代謝療法仍屬未知且未獲得應有重視，但它承接癌症是代謝缺損的一貫邏輯，已看到顯著成效。代謝療法依循一個簡單的邏輯框架：每個癌細胞都具有相同的缺陷和相同可利用的標靶。二〇〇〇年，在約翰．霍普金斯大學佩德森實驗室工作的高英熙（Young Hee Ko，音譯）博士發現一種抗癌藥物，它的作用有如熱導彈擊中目標，這目標也就是一世紀前瓦爾堡所說的「紅點」，可悲的是，它仍陷在激烈的法庭戰中。

賽弗瑞開發出的飲食方案也展現了前景，不但有減緩癌細胞生長的可能，也能與現有療法共同合作，減輕治療副作用。當然代謝療法還處於嬰兒期，但它的未來可期，毫無疑問值得更多關注。我也希望這本書或能出一份力。

還有什麼比質疑典範更能激發熱情，特別是這個典範根深蒂固，特別是它容易激起這麼多人的情緒。這是我在二〇一三年寫完論文後才得到的領悟，那年，我寫了一篇名為〈生物學最根本的問題：癌症起源為何？〉的文章，後被原始人飲食法提倡者羅伯・沃爾夫（Robb Wolf）貼在他的部落格上，然後被沃爾夫的好友提姆・費里斯（Tim Ferriss）分享到 Twitter 和 Facebook 上。他們兩人都是《紐約時報》的暢銷作家，算是出生在X世代的文藝復興男子，兩人都有大批粉絲。我在寫完上述那篇文章後，不知道要在哪裡發表，我無名小卒一個，沒有人會冒險刊出這篇文章。但沃爾夫和費里斯不同，他們以理想出發，擁抱主流之外的思想，更有冒險精神。

以下是沃爾夫寫給費里斯的信：

嗨，提姆，希望一切都好。這是一篇研究生所寫的文章，文中披露某位我最喜歡科學家的研究成果……談到各種癌症（可能是多數癌症）發展上非基因的科學基礎。所以**我真的**很想在我的部落格上推廣它……不過它的含金量太大。但是你能放的東西比我能放的東西要多很多，我想，這些東西也許可以救人性命，值得我們以最大能力分享出去，我是這麼想啦！附上我十年前訪問湯瑪斯・賽弗瑞（波士頓學院學者）的文章，還有他對生酮飲食及腦瘤的一篇論文。我的業務性格面對我說：「要推自己推！」但我嬉皮救世的那一面知道，如果你有興趣推廣，可以讓更多人看到，因此改變。希望你一切都好，請讓我知道你的想法。

然後這篇文章就這樣登上去了，評論如潮。對教條的挑戰往往讓人們像通了電一樣。有人順其自然，幾乎內化般擁抱不同的新概念；有些人則完全相反，第一句就嗤之以鼻。但兩方都有一個共通點，贊成與反對都是瞬間的直覺反應，但直覺通常無關事實證據。

這篇文章就像是引燃大火的火柴，還有好多故事要說。對我而言，這僅僅只是開始。這是一定要說的科學偵探故事，並成為我之後兩年的人生重心。在一次次的採訪中，很快地讓我知道，這個故事遠超出冰冷的經驗數據，它涉及基礎心理學、人類局限、經濟動能，以及根深蒂固集體思考的強大力量，就像驅動鐵達尼號的慣性力。科學進步並非像牛頓被蘋果打到頭那般，從某個高妙頓悟滑向另個高妙頓悟的過程。科學進步是人類帶著火炬，搜尋、跌倒、困在死胡同中徘徊，然後才找到出路。它不是直線前進的，它是朝向真理前進的。而科學之美就在於，無論道路多麼顛簸，最後由於過程本身，真理之路走來雖然緩慢，但終將定出方向。

這本書是科學朝聖的高點，既有科學性又有人的故事，是瓦爾堡舊理論的復興，也有跟隨理論而來的治療結果。本書致力追求以各種角度發現的癌症本質，拿起所有拼圖塊，以新方式再把它們拼上。

這本書寫出人類對於癌症起源的不斷探尋，將問題聚焦在核心因素，用最簡單的詞彙定義它，呈現關鍵分子在細胞失控增生時的表現。正如資深癌症科學家貝特・霍格斯坦（Bert Vogelstein）重複叮嚀的：「請不要誤會，我們還沒有到那兒。」阿格斯甚至說我們不該了解這種疾病，這太難了。其他人也說過同樣的話，或許我們應該學習如何面對它，特別在我們還不認識它的時候。以下問題值得一問：我們為什麼要嘗試？為何如此重要？因為要抗癌，要抗癌我們就該先去了解它。若說我們在與疾病交戰過程中學到什麼，那就是不去了解它就不會有進展。

這本書只講一個故事，只講人類為揭開癌症起源所不斷付出的努力，而癌症的開端在哪裡呢？它仍在我們最該正視的棘手之處。

這本書就是一個關於發現與希望的故事。

Chapter 1

How Cancer Became Known as a Genetic Disease

癌症如何變成我們認知的基因病

德國生理學家暨醫生瓦爾堡（Otto Warburg）將全副心力獻給研究，勤奮不懈超過六十年，他完成的研究超出想像之多，且具有高度原創性，對細胞生物學及生物化學有深遠貢獻。在《化學物質的熱力學與自由能》（*Thermodynamics and the free energy of chemical substances*）一書序言中，兩位作者路易斯和藍德爾（Gilbert Newton Lewis& Merle Randall）曾將科學巨塔喻為由眾多建築師與工人共同建起的大教堂，在此意義上，瓦爾堡是他所屬世代中少數能稱得上真正建築師的人。

——漢斯·克雷布斯（Hans Kerbs），《奧托·瓦爾堡：細胞生理學家、生化學家與科學邊緣人》（*Otto Warburg: Cell Physiologist, Biochemist, and Eccentric*）作者

1 煙囪男孩

派希瓦．波特（Percivall Pott）走在倫敦街上，只能猜測自己踩進的排泄物屬於哪一種牲畜，是牛、羊、馬或者各種都有。他摀住了嘴。臭氣令人恐懼，尤其考慮到當時人們認為氣味會傳播瘟疫。時間是一七七五年，距離巴斯德緩解人們焦慮、確定瘟疫元兇是微生物而不是臭味的年代，還有一世紀。

波特其實不必出現在那裡，身為一名外科醫師，他與工業革命爆發後在倫敦炸出的髒亂環境有很大距離，他到那裡是因為一個揮之不去的煩人問題。昏暗燈光下，他看到人們擠在木棚屋裡，十個人一間房，大夥都睡在木屑上，希望用木屑隔開泥地濕氣的侵害。嬰兒的哭聲刺穿空氣。

有個女孩從棚屋裡走出來，掏出一根火柴點亮路燈。幾年之後，離這裡不遠處會開一家火柴工廠，雇用的女工幾乎都是這樣的女孩。火柴在製造過程中會用到白磷，腐蝕性的化學塵霧會進入女孩體內，引起一種稱為「磷毒性頜骨壞死」（phossy jaw）的疾病。她們一開始會先牙痛，很快變成整個下巴都痛，然後開始腐爛，發出壞死的腐臭味。醫生診斷病情時會把女孩叫進一間昏暗的房間，黑暗中患部骨頭發出慘綠的光。像波特這樣的外科醫生若要救那些女孩，只能盡速削去患部的骨頭，否則病人的器官很快就會壞了，死亡接踵而至。

波特聽到另一間簡陋棚屋傳來一陣抽咳，那是從肺部深處咳出來的咳嗽。他對這聲音非常熟悉，因為它意謂著結核病。倫敦市中心幾乎每個人都有這個病，波特最重要的成就也在於此。他曾描述結核病有時會侵入脊椎，導致四肢功能喪失，這類結核病的轉移過程是由波特確定的，而此類疾病就稱為「波特氏病」（Pott's Disease）。但是今晚他來這裡卻是因為其他原因。

煙囪將倫敦的地貌變得不見天日，變成無情勢利的經濟巨獸。年輕男孩的工作經常就是掃煙囪，而波特注意到有件怪事急劇增加，那些男孩來找醫生都是為了陰囊上長出爆痛的「疣」。這種疣狀突起似乎是一種少見的癌症，即便如此，其他醫生還是將「煤煙疣」記錄為梅毒。不過波特無法接受這個診斷，因為這個病折磨的對象似乎多是煙囪男孩，如果是梅毒之類的性病，大家得到的比率會平均分布，而不是按照職業別，所以這種病必定與職業有關。

這就是波特深夜走進貧民窟的原因。當天稍早，有個男孩來看病，說他的陰囊痛。波特檢查後，發現他得了典型的開放性潰爛瘡。這個男孩說他和其他煙囪男孩一起住在這條街上，波特想親自看看他們的生活環境，他心裡深埋著一個假設：這些男孩不斷接觸髒汙和煤灰，難道那就是他們得病的原因？

工業革命時期的生活環境非常惡劣，新生兒能否活到五歲就像丟銅板，只能和老天賭運氣。如果孩子真的活了下來，五歲也是他們開始工作的時候。通常一天勞動十四個小時，一個禮拜工作六天。他們過著嚴苛如斯巴達的日子，期待自己能活到當時倫敦人預期壽命的最高值，三十五歲。在這種嚴苛的背景下，出現了這群「煙囪男孩」。這群男孩多半是孤兒，把賣身契簽給清掃工頭，名為「學徒」，實則做打掃工。他們的衣服被扒光、身上抹油，要他們爬進煙囪去清理黑渣煤灰。經濟進步的廢棄物正好由這群沒人要的社會棄兒去刷，而這些孩子被視如敝屣，不配苟活，在街上遇到他們，眾人都會躲得遠遠的。

波特看到小酒館旁的棚屋區，他停了下來，男孩說的地方到了。酒館裡面傳來客人嗡嗡隆隆難以聽清楚的聲音，做工的人來杯啤酒，換取勞苦生活中的片刻喘息。他走到路邊，街上只有一盞路燈，照不清楚棚屋內部，在他腳下是一條濕滑的斜坡。棚屋裡大約擠了十二個男孩，一個挨著一個。波特走近了一些，正如他想的那樣：煙囪打掃工在白天塗上的油和沾上的煤渣仍然巴在他們身上。到了晚上，他們沒有、或無法把自己弄乾淨。這鞏固了他的理論，煤灰是癌症的起因。

波特走回家，與倫敦夜晚相應相生的聲音氣味落在波特身後慢慢淡沒，漸行漸遠中，他的理論慢慢成形。桌燈亮著，他工作到深夜，寫下他對此病的想法，他覺得男孩生癌的原因是「陰囊皺摺中積了太多煤灰」。波特確定的描述是癌症史上的突破，也是將外部因素視為癌症原因的首次紀錄。今天我們知道這些化合物是致癌物，而這次觀察也與癌症永遠並陳。

外在物質可能引發癌症，這件事改變了醫生對癌症的看法。癌症藏在環境中，醫生小心觀察潛伏在我們周遭伺機而動的環境嫌疑犯，觀察它們是如何在身體一下子失控增生。波特的觀察報告讓嫌疑人越來越多，一種理論從清單上浮出檯面：很顯然，致癌物會改變細胞，造成控制細胞分裂的關鍵成分突變。突變的成分雖未可知，但因果關係已經確立，由致癌物可畫一條直線連到癌症，而這個說法最後演變成癌症的體細胞突變理論。最起碼，波特的觀察報告除了顯示當時各界對癌症理解有巨大差異外，也讓醫生開始想要預防癌症。即使費心竭力在癌症研究上，也要花上數十年才讓社會觀念慢慢進展，但至少我們正在認識敵人，至少我們並非完全無助。

2 混亂的染色體

德國病理學家魯道夫．維蕭（Rudolf Virchow），出生於一八二一年，公認是「現代病理學之父」。他只以顯微鏡就識別出癌症的基本病理：生長失控。身體不受約束地過度驅動細胞分裂，以致細胞周圍組織受到物理性的破壞，營養與空間遭到劫持。細胞膜的限制力降低後，失控細胞就能穿過血管到另一處再次腐敗，再次從健康組織中行竊。總而言之，這是一種從自體出現的寄生蟲。他確定了癌症**如何**襲擊身體，但對於**癌症成因**只能猜測。

維蕭為人坦率有主見，對各種議題有話直說，包括許多政治議題，這常常使他陷入麻煩。普魯士首相俾斯麥（Otto von Bismarck）對維蕭的唱反調非常惱怒，甚至向他提出決鬥，但維蕭拒絕了，他認為用決鬥解決爭端的法子並不文明。姑且不論他的觀點，維蕭在病理學的技能似乎勝過他天生反骨的個性，並使他重獲正面評價。他的實證作風與當時以神祕學解釋疾病的潮流形成鮮明對比，在那個時代，生病的原因被認為是「體液」（humors）不平衡，如此超自然的解釋主導幾世紀以來的醫學。但除了那些看得到、摸得著、可測量的變數外，維蕭拒絕接受任何生病成因。他把疾病從神祕學的領域帶入現實世界，如此，真正的治療才有可能。維蕭或許已能描述癌細胞的行為，對於癌症明顯的**起因**，要等到他的學生，大衛・保羅・馮・漢澤曼（David Paul von Hansemann）才算在概念上跨出大步，而漢澤曼的見解也為現代癌症體細胞突變理論埋下種子。

漢澤曼於一八五八年出生於德國望族，他的伯父阿道夫繼承父親留下的家業，更加提升家族的政商勢力。阿道夫作為銀行家，一舉資助當時整個德國重要的鐵路開發工程，甚至負責德國在普丹戰爭和普法戰爭的軍事開銷。

阿道夫的弟弟叫古斯塔夫（也就是大衛・保羅的父親），弟弟的生意就沒有做得那麼好。一開始他經營一家紡織廠，但做得沒什麼興致，也了解到自己的志向不在家族事業，所以轉向物理學和數學，走上學術生涯。古斯塔夫寫了三本書，他展現天馬行空的想像力，用創意觀察周遭世界，他也把這些天賦傳給兒子。

漢澤曼從年輕時就進入德國醫療體系學習，那是當時全世界最好的醫療教育系統。不管是約翰・霍普金斯大學或梅奧診所的創始元老在建立醫療機構時，都曾在德國接受訓練，學習尖端技術。漢澤曼就像他的父親一樣，在學術上表現出色。服完兵役後，他跟著維蕭研究病理學。漢澤曼知道當時維蕭已經確定癌症是一種細胞的病理性增生；但他想知道為什麼增生。這時候就要靠一點運氣了。

在離此不遠的城市布拉格，科學家瓦瑟・佛萊明（Walther Fleming）正拿著一種藍色染料東弄弄西試試，這種染料會讓細胞的某些成分染上顏色，但對其他成分又無影響，如此就能看出對比，細胞結構的視覺化也成為可能。被染劑染上的細胞成分是一種線狀物，它們會在細胞分裂前在細胞中心優雅地排列成行，就像叫小學生向前看齊一樣。佛萊明不知道這些東西是什麼，所以創造了一個詞，叫它「**染色體**」（chromosomes），意思就是「被染色的東西」。

漢澤曼聽說佛萊明的染料技術，想把它用在癌細胞上。他注意到一些驚人的事：癌細胞的染色體並不像佛萊明觀察到的排列對稱有序，而是完全混亂的狀態。有的彎曲，有的斷裂，還有複製出兩個一樣的。想到佛萊明說染色體像小孩乖乖排好隊，他看到的染色體卻像小孩在玩鬧。這時漢澤曼從他父親那兒遺傳到的想像力就派上用場了，福至心靈地在概念上大躍進。他將癌細胞的病態增生歸因為染色體的混亂，認為這一點一定是他老師維蕭在找癌症成因時漏掉的，更導論出癌症的發病機制是因為染色體不對稱的有絲分裂。正如漢澤曼描述的：「正常細胞轉化成癌性細胞，應該與細胞內的基因物質增加和變異有關」。

漢澤曼除了提出染色體是癌細胞失控增生的原因外，他還創造了兩個術語：「**逆行性生長**」（anaplasia）和「**去分化**」（dedifferentiation）。這兩個詞彙都在描述細胞性質改變的途徑，也就是腫瘤細胞從分化狀態轉變成較低分化狀態的變化過程，狀況就像細胞反向發展一樣。**分化**（differentiation）決定了細胞最終的組織類型。例如，在細胞發展過程中，未分化的幹細胞會分化為肝臟細胞，因而形成特殊化的組織型態。漢澤曼能夠在一八九〇年就確立癌症的關鍵特徵，這是非常了不起的。即使在今天，分化狀態的退行（逆行性生長）也被認為是癌症最重要的觀察面向之一。癌細胞在一路往回走的去分化過程中會上上下下瘋狂起伏變化，這也解釋了為什麼腫瘤會出現多樣性的組織型態，甚至在腫瘤內部還發現過牙齒和毛囊碎片。

漢澤曼堅持任何癌症理論都必須符合 gesamtheit，就是德文的「完整」，除了必須說明患者的臨床狀態外，也需說明腫瘤的病理、流行病學和病因學等特徵，這想法也成為他理論架構的一部分。漢澤曼繼續他的哲學發想，寫了一本書，譯為《癌症哲學》（*The Philosophy of Cancer*），卻使他被同事嘲笑。他很快回到更具實證經驗的角度探究疾病，將逆行性生長理論應用到實際診斷和腫瘤命名，從而激發了現代組織病理學的研究。

對於癌症，波特將外部因素與癌症連接，但是漢澤曼的觀察則從內部看到癌細胞相較於正常細胞在結構上的明顯缺陷。這中間需要想像力才能把波特發現的外部原因和漢澤曼觀察到的內部異常銜接起來。於是將致癌物與染色體受損連接起來的理論，演變成體細胞突變理論。如果醫生認為此派理論基礎已底定，只剩細小空隙待填補，他們就不會做出令人驚訝的轉折：而這發現，將撼動癌症生物學的基礎，大幅改變一世紀來的研究路線。

3 癌症會傳染嗎？

那一刻，美國生物學家裴頓·勞斯（Peyton Rous）想到了他母親，那是一九〇二年，他在巴爾的摩的約翰·霍普金斯大學醫學院就讀的第二年。他知道母親為他付出許多，父親去世後，母親沒有回去她在德州家大業大的娘家，而選擇留在巴爾的摩，只為了讓他獲得最好的教育。

「在流血嗎？」他焦慮地小聲詢問他的解剖夥伴。

夥伴歪著頭，凝視勞斯的手指說：「是啊……在流血。」

勞斯看著那塊劃破他手指的骨頭，上面布滿結核菌。他正對一名死於結核病的患者進行屍檢，死者骨頭上仍然遍布具有感染力的微生物。勞斯覺得自己的胃糾結起來。他只能等，看看量管中是否生出一層黏稠物，這是一種病理結構，是局部感染結核菌的明確證據。如果那一層沒出現，他就沒事；倘若出現的話……

他知道病理學家會怎麼說。他看過教科書上的圖。他可以感覺到感染逐漸蔓延到手臂，最靠近感染手指的淋巴結也開始腫脹。

醫生揉著勞斯手掌虎口上的組織，說道：「看樣子，你是被感染了。」聽到醫生這麼說，勞斯的心還是刺痛了一下，殘存的希望也消失了。「我建議割掉胳肢窩上的淋巴結……嗯……然後……除了讓你出院，你自己努力恢復外，我們也沒辦法再多做什麼。」

勞斯從沒想過這件事，當然離開一陣子是必須的。

手術進行得很順利，外科醫生告訴勞斯，他會完全康復。他低頭看著纏著繃帶的手臂，給他在德州的舅舅寫了一封信。信中說明事情狀況，並傳達他希望能在德州牧場度過大學要他休學的這一年。如果他身體好了，感染沒有擴散，他會打工付食宿費。

勞斯看到郵差來了，希望他帶著舅舅的回覆。真的有。他急切地撕開信封，看到第一行，就把信放下了。「孩子，我們很高興你來我們牧場。」他的行李已經裝好了。

他到了德州後，對比他在東岸著名大學感受到的窒息封閉的學術氛圍，德州的牧場文化則是一派悠閒，如此鮮明的反差讓他大為震驚。工作很辛苦，日子或許漫長，但友情和遼闊天地帶來的寧靜令他深深著迷。從他出事到現在已經三個月了，他的感覺還不錯。一天，他經過牧場附近的小鎮，看到酒館廊下站著一位家族老友。勞斯上前打招呼，他們就聊了起來，朋友邀他一起加入他牧場的牛仔大隊去牧牛，幾天後就要啟程，大約一去三個月。勞斯對這個主意很感興趣，也許是因為和他的另一段人生截然不同，他非常喜歡在曠野生活、在星空下入眠的想法。

接下來的三個月對勞斯來說，留下的印象比任何事都深刻，進而形塑他下半生的人生觀。日復一日不停趕牛只為一個目的，因為單一，所以純真：一直騎在馬上，僅通過打信號和做手勢與他人合作，感受彼此相伴。他曾是客人，牛仔們卻待他如兄弟，彼此依靠扶持。大夥一起睡在星光籠罩的大地，從他人恪守的規矩中得到啟發。那幾個月，他贏得尊重，也從單純但真誠慷慨的牛仔那裡分享安定感，這段日子帶給他的影響太深，深到讓他說：「足以成為餘生的慰藉。」

七年後，有個女人走進勞斯工作的紐約洛克菲勒醫學研究所，懷裡抱著一隻母的蘆花雞，母雞的胸前長了好大一塊腫瘤。女人不太會說專業術語，只說這隻雞有點怪，得的病也怪，她腦袋好，認得出這個病值得好好研究。其他人也許會嘲笑她，趕她離開。但是勞斯沒有輕視她的想法，反而給了他們一個擁抱。也許她真的發現什麼。理解癌症的路是靠著少數人留下的印記往前延伸，例如波特與漢澤曼，他們看到其他人看不到的地方，在超越想像力的瞬間，將光點連成一幕景象。

勞斯憑直覺進行研究，第一件事是看癌細胞會不會傳播轉移。他從母雞身上取出腫瘤，切成碎塊，然後將這些小碎塊塞入兩隻小母雞的胸部和腹膜腔。一個月後，其中一隻小母雞在移植處長出腫塊，跟折磨第一隻母雞的是同一種梭狀細胞肉瘤。然後勞斯重複這一步驟，從小母雞身上取出腫瘤，將腫瘤切片移植到其他小母雞身上。他寫道：「這篇論文是在報導首例被證實會轉移的禽腫瘤，這是一種長在母雞身上的梭形細胞肉瘤，迄今已傳到第四代。」腫瘤證實可轉移，而此事實導出另一個問題，造成癌症轉移的原始腫瘤又是從哪來的？可能很簡單，簡單到就像轉移到新宿主身上持續長大的癌細胞一樣，說不定也是傳來的。但這個問題還需進一步釐清。

為了闡明首要議題，勞斯從腫瘤樣本中濾出癌細胞，留下液體。他用的方法是除去細菌細胞，但允許其他已知的傳染原通過，也就是讓病毒通過。他認為，如果濾出的腫瘤可以在另一隻雞身上誘發癌症，這個癌一定是以病毒形式傳播的。勞斯把濾出的腫瘤種在雞的身上，然後就等著。當他看到這隻剛被感染的雞明顯長出癌時，他知道自己已經改變了癌症研究的範疇，首次證實了這實質固態瘤來自病毒感染。

勞斯的這個發現很重要，但與此同樣重要的是勞斯當時所處的時代背景。一八六〇年代初，巴斯德證實疾病的起因是微生物，人類最嚴重的瘟疫疾病都是經由傳染得到的，霍亂、斑疹傷寒、傷寒熱、結核病、鼠疫都是由看不見的入侵者造成，人們對此無能為力。勞斯做研究的當時，歐美各地正值小兒麻痺症肆虐，這是一種會讓兒童和成年人都癱瘓的病毒性疾病，盛行在夏季，使成千上萬的人癱瘓或不良於行。此時發現另一種由微生物傳染造成的苦痛來源，剛好符合當時對疾病的認知。

癌症可能源自病毒的想法毫不費力地進入癌症研究者的想像國度，並點燃了媒體大火。勞斯發表論文說明自己的發現後，《紐約時報》登了一篇文章〈癌症是否會傳染？〉（*Is Cancer infectious?*），內容在說研究人員必須面對癌症起源的問題，癌症起因到底是波特認為的致癌物還是勞斯找到的病毒？擺在眼前的是兩個天差地別的原因，一為外部環境因素，一為內部感染；也有可能是兩個原因合併對細胞進行改變，但又改了細胞的哪裡？怎麼會讓病毒和環境因素同時製造出相同疾病？漢澤曼觀察到的破碎染色體成為頭號嫌疑犯，勞斯發現的癌症病毒就像插在癌症生理學上的一根刺，剛好戳進癌症體細胞突變理論上，破口就從這裡慢慢裂開。也因如此，病毒可能致癌的發現阻止了癌症起源理論在整個二十世紀變成一言堂。

4 瓦爾堡的戰爭

奧托．瓦爾堡情緒低落，身後帳篷傳來咣噹咣噹的金屬敲擊聲，廚師正在準備食物。他望向眼前灰濛大地，地表被永不停歇的俄羅斯冷風吹得一片荒蕪，同樣的風也打在他的臉上。

時間是一九一八年，瓦爾堡想著自己親眼所見：第一次世界大戰還在打，前線籠罩著迥異的痛苦氣氛，打消耗戰的意思就是屍橫遍野，短暫的僵持被一波波攻擊打破，或者更糟糕，是被緩慢飄來的無形煙霧打斷——那是最近才發明的毒氣。仗已經打了四年，好像各地年輕人受的苦難還不夠，大自然以從未見過、再難出現的形式猛撲，出現了流感病毒。瘟疫始於西班牙，然後鋪天蓋地席捲全球。苦難過後，死亡人數令人震驚。大戰死了九百萬人，死於流感的卻有四千萬人，駭目驚心。

瓦爾堡出現在戰地不是因為他被徵召入伍，他是自願去的。家人、朋友、同事都勸他，他的歸屬在家鄉實驗室，而不是去參加人類歷史上最恐怖的戰爭。

「瓦爾堡！」

他轉身看誰在叫他。樹陰下一名士兵正在整理信件，叫了他的名字。

「你的信。」士兵一面說一面把信遞給他。

心事重重的他打開信讀了下去：

親愛的同事：

收到我的信，你一定很驚訝，因為到目前為止，我們交往不過泛泛，從未熟識。我甚至擔心，信中所言會讓你不悅，但我還是**必須**寫這封信。

我認為你是德國最有才幹，最有前途的年輕生理學家，而你的特殊專長在此處根本派不上用場。我還得知你被派到非常危險的地方服役，日子總是命懸一線。現在請你暫時擺脫窠臼看清楚一切，然後問自己：這不是瘋了嗎？你在那裡的位置不能被任何一般人取代嗎？在這場血腥戰爭中保護珍貴重要人士免於危難難道不重要嗎？你很清楚這一點，也必須同意我的看法。昨天我與克勞斯教授談過了，他完全同意我的觀點，也願意為你安排其他工作。

因此，請聽我言，就算你幫我們的忙，請你惜命為上。經過數小時的認真思考，我寫了這封信，也請你回我數語，讓我們知道**你的**態度，也相信我們的努力不會白費。

對此事般切期盼，事出權宜，下不為例。致上誠摯問候。

亞伯特·愛因斯坦　謹啟

瓦爾堡回想起兒時的家，想到母親的照顧和她的魅力機智，他喜歡想著母親這些特質，這些總會激起他有更好的心念。他把心思轉到了父親，他的標竿。他父親是柏林大學物理系主任，也是德意志帝國最富盛名的物理學家。但瓦爾堡的企圖心卻在別處，他並不像父親那樣，總是督促自己一定要功成名就。他想做出偉大發現，就像手中這封信的作者。即使經過四年的嚴守紀律和血腥搏鬥，他的心中仍有牽掛。想到他之前做的工作，那已經是大多數人足以驕傲一輩子的成就，而他做的一切都只為一個問題所準備，一個他想要把名字永遠連上的字：癌症。他想成為**治癒**癌症的人。

也許事情就是他所知道的那樣，戰爭結束了，德國輸了。就像歷史上許多重大時刻一樣，不僅要看事件本身的意義，還必須考慮形勢背景。無論是基於他的企圖心，或是這封信的影響，還是他的思鄉病，或者以上皆有，他收拾起行囊。瓦爾堡看著他的鐵十字勳章，想著自己在任務中受的傷，他可能再也沒有機會了。他的將軍叔叔在另一邊前線打仗，已經戰死。後來瓦爾堡被問到戰爭經歷，他說：「我學到一個人能做的一定遠比他表面看來的要多。」

與大多數參戰的歐洲年輕人不同，戰爭結束後，瓦爾堡回家鄉就有一些重要工作在等著他。就在他入伍前幾個月，他獲選為德國「威廉皇帝學會」（Kaiser-Wilhelm-Gesellschaft zur Förderung der Wissenschaften）的成員。這是一個獨立於國家之外的科學機構，資金來自全球各地，包括美國洛克菲勒醫學院。這個位子不是一般人隨隨便便就能拿到的，要參加這個學會必須經過入會審核，只有經過仔細挑選的少數科學家才能成為「會員」，之後支持會員自由發想，所以只有那些視為值得加入的人才能得到資格。有了會員身分，便有了高薪，絕無干擾，無須教學，也無須負擔行政職責。正如瓦爾堡之前的老師埃米爾・費雪（Emil Fischer）所說的：「你將完全獨立，沒有人會打擾你，沒有人會干涉你。如果你喜歡，你可以在樹林中漫步好幾年，沒有人打斷你的思考美事。」

今日美國最優秀的科學家申請入會都要耗去他人生的大半輩子。學會的目標是為了德國、乃至全世界都有巨大利益，就像有愛因斯坦這樣的成員，科學家才能在科學上創造巨大進步。柏林市中心一棟大樓的頂層，有個實驗室正等著瓦爾堡回去。

瓦爾堡於一八八三年十月八日出生於德國佛萊堡，那是一處風景如畫的小鎮，緊臨德國最自豪的黑森林最西側。小鎮充滿巴伐利亞風情，設有德國最古老的大學之一，文風鼎盛，傳承濃厚的學術氣息。家中有四個孩子，他是唯一的男孩，小時候非常調皮。十三歲時，學校寄給他父母一封信，責備他不該「煽動同學參與嚴重的不當行為」，信中請「家裡積極管束這些不良行徑」。很難讓人相信他們會處理。他的父親埃米爾・瓦爾堡（Emil Warburg）個性孤僻，瓦爾堡的姊妹說，儘管父親在學術生涯很成功，但他對人卻沒什麼興趣。

沒關係，不管父母有沒有「積極地」處理他在學校的行為都無所謂。隨著年紀增長，瓦爾堡變得渴望真理與紀律，這成為他人生最重要的品格。也許是他童年時期常來家裡晚餐的客人，或是在這個進步驚人的年代某個虛構的「科學大師」，或許這些形象揉合在一起，形塑出年輕奧托的個性。因為他父親的關係，瓦爾堡認識了那個時代最傑出的有機化學家埃米爾・費雪、頂尖的物理化學家瓦特・能斯特（Walter Nernst），以及物理學家馬克斯・普朗克（Max Planck）和愛因斯坦，他們後來都成為瓦爾堡的好朋友。

瓦爾堡的企圖心很早顯現，他想成為偉大的科學家。而偉大科學家到底要靠先天稟賦還是後天培養？如此千古爭議對瓦爾堡僅是等式的兩邊，他兩方皆有。養大他的父母都屬聰明才智之士，他有滿心的渴望去發現一切，並在成長階段就接受世界最頂尖科學家的教導。

瓦爾堡跟著父親和父親同事學習物理化學，年紀還小的時候，他就跟著能斯特學化學，物理則是在父親實驗室學的。到了十八歲，他在佛萊堡大學專攻化學，然後依循中歐一般常態，又去念了柏林的另一所大學，一九〇六年在費雪指導下完成博士論文。之後他的興趣從物理學轉向醫學，他發現自己對身體如何運作、運作與否充滿強烈好奇，因而想去了解病理學。而病理學是醫學的分支，專門研究身體出問題時的狀況。加上他總是勇於挑戰，從不迴避重大議題，自然而然被吸引到癌症問題上。

因此，他有了驚奇的轉向，從自小開始學的嚴謹物理學範疇轉到海德堡大學醫學院，在新的環境中成長茁壯。事實證明他的物理學背景與病理學的興趣結合是有利的，因為他能從物理學家的獨特角度來研究醫學。他父親灌輸他的工作態度仍然存在，就算他沒念書的課餘時間，也是待在醫學系本科的實驗室。到了一九一一年春天，他取得醫學博士學位。初登場就展現潛力，在醫學院以及剛畢業的數年間，他利用空閒時間，發表不下三十篇重要論文。儘管他的研究已如此出色，但這僅是戰略前奏，只是為接下來的事情做準備：他要發現癌症的本質。

瓦爾堡在海德堡做研究時就收到威廉皇帝學會的入會資格，這個職位將為他提供打擊癌症的空前資源，只是他必須等。不幸的是，他天性就愛先解決眼前事，而逼近眼前的莫過於即將爆發的大戰。一九一四年，他從醫學院畢業已有三年，研究重心都已轉到癌症上了，還是自願入伍代表自己的國家參戰。此後距離他將注意力再次轉向癌症時，日子已過去將近十年。

戰爭結束後，他在學會找到了新家，這是瓦爾堡人生中第一次能專注在癌症研究上。作為生化學家，他的意見與多數人不同。對他來說，癌症只能用嚴格的分子語言來定義，也就是描寫全體物質所用的術語，只有直指癌症的原子階層，才能一箭射穿癌症的核心。瓦爾堡認為，細胞（或一般概念中的生命）最基本的運作就是生成能量，而生命是一片有序的超現實綠洲，浮在趨向失序的宇宙上。從我們出生的那刻起，我們的身體就投入一場不斷戰敗、不停失去的戰鬥，被迫一刻也不能停歇地產生能量，只為了抵禦「熵」（entropy）[2]的無窮力量。只有能量能支持我們；沒有能量，我們將重新變回構成我們的元素。成長、複製、活動、思考、溝通，每一件事都要依靠不斷產生的能量才能做到。如果新陳代謝的能量被切斷，生物死亡只需幾分鐘。

瓦爾堡認為癌症是一種能量問題，他的信念基於這種病有「不特定」的特性。大多數疾病都是特定的，也就是說，如果有人感染了結核病，其表現就是呼吸道症狀；或如果某人的循環系統阻塞了，其表現就會是心肌梗塞或中風。瓦爾堡覺得癌症的問題可能更基本。癌症可能有無數起因，就像波特與勞斯發現的；癌症也可以從任何組織發作，任何醫生都可證明。癌症是更基本的問題，而對生命來說，沒有什麼比能量更基本了。

當時，人類已經知道細胞利用氧氣來產生能量。瓦爾堡欽佩的法國科學家路易斯．巴斯德把這種產生能量的類型定義為「**有氧呼吸**」，另一種產生能量的方法則無須利用氧氣且會生成乳酸，巴斯德稱它為「**無氧呼吸**」。無氧產能是一種原始的能量生產方式，就是利用葡萄糖分子，分解其中一小部分葡萄糖作為能量。因為生命的開端是從無氧環境中突然出現的，發酵就成了進化的第一條路。這種發酵產能的方式跨生物種類存在，從人類到猴子，到鳥類、酵母、菠菜、細菌以及介於其中的各類生物都會發酵產生能量。但是這種方法效率極低，如以產出同樣能量來計算，利用發酵花去的葡萄糖要比有氧呼吸多十八倍。若把有氧與無氧兩種產能方式以汽車來比喻（汽車的

2｜譯註：德國物理學家克勞修斯（Rudolf Clausius）在一八六五年提出「entropy」的概念，是熱力學的參數，表系統做功能力退化的程度。一九二三年量子力學創始人普朗克到中國講學，介紹「entropy」的概念，民初物理學家胡剛復將它翻譯為「熵」。

唯一差別在引擎），一加侖油在有氧模式下可跑三十八英里，在無氧模式則只能跑兩英里。

隨著生物體爬著進化階梯朝向複雜性與特殊性演化，有氧能量代謝接管了一切。正常人體細胞通常以有氧代謝獲得九十%的能量，其餘則由無氧途徑獲得。那個時候人們也已知道，細胞與生俱來就有適應機制。某些細胞，例如肌肉細胞產生能量的方式可以不用氧氣而是利用乳酸生成，但那只是在肌肉缺氧或需要發出大能量時的短暫應用。一旦又有氧氣可用或活動停止，細胞就會恢復為更有效率的有氧產能。

一九〇八年，瓦爾堡仍在讀醫學院時，就開始觀察海膽卵分裂時的能量需求。他發現大型的卵是很好的研究模型，因為加工容易，且一旦受精就會刺激胚胎爆發細胞分裂，這讓人聯想到惡性腫瘤也會爆發過度增生。他認為，驅動細胞爆發分裂需要更多相應的能量；經過測量，證明了他的邏輯是對的。受精之後，海膽卵的耗氧率增加了六倍，這些卵大量做有氧呼吸產生燃料供給細胞快速生長。

瓦爾堡一開始把癌症當成研究主題時，腦海就出現海膽細胞增殖時的模型。他猜想，癌症增生也可能類似海膽胚胎的爆炸性增長，因此，癌細胞也必定像海膽胚胎一樣，要耗費大量氧氣才能提供增生所需能量。他首先大幅提升研究技術，結果出現最高質量的實驗結果。他做實驗的組織切片是培養出來的，這讓他能在周圍組織都正常的狀態中用完整細胞做實驗。他善用自己的物理背景，把最先進的壓力計拿來做實驗，那是他過去在測氣體交換率時才用到的東西。對測量癌細胞與正常細胞間氧氣交換的微小差異而言，這個壓力計非常重要。

瓦爾堡剛開始做研究便發現一些驚人事實。即使癌細胞表現出與海膽卵同樣的爆炸性增生，但癌所用的燃料並非單純來自有氧呼吸。瓦爾堡驚訝地發現癌細胞產生的乳酸異常的多，它們產生能量的方法竟採用古老的發酵途徑。更令人驚訝的是，那是在有氧的環境。有鑑於他一絲不苟的天性，立刻著手驗證以上觀察是否只出現在癌細胞。他測試不同組織，想知道有無其他組織也能在有氧情況下藉發酵產生能量，但沒有。這個獨特發現讓瓦爾堡揚名立萬：癌細胞與正常細胞不同，可以在有氧環境中以葡萄糖發酵產能，此特性現在簡稱為「瓦爾堡效應」（Warburg effect，又稱瓦氏效應）。

瓦爾堡還指出，癌細胞產生的能量與正常細胞相差不多，只是方式不同。例如，癌細胞利用有氧呼吸產生四十％的能量，其他六十％則靠無氧呼吸，所以加起來的總量和正常細胞相同。只不過癌細胞用的能量生產方式是細胞在演化路上早已擱置的輔助方法，因為效率太低，只有在能源缺乏時才會啟動。

瓦爾堡繼續往下研究，他發現癌症的新陳代謝缺陷就像專屬標記一樣，普遍出現在所有種類的腫瘤細胞中，無一例外。現在他可以確定了，對他來說，這種轉變才是主要原因，其他所有次要原因相對而言都不算什麼。生成能量的方法從有氧呼吸轉變到無氧呼吸是癌細胞與正常細胞間的顯著差異。對細胞而言，沒有什麼比能量生成更基本的了，沒有辦法更精簡了。

多年後瓦爾堡又進行一次重要觀察，提示癌細胞為何一開始會以發酵來生產能量。他表示，當正常健康的細胞若短時間（數小時）缺氧，就會變成癌性細胞。不需要其他致癌物、病毒或輻射，只是缺氧。這使他得出結論，癌症一定是細胞呼吸能力「損傷」引起的。他認為，一旦細胞因缺氧而受損，細胞的呼吸系統（後來發現是粒線體）就會永久破壞，即使細胞回到氧氣充裕的環境都救不回來。他認為癌症一定是細胞呼吸系統的永久性改變所引起的。這個假設簡單俐落，直到瓦爾堡死前都還在爭辯這才是導致癌症的主要原因。

波特的致癌物、勞斯的肉瘤病毒、漢澤曼的混亂染色體，以及瓦爾堡的代謝理論構成了二十世紀上半葉人們對癌症的理解。但隨著新證據出現，各競爭理論互相比拼，或有合併，互有排斥，有些理論就失寵了。

漢澤曼的混亂染色體與癌症充其量只有微弱的相關性，而且無法確定疾病是起於混亂之前或混亂之後。是染色體破碎引起癌症的？或者破碎僅是副作用？漢澤曼當然相信這是原因，但其他人則需要更多證據。漢澤曼認為受損染色體是惡性增生背後的內在驅動力，波特則認為外部因素可能引起癌症，當兩者相結合，漢澤曼的理論變得更有力。觀察結果形成誘人的一對，彼此相互扶持，共同構成癌症的體細胞突變理論。

隨著二十世紀發展，癌症源於染色體損傷的觀點獲得重視。有害物質進入細胞並重寫基因物質的想法對科學家產生內在的吸引力，這種組合像是海妖的歌聲，誘惑無限，只是讓癌症研究者在理智上得到滿足。隨著時間推移，列在清單上的致癌物只會越來越多，今天名列清單的有二百四十種，且持續增加中。唯一的問題是這個理論有兩個連不起來的點：一個是觀察到腐蝕劑會隨著時間引起癌症；另一個是腐蝕物如何以突變或改變染色體的方式加速癌症生成。染色體是主要犯罪嫌疑人，但目前尚不清楚它們是如何受到損傷，更重要的是，不清楚其損傷如何引發細胞失控增生。若沒有確定染色體受損性質的技術和儀器，這個問題就得不到答案，直到有一天能畫出從致癌物到變異、再到失控增生的相關直線，體細胞突變理論才是完整的。

勞斯發現病毒讓雞生癌的時空背景，讓剛起步的病毒學說在研究者及民眾腦海中定錨。之後的幾十年，出現了病毒學理論，但它面臨著極大的障礙，也就是目前尚未在人類身上發現直接致癌的癌症病毒，它們必須出現在犯罪現場，而且需要說明這些微小如異形的寄生物如何劫持細胞機制以致讓細胞失控增生。一直以來在其他動物身上發現了很多病毒，所以使這個理論依然存在。勞斯的病毒學說總是在熱情爆發後又帶來失望，但它從未消失。

瓦爾堡的代謝理論是第一個明顯消失的理論。在二十世紀初，它只是癌細胞登上期刊時附帶說明的某個奇怪論點，僅止於此。儘管瓦爾堡繼續堅持有氧呼吸的損傷是癌症的根源，但他無法說服他人。當他的名聲漸成前浪，理論也隨之淡去。之後，當體細胞突變理論站穩腳跟，瓦爾堡的理論進一步被邊緣化。早在一九二八年，就有人質疑他的理論。倫敦國王學院醫院的外科醫生兼講師喬治．倫薩爾．齊托（George Lenthal Cheatle）寫道：「即使瓦爾堡完全正確（關於癌細胞的代謝不良），也無法解釋癌細胞為何增生。」這依然是對瓦爾堡理論的主要批評。對其他科學家而言，細胞呼吸的損傷與生長失控沒有關係。在大多數人心中，染色體受傷、決定很多細胞功能的基因結構損傷了，似乎才是癌症的罪魁禍首。

缺乏全面詳盡的理論，癌症起源的科學就在各種理論競爭下被五花大綁，形成僵持狀態。但對於其他細胞生物學來說，二十世紀下半葉是各種發現發光發熱的時代。隨著二十世紀進入中期，分子生物學逐漸占據頭條新聞。新一代年輕聰明的分子生物學家配備了令人興奮的新儀器和新技術，開始以新科學術語定義生命，引發人們對細胞運作方式有了爆炸性的理解。

科學家一看再看，一個像素一個像素地，將細胞內部的圖像拼在一起，揭示了一個功能完全自給自足的城市。描繪細胞功能的圖表裝飾在生物期刊的頁面，就像是用粗體寫的現代象形文字，大膽展現屬於新世紀的自我發現。實際上，細胞的構造與城市還真的很像。食物進入體內、儲存並有選擇性地運到名為粒線體的發電廠。在這個橢圓型燃料爐中，各種燃料與氧氣一起燃燒，生產出日常所需的能量，好讓其他穿越細胞的工人使用。而廢物則被分類、包裝、溶解、運出。研究人員了解到，細胞是微觀經濟體，具有勞動分工和專門化的特點，甚至擁有精心設計的通信系統，負責重要資訊交流，好讓細胞適應不斷變化的環境。

細胞的新形象是效率高、適應性強、設計精巧，完美到令人驚嘆的組織，它並不是孤立存在的，而是像城市一樣，是相互依存、行動活躍的樞紐。過去平淡無奇的生物學教科書變身為吸睛多彩的書本，大分子對稱的視覺奇觀躍然紙上，呈現生命的精妙結構和形式。

5 生命的祕密

了解生命奧祕的決定性時刻是在二十世紀中期，人們發現細胞內有個中央「政府」負責命令指揮、運作調配等事。分子生物學關鍵時刻即將到來，科學領域即將從黑暗趨向光明。這個改變始於英格蘭劍橋，兩位高大削瘦、舉止古怪的科學家正在酒吧喝著啤酒。

時間是一九五三年的冬季，這一天和前天、大前天都一樣，是個陰沉的二月天。劍橋大學卡文迪許實驗室的科學家早已知道該怎麼對付這種陰沉的天氣，一週六天，他們都去老鷹酒吧一起吃午餐，偶爾喝個一品脫小酒。但今天不一樣了，今天，他們多年的努力終於有了回報。

美國分子生物學家詹姆斯．華生（James Watson）和英國生物學家弗朗西斯．克里克（Francis Crick）兩人一組，他們正和美國科學家萊納斯．鮑林（Linus Pauling）進行激烈競爭，目標是誰先發現去氧核糖核酸 DNA 的分子結構，科學家們懷疑那是生命的藍圖。為了確定 DNA 的分子結構，華生和克里克組了一個又一個模型，將他們知道的成分排列成各種不同組合，最後終於建起一個合理且合乎化學物理性質的模型。他們從各個角度凝視它，華生說：「它太美了，美到不可能不是DNA結構。」但他心裡還是有所保留，他想完全確定，所以按捺住興奮，想在蓋上確認印章前再做一次測試。然而直率又自信的克里克卻覺得沒必要。他知道他們已經找到了，這是直覺告訴他的。

克里克走進老鷹酒吧找他已在裡頭靠牆坐、把酒喝了一半的同事，他再也無法抑制自己的激動情緒，「我們發現了生命的祕密！」他向周遭每位聽得到的客人大聲宣布。

它很美，兩條糖和磷酸鹽鏈相互纏繞，形成一個完美的雙螺旋鏈，是大自然對稱特性的鮮明寫照。鏈與鏈之間是同系列的四個分子，它們以極精準的模式連結，拉住兩邊長鏈。然而，比形式美觀更重要的是嵌入結構的意義。有一種說法在生物學各領域都適用：結構等於功能。克里克這樣說：「如果你想了解功能，請學習結構。」從眼睛、拇指到腳趾，從上到下一體通用。人體的每個部分都經過錯了又改的反覆雕塑，DNA也不例外。從自我意識到頭髮顏色，一切都寫在雙螺旋上，生命密碼把自己隱藏在美麗結構中。

未來幾年一定會看到DNA訊息是如何被轉譯為行動。《紐約時報》將一九五三年到一九六六年標記為「分子生物學的黃金時代，在這段時期，遺傳密碼和蛋白質合成的絕高奧祕已經闡明。」科學家發現隱藏在四個雙螺旋分子中的密碼：腺嘌呤

(adenine)、鳥嘌呤(guanine)、胸腺嘧啶(thymine)、胞嘧啶(cytosine)。它們稱為「**鹼基對**」(base pairs),因為它們毫無例外地成對作用:鳥嘌呤(G)與胞嘧啶(C)一對;腺嘌呤(A)與胸腺嘧啶(T)是一對。不是鹼基本身重要,而是它們的次序很重要,它們的運行與電腦使用的二進制代碼沒什麼不同。就鹼基本身來說,它們沒有意義,但在旋轉的螺旋鏈中一經排列組合,它們就負載了生命的所有訊息。偉大的奧地利物理學家艾爾文·薛丁格(Erwin Schrödinger)在他的書《生命是什麼?》(*What is Life?*)中做出結論:「生命的本質是訊息。」如今,科學家找到了訊息的存儲位置。

細胞的複雜操作是由名為蛋白質的工人大軍完成的。蛋白質就像閘門口,引導物質進出細胞,並為細胞架起支撐的鷹架。它們是催化劑,促進無數化學反應,這些反應經過數不盡的細胞運作,不斷產生能量和電力。蛋白質的功能如同細胞內的複雜電路板,透過酵素或營養素的形式不斷從外界接收信號,然後通過適當管道傳遞訊息,不斷進行調整和適應。細胞是一曲充滿活力的行動交響樂,一切都透過蛋白質的行動來運作。

蛋白質決定DNA本身的結構,它像被線圈緊緊繞成,但線圈上包著線圈,結構之上又有結構,而成為巨大的超結構。DNA還會命令蛋白質「別靠近」某些區塊,以致DNA指定區塊的某些基因就暴露出來,而其他區域的基因則藏得好好的。如此一來，每種細胞類型都可用一組確定的基因組來表達，這種現象稱為「細胞特化」（cell specialization）。DNA與環境不停共舞，形成一股引導力量，主導蛋白質決定DNA的三維結構，進而促使細胞特化和適應。例如，毛囊中頭髮蛋白的基因編碼是暴露出來的，但在肝臟細胞中基因則被包裹起來。

每個蛋白質最初都是由一系列更小的次級單位組成的長串，這些次級組成稱為胺基酸（有二十二個）[3]。就像句子中的字，重要的是字的順序。胺基酸的順序決定了蛋白質的最終功能，例如，胺基酸的排列順序主導蛋白質最後會變成細胞膜外側的胰島素受體，還是變成胰島素本身。胺基酸序列也決定了胺基酸長鏈如何在細胞水溶液中轉折：某些胺基酸無法好好溶解在水中，會像懸浮在池塘表面的油滴，這些油似的胺基酸會折進蛋白質中間，試圖避開周圍的水。因為它們的恐水症，這些胺基酸稱為**疏水性胺基酸**；而能夠溶解在水中的胺基酸稱為**親水性胺基酸**，則會留在蛋白質表層。就如我們所知，結構等於功能，一旦胺基酸折進蛋白質內部，就找到它最「舒適」的位置，而此蛋白質的三維結構就決定了它的工作。就像割草機和汽車的製作材料都相同，同樣是金屬、塑膠、橡膠，每種蛋白質都是由相同的二十二個胺基酸製成，但不同的配置最終使得蛋白質的功能極度不同。

回到DNA，它是鹼基對的模式或密碼，決定特定蛋白質中胺基酸的順序。三個鹼基對中的各單位稱作「密碼子」（codon），每個密碼子可代入一個胺基酸。如工業化

3｜譯註：目前發現的胺基酸共有二十二種，包括二十個標準胺基酸及兩個次要編碼胺基酸。

運作的大型蛋白質沿著DNA長鏈移動並讀取每個密碼子，再將訊息轉錄為攜帶訊息的分子，稱為「**信使RNA**」(messenger RNA，縮寫為mRNA)。mRNA作為DNA和蛋白質之間的中介，就像攜帶信息的信鴿一樣，然後另一個大蛋白質附在mRNA上，一個密碼子一個密碼子地讀，選出指定的胺基酸，將它們縫在一起形成蛋白質。例如，一段胰島素的DNA密碼看起來像這樣：CCATAGCACGTTACAACGTGAAGGTAA。而這就是生命密碼。生物系統的訊息流是一條從DNA到核糖核酸RNA再到蛋白質的單行道，克里克把這一運作稱為「生物學的中心教條」。

華生和克里克揭示了位在生物宇宙中心的DNA分子，此後DNA就進入聚光燈下，科學家被它的優雅和力量吸引。DNA是生命，其餘的我們——從變形蟲到河豚、到高級靈長類、再到人——都只是遵照吩咐的棋子，作主的是DNA，我們不過是人生若寄的實驗品而已。我們是設計出來的實驗皮囊，用以查看在特定環境中遺傳密碼的執行情況。拋開所有哲學與宗教說法，還原到本來面目，生命就是密碼。若此密碼經過驗證非常適合環境，則傾向留存複製；若密碼在實驗中失敗了，則丟在一邊。大約從四十億年前低等前生物出現，DNA適應並合成，然後生命爆發，從黃石公園的沸騰滾水到北極大陸冰棚，充斥地球各地生態環境。生命無處不在。

正因如此，研究癌症的科學家很快被DNA迷住也就不足為奇了。如果DNA編碼主導生物**所有**功能，則編碼改變很可能讓細胞行為出現差池，所以，DNA變異產生癌症也就不難想像了。漢澤曼觀察到的破碎染色體和波特發現的致癌物有關，這觀念此時似乎顯而易見。到了一九六〇年代，大家已普遍認為DNA在癌症中扮演至關重要的角色。

洛克菲勒醫學院副院長也是內科主任法蘭克·霍斯弗（Frank Horsfall）醫師於一九六三年秋天發表一篇演說，題為「當前的癌症概念」（Current Concepts of Cancer）。那是他出席加拿大最好的醫學院，阿爾伯塔大學（the University of Alberta）醫學院五十週年的畢業典禮，對全校做的演講，內容總結癌症起源且說明當時以DNA為癌症主角的看法：「細胞癌變似乎是永久性的變化，因為需要經過無數次的分裂傳遞給子細胞，這似乎反映了訊息從細胞到子細胞的轉移異常。據信，細胞訊息的轉移仰賴基因設備，而異常信息的轉移也就意謂著基因設備無法正常運作。」

一切證據都指出DNA變異是疾病起源，但科學家尚未看到這些變異的確實樣貌。他們仍然不知道DNA如何被改變，或哪些基因受到影響。他們只有大量間接證據顯示DNA**已經**被更改，但細節仍然難以捉摸。勞斯提倡的病毒理論就像找不到拼圖塊的拼圖，令人厭煩，阻止所有觀察結果統整成一個全面性的理論。目前已知，病毒會將DNA片段插入受感染細胞的基因組中，但不清楚這些片段的樣態或作用方式。它們是某種外來病毒密碼，會將正常細胞轉化為癌性細胞？它們是利用一種蛋白質或是用多種蛋白質來編碼？又是如何將細胞的穩定運作顛覆為不受控制的增殖物？病毒又是從哪裡得到這些會轉化的 DNA 片段？散播的範圍廣嗎？每個人都在不知不覺中被傳染嗎？它們是透過父系傳給後代這種方式代代相傳嗎？如果它們已經存在，是否需要有其他致癌物充當激發病毒 DNA 的中介？

科學家認為癌症的生成，DNA 一定有份，但是以什麼方式呢？直到一九六〇年代的頭幾年，病毒學家終於找到一種病毒，懷疑它可導致人類生癌，但仍留有許多疑問。

不過這一切很快就會改變，任何牽涉癌症生成且懸而未決的問題，都將藉著一系列驚人的實驗來回答並定義我們今日所知的癌症。

6 一個可以略過的問題

一九六六年的夏日，瓦爾堡已垂垂八十二歲，他踏上領獎台，做可能是人生中最後一次致辭，總結這一生研究癌症的成果。他的演講題目是「癌症的根本原因和繼發原因」（On the Primary Causes and on the Secondary Causes of Cancer.）。他一開口，就知道自己的處境尷尬。他意識到自己很可能是唯一還相信癌症是代謝出問題的科學家，他認為問題出在粒線體遭受不可逆的破壞（當時的二十年前就發現粒線體了，那時就知道它是浮在細胞內部的橢圓形構造，負責透過呼吸來產生能量。）

瓦爾堡演講的對象是一群博學鴻儒，這是一場諾貝爾獎得主的年度聚會，他們聚在德國博登湖東岸小島上的林道（Lindau），一個恍如走進中世紀的紅屋頂小鎮。聚會傳統始於二戰後，希望能以聚會形式召喚德國醫生與科學家終結躲藏，給他們一個和平理由重返德國，重新開始。此呼彼應，科學家從全球各個角落歸來，重燃德國戰前蓬勃的學術風氣。瓦爾堡和其他少數人身上彰顯的，就是德國在戰前科研文化的厚度，那是科學的「黃金時代」。後來，林道會議發起人的一位朋友利用他與瑞典王室及斯德哥爾摩諾貝爾委員會的關係，說服他們將最初的願景擴大，讓全世界得到諾貝爾桂冠的前輩與科學界下一代的後起新秀共聚一堂，變成一個跨世代、跨族群、跨學科的大師級盛會。

瓦爾堡清了清嗓子，銳利的藍色雙眼環顧觀眾，然後開始講話。他的演說論理一如既往地有力清晰，即便在眾多諾貝爾獎得主中，他也是拔萃出群。一直以來，他的事業成就不凡，他描述細胞利用氧氣產生能量，而此研究於一九三一年讓他獲得諾貝爾獎；他以個別獨立的三個研究分別獲得三次諾貝爾獎提名，這一點台下得獎聽眾無人能及。確實，大多數聽眾都認為他是二十世紀最偉大的生化學家（連他自己也這麼認為）。他最為人所知的是堅持己見且深信不疑，而這一特徵通常被認為自大。很多人認為他過於偏執，無故挑起爭端。這樣的他當然不會心甘情願被人當傻瓜。他相信，作為生化學家，他站得比任何人都高，獨自一人繼續偉人巴斯德留下的工作（巴斯德也是從化學家轉成生物學家）。當宣布他獲得一九三一年諾貝爾獎時，他的反應是：「我早就該得了。」

雖然有些人對瓦爾堡的個性愛恨兩極，仍會被他感動，席間彌漫一股情緒：尊重。即使是不喜歡他的人也必須尊重他，因為他一人獨力把細胞生理學的內涵往前推進一大步。儘管他的研究範圍廣泛，但有一個議題貫穿所有研究：癌症的起源是什麼？諷刺的是，他最想回答的問題，卻是多數聽眾覺得可以略去不聽的問題。對他們來說，這只是他非凡事業上的一個註記。但按照他的天性，他從不退縮。在他的腦海中，他已經回答了這個問題，其他人愛聽不聽。他直覺知道自己是對的，總有一天會還他公道。

他確定自己在四十多年前就已經發現癌症的主要原因：一個結合所有次要原因的單細胞事件。他的演講可以概括為三個簡短的句子：「癌症，超越其他所有疾病，具有無數次要原因。但即使是癌症，主要原因也只有一個。簡而言之，癌症的主因是細胞產生能量的方式以糖的發酵代替了正常人體細胞的有氧呼吸。」

瓦爾堡堅定地認為，能量產生方式改變這種單一變異是癌症原因，次要原因如X光、染料、焦油、石棉、香菸等在很大程度上則無關緊要，只是它們引起了「呼吸受損」這個主要原因。

席間的其他生物學家則堅信瓦爾堡的假設是錯的，只是一個無法跟上自身學科快速發展的老人在死鴨子嘴硬。每個科學家終究都會走到這一步——長江後浪推前浪，光環就像死皮一樣掉落。他們禮貌地聽，即使他們認為瓦爾堡錯了，瓦爾堡也贏得了他們的善意和尊重。他值得登上領獎台。

那天晚上，瓦爾堡坐在旅館房間的椅子上。林道會議結束了，時間也很晚了，但他無法入睡。就像許多老人一樣，他的思緒徘徊在過去。他知道他的同行把他看成恐龍，他可以從表情上、從對他演講的反應，以及會後的寒暄來確定。他知道自己對癌症起源的觀念是對的，這是他一輩子做研究磨練出來的本能，但他已厭倦去說服他們了，總有一天他們會知道。他從椅子起身，關了燈，上床睡覺。

一九七〇年七月二十四日，瓦爾堡覺得不舒服。第二天，他的腿之前骨折的位置疼得厲害，那是兩年前他在書房為了放書從梯子跌下來受的傷。之後一個禮拜他都待在家裡閱讀和寫作。八月一日，他虛弱地醒來；那天傍晚，他以高齡八十七歲去世。瓦爾堡終身未婚，沒有孩子，工作就是他的一切。每個人都認為，他堅持的癌症起源論，不像他大多數的成就，已跟著他一起死去。

7 一切仍在迷霧中

哈洛德．瓦穆斯（Harold Varmus）並未打算當一名科學研究者，想都沒想過。他繞了好大一圈，才變成今日的科學人。一九五七年，他去念安默斯特學院時是想和父親一樣當醫生，但六〇年代就要來了，他很快發現自己走錯路了。「比起學醫，我更喜歡凱恩斯的小說，形而上的詩歌和反建制的新聞學。」因此他轉系去讀英國文學，一九六一年拿到文學學士的學位，並在隔年申請到哈佛的英國文學研究所，但是才進去念第一年，就因為一個夢讓他重新回到科學圈。他在二〇〇六年接受新聞記者理查．波因德（Richard Poynder）的訪問時曾說過，他夢到自己是英文教授，一天生病不能去上課，他的學生非但沒有失望，反而高興得不得了。當他醒來，他就想，去做醫生好了，只有醫生請假會讓所有人都不高興。大夢初醒的他回到原點，就去申請醫學院了，但申請了兩次都被哈佛拒絕，於是改去哥倫比亞大學的內外科醫師學院。要拿到醫學學位，他必須選擇專科，此時他率性妄為的性格又抬頭了。他後來說：「其實我對精神病學很感興趣，但我不願承認。」回歸現實後選了內科。之後他覺悟到這樣三心二意兜圈子，只會對他的科學事業造成阻礙，他承認自己「被延長的青春期危險地耽誤了」。但是他只要想做一件事，就會把這件事做得又快又徹底。那時候他在哥倫比亞長老會醫院實習，隨意拿起一本《分子生物學雜誌》（*Journal of Molecular Biology*）翻看，「從那一刻我就知道，我的人生改變了。」這是他後來在拿到諾貝爾獎時說的得獎感言。他被迷住了。

機緣巧合。一九六八年，瓦穆斯沒有從軍去打越戰，他去了美國國家衛生研究院參加公共衛生服務。對於突然迷上分子生物學的醫生來說，這裡是完美的家。他一方面能在實驗室學習分子生物學的技術，在一天工作結束後，晚上還可以去上課，國衛院有開讓研究員了解新興科研領域和新觀念的課。有一堂課特別吸引他，那是在介紹漸成顯學的腫瘤病毒學，這堂課種下的種子就在他的潛意識中發了芽。這時偵探會說這是天生的直覺，但是瓦穆斯相信，癌症的答案就藏在最微小的生命形式：致癌病毒中。

不管是什麼直覺讓瓦穆斯直指腫瘤病毒，都算他交了好運，因為對那時有志研究癌症基因學的研究員來說，誠如瓦穆斯直言，病毒研究「確實是城裡唯一可玩的遊戲」。當時使用的技術仍很初階，對於腫瘤病毒已知簡單的基因組，還有拿它做實驗時大致會出現的情況，對當時試圖了解癌症基因學的生物學家來說，腫瘤病毒的確是最大希望。

瓦穆斯開始尋找一處他能去、也適合他做腫瘤病毒研究的場所，首先要找一間實驗室。同事推薦他去試試舊金山的一個研究小組，他們在研究勞斯肉瘤病毒（Rous sarcoma virus，RSV）。一九六九年夏天，瓦穆斯和另一位同事結伴自助旅行，前往舊金山去看看那間實驗室是否可做未來的家。好巧不巧，本來招募瓦穆斯的人剛好不在，反而讓他見了麥克．畢夏普（Michael Bishop）。瓦穆斯說：「與麥克只是簡短談了一下，我就相信彼此一定志同道合。」瓦穆斯和畢夏普間的默契配合得天衣無縫，兩人都是自由奔放，並且都對病毒致癌的主題抱持極大興趣。瓦穆斯知道他已經找到家了，他計畫在明年夏天就到這個團隊做博士後研究。瓦穆斯在二〇〇六年接受《連線》（*Wired*）雜誌採訪時，說到他與畢夏普多年來建立起的工作關係：「我與麥克進行的研究不像某些科學發現帶著熱烈的情緒，例如雙螺旋的發現就很狂熱。我們是華格納而不是莫扎特，只是一次又一次反覆唱著，慢慢發展主題。」

他們的目標是了解腫瘤病毒的轉換能力，這是建立全方位癌症基因學理論的重中之重。正如霍斯弗十多年前在演講中提到的，科學家知道DNA與癌症有關，但對腫瘤病毒卻未知。各處都找不到線索，沒有人知道它們的運作方式、流行程度以及最後如何引起癌症。至於病毒是如何引起癌症的？科學家提出兩種假設。第一個稱為「病毒癌基因假說」（the viral oncogene hypothesis），此假說認為我們每個人在胚胎生殖細胞的DNA上都帶有古老的病毒基因，代代相傳。這些「外來」基因可被致癌物刺激活化，從而引發癌症。第二種理論稱為「前病毒假說」（the provirus hypothesis），認為病毒基因並不會和我們的DNA永久性整合再傳下去，而是感染病毒後病毒基因嵌入我們的DNA，然後才引發癌症。瓦穆斯和畢夏普決心找出哪一個才是正確理論。

首先，他們需要把勞氏病毒分離出是哪一個基因讓正常細胞癌變，這不是一件小事，但因為勞氏病毒只有四個基因，相對容易。而且幸運的是，有另一個實驗室幫他們完成了第一步，將勞氏病毒有轉換能力的基因分離到單個基因。他們將這個致癌基因命名為 **src**（取自肉瘤 sarcoma）。

單個病毒基因如何引起癌症？瓦穆斯和畢夏普要確定這個問題。為此，他們必須了解基因的性質。它是一種外來的病毒基因，與動物界任何事物都不一樣嗎？它是否類似我們人類的基因？這是一個需要比對的操作。比對病毒基因本身的編碼是沒有意義的，但如果能和功能已經確定的基因進行比對，很可能就會了解 src 基因的作用。

DNA本身的對稱結構提供了解決方案。由於DNA編碼始終由成對的鹼基對組成（C與T是一對；A與G是一對），因此單鏈DNA可以變成某種釣出另一邊分子的釣魚竿。瓦穆斯和畢夏普用一種特殊蛋白質來複製病毒基因組的基因密碼，作為誘餌：一條DNA單鏈。他們剔除了勞氏病毒中與癌症無關的三個基因，只留下 src 基因。因為它是單鏈的，所以核苷酸不再成對存在。它們被吊著，像一塊懸浮在空中的魔鬼氈要找另一半。單鏈誘餌經過放射標記，因此只要「抓到」它的對應物，我們就能看到，剩下的就是去釣魚。這個想法很簡單：如果在其他動物基因組中發現任何類似src基因的東西，那麼瓦穆斯和畢夏普就能了解src的性質。

他們開始在各種鳥類中進行分子的「釣魚之旅」。令他們驚訝的是，他們的釣魚竿在每隻測試鳥中都能抓住其基因配對，病毒src基因比他們想的更廣泛。當誘餌留下的核苷酸找到相同對應物時，對應物立刻有力地「咬住」釣魚竿。瓦穆斯和畢普夏轉去試驗其他物種，結果更出乎意料——他們在每隻測試動物中都發現src基因：魚、兔子、小鼠、牛、綿羊和人類。勞氏肉瘤病毒中的致癌基因在各種生命形式中已是根本物質，到頭來這不是玄之又玄的病毒基因，**SRC**（人類形式的src）是我們自身的一部分。

但說不定雞病毒感染範圍很廣，勞氏肉瘤病毒早已橫跨各物種傳播開來呢？說不定瓦穆斯和畢夏普只是測出這樣的現象？所以接下來，研究二人組必須排除這個可能性。為此，他們把勞斯病毒中其他三個在分離src時剔掉的基因找回來，用放射性物質做標記，設計出另一個釣魚竿。但這次在鳥類身上釣魚卻一無所獲，也沒有在其他測試物種（包括人類）發現任何東西，從而證實勞斯肉瘤病毒並不是肆虐動物王國的大流行病毒。

這個研究的影響非常深遠。勞氏肉瘤病毒的致癌基因存在於所有物種，是一種扭曲變形的基因拷貝，已成為我們遺傳DNA的一部分，並非被病毒嵌入的一段外來DNA。當瓦穆斯在一九八九年發表諾貝爾獎感言時，他說：「我很快就知道，新的檢測方法比舊的理論更重要。」這項新實驗的含義將改變一切。病毒DNA並不像有些人說的，是外來嵌入再被致癌物刺激活化。病毒DNA的致癌部分是我們自身既有DNA的扭曲版。

勞斯在將近七十年前發現了病毒有致癌力，但與致癌有關的基因早已存在於我們所有人中。瓦穆斯和畢夏普製作的「釣魚竿」能夠檢測到SRC基因的正常版，因為病毒的致癌版與正常版僅有細微差別。src釣魚竿上懸掛的大多數核苷酸可以與細胞版本配對，因此可以測到這些細微差異。而少數無法配對的核苷酸會將基因的正常版本，也就是「原致癌基因」（proto-oncogene）轉成「致癌基因」（oncogene），即致癌版。一段時間以來，人們已知道病毒是基因小偷，會盜版感染宿主的基因，並將遺傳密碼整合到自己的基因組中。勞斯肉瘤病毒沒什麼不同，它偷走了SRC基因。

接下來，科學家開始研究幾個變異核苷酸，它們在src基因的病毒版中已經被改變了。這些改變表示正常基因被惡意破壞。這裡開始由研究蛋白質的生物化學家接手，他們發現正常版的SRC基因會替一種蛋白質編碼，這種蛋白質稱作「激酶」（kinases）。

激酶通常屬於信號分子的範疇，可以想成是喜歡聊天的蛋白質，會在細胞內部不斷傳遞信息。它們傳信號的方式是在指定的蛋白質上添加一個磷酸基團，藉以稍稍改變那個蛋白質的三維結構，如此也就稍稍改變了那個蛋白質的功能。細胞通訊是一個嚴格調控的過程，需要激酶執行「開」與「關」的動作。蛋白質生物化學家發現，病毒版的 src 會產生一種剎車已被切斷的激酶。狀況是：病毒版中的核苷酸代碼突變，此突變稍微改變蛋白質的胺基酸序列，而這個序列變化也就實質改變了蛋白質的功能。細胞正常版可受控制，可以關掉開關，而病毒版的蛋白質產物則一直卡在「開啟」的位置，毫無限制地把磷酸鹽黏在其他蛋白質上，就像在擁擠電影院大喊「失火了」的人一樣。因為病毒版基因卡在「開」的位置，所以它一次次不停叫著要細胞分裂。

這個發現是一個福至心靈的頓悟。研究癌症的科學家最後終於知道，可能是因為病毒抓到正常的細胞基因，對這個基因進行微小改造，然後把這個已變形的版本重新插回我們的 DNA 中，如此才引發癌症的。另一個可能情形是，如果致癌病毒在拘留期，它就不會改變正常的 src 基因，但如果身體已有癌細胞，它就會從癌細胞那裡偷取變形基因。波特理論的致癌物或其他一些突變，可能不知道在哪裡已經把一些可憐雞的 src 基因改了。然後，勞斯肉瘤病毒剛好進來偷了癌基因版本，並直接整合到它自己的 DNA 中。原來是正常、不相干的病毒，現在變成了腫瘤病毒。病毒裝上致癌基因這個新裝備，在未察覺的情況下把致癌基因到處傳給新宿主，就像傷寒瑪麗，只不過是癌變版的傷寒瑪麗。

現在，已經知道致癌物是如何起作用的，它的作用就像病毒，將原癌基因轉變為致癌基因，藉此改變負責細胞增殖的基因。原癌基因是正常基因，負責控制細胞生長，但根據瓦穆斯和畢夏普告訴我們的，它們代表了脆弱性。現在，原癌基因似乎就像散落在我們基因組中的地雷一樣，不知那一天會爆炸。原癌基因像種子般埋在我們體內，處於休眠狀態，直到被致癌物刺激發芽或被腫瘤病毒扭曲變形。

漢澤曼的混沌染色體只是變異結果的視覺表現，無論造成變異的原因是致癌物或是病毒。但只一下子，體細胞變異理論就毫不客氣地把勞斯煩死人的病毒致癌理論納進其中。瓦穆斯和畢夏普的研究成功地把片段證據拼成整體。正如備受景仰的癌症科學家兼作家辛達塔·穆克吉（Siddhartha Mukherjee）所說的：「這就像看著難題自行解決一樣。」華生和克里克揭示生物學宇宙最中心的分子結構，瓦穆斯和畢夏普帶我們看到，癌症是由分子變異導致蛋白質產物有缺陷而產生的。這些蛋白質產物毀壞了細胞分裂的嚴格管控，讓細胞出現混亂失控的增殖。「當正確的想法來敲門，突如其來的頓悟在腦海浮現，這樣的情緒激盪除非有人經歷過，否則難以表達。一時間看到之前有這麼多的謎團被新假說精確解釋，人們會為了之前怎麼沒想到而氣得踢自己。這不是很明顯嗎？但之前一切都在迷霧中。」克里克寫道。

經過數個世紀的奮鬥、幾代人的努力以及太多的人員傷亡，對於這個最古老、最嚴酷的謎團：癌症的原因，人們至今才能回答。癌症體細胞變異成為鐵般定理。瓦爾堡死了，勞斯的病毒說幾乎心照不宣地化為體細胞突變的證據，沒有人對此提出異議。門砰地關上了，沒什麼人回頭。

Chapter 2

Chemotherapy and the Gates of Hell

化學療法與地獄之門

為了治療癌症，我們受了種種煎熬，埋在那些煎熬深處的種種，訴說我們為求了解癌症費盡多大的心力，以努力了解癌症自相矛盾的個性，學習它的強勢、無理性的變化、特殊依賴、模式、手術方法，以及弱點。儘管癌症生物學和癌症治療是分開的主題，但也彼此交織在一起，只是聯繫兩邊的道路並不一定呈直線前進。隨著基礎科學的發展，癌症療法有了突破，行進方向就反了過來，變成從癌症治療方式揭露癌症各方面的基本知識。

當科學家對癌症性質還不太了解的時候，一開始是用有毒藥劑來治療癌症的。這些藥物出現的故事，一方面令人震驚，卻也讓人深思。這些後果難計的毒物有不少到現在還在用，而且毫無疑問地形塑了我們對癌症的看法。而故事的起源完全出人意料，與人們想像的實驗室相去甚遠。是機緣巧合，也可以說有點諷刺，化學療法源自第二次世界大戰的暴行。

一九四三年十二月三日，美軍中校史都華．法蘭西斯．亞歷山大（Stewart Francis Alexander）接到電話，要他趕快收拾行裝，一架飛機在等他。有人給他做了簡短簡報，三天前德軍轟炸了位於義大利南部的巴里港，這是盟軍武力的重要樞紐。盟軍驚呆了，因為當時他們認為納粹空軍已焦頭爛額，根本無力攻擊此處，因此沒有防備，甚至全港燈火通明，替德國人照亮前路。

炸彈從天而降，揭開恐怖場景。一千名盟軍士兵在第一輪攻擊中喪命，數百名水手在沉船時跳水逃難。他們浮上水面後，全身覆蓋著從擊毀船隻漏出來的油狀化合物，許多人注意到這油有大蒜味。然後他們開始出現奇怪的症狀，許多人都說自己有燒灼的痛感，但沒有把這些症狀和油聯想在一起，因為那些油看來只是透過制服沾上皮膚的機油。從黃昏到晚上，他們不斷喊著皮膚被燒得好痛，醫務人員注意到他們長出水泡了。過了晚上甚至出現更嚴重的症狀，除了皮膚灼痛外，數百名士兵失明了。盟軍高級司令部知道這些症狀是什麼原因引起的，這就是他們打電話給亞歷山大的原因，但他們接到高層命令，不准透漏內情。

亞歷山大隔天就抵達巴里港。他檢查病人，詳細詢問病情，發現以下徵狀：皮膚灼傷、失明、大蒜味——這一定是芥子氣中毒。亞歷山大受過化學戰的訓練，他毫不猶豫地告訴醫務人員該如何救治這些痛苦的士兵；但是當他帶著調查結果回去向指揮官報告時，迎接他的回應卻如石沉大海，只是叫他繼續工作，治療病患，對知道的事情不要聲張。他非常清楚，盟軍正試圖遮掩事實，闖禍的是他們自己一艘載滿芥子毒氣彈的船。幾週後，八十三名士兵死於有毒的「友誼之火」，一場豬隊友誤傷自家人的毒氣侵襲，附近城鎮受到空飄毒氣擴散波及，死亡平民無法精確計算，粗估多達一千人。

一段時間後，人們才知道，在被炸毀的二十八艘軍艦中，有一艘名叫「約翰哈維號」（SS John Harvey）的船要負責，它載的毒氣炸彈被德國炸毀致使毒氣外洩。超過十二萬磅的黃色氣體溢入海灣或隨海風飄散，無差別地傷害毫無戒心的平民。盟軍下令掩蓋真相，因為戰爭雙方都簽下不使用化學武器的合議，但約束力薄弱，彼此都不信任對方，都在儲備芥子毒氣準備還擊。

無法切確說出亞歷山大到底救了多少生命，也無法量化他的治療手段到底為病患減輕多少痛苦。只等有一天揭開這起意外的機密面紗，他會獲得表揚。但當他回到家鄉之所以被人記得，卻是因為他帶回去的東西——他的手提箱裡裝滿毒氣受害者的組織樣本。

醫生很快開始分析樣本，發現一個共同特點：受害者在淋巴結及骨髓中的白血球全都呈現大量耗損，而這些系統恰好是淋巴瘤患者細胞發狂分裂的地方。當時，耶魯大學有兩位藥理學家路易斯．古德曼（Louis Goodman）和亞佛烈．吉爾曼（Alfred Gilman）受到委託研究「氮芥」（nitrogen mustard）的治療作用，因此兩邊就有了連結。他們突然想到，用在戰爭的毒氣具有雙重性，這種奇怪的化合物就像結合善意與邪惡的「化身博士」，既可用在戰場上，也能存在醫生診間。這個想法像是遠距離長射，但他們說服自己值得一試。他們設計一個實驗測試自己奇怪的想法，他們認為毒氣可能是人們期待已久的化學藥物。

以小鼠進行的一系列實驗證明了古德曼和吉爾曼的假設：很明顯，氮芥化合物可顯著縮小小鼠淋巴瘤。即使一開始這個假設看來可能性很低，現在看來已經不那麼瘋狂了。一股興奮感彌漫在兩人之間，他們可能已經發現一種抗癌藥物。

然後，這兩位藥理學家去找同校的胸腔外科醫生古斯塔福．林斯科格（Gustaf Lindskog）請他幫忙進行下一步驟。他們向林斯科格提出一個聽起來很瘋狂的要求，希望他在淋巴瘤患者身上使用氮芥。他們給林斯科格看了很多讓人驚訝的老鼠臨床數據，最後取得同意。林斯科格開始用化學藥劑治療病人，第一例病人患有非何杰金氏淋巴瘤（non-Hodgin's lymphoma）已經發展到嚴重的呼吸道阻塞。這是一個重症案例，在他身上已用盡所有的醫療選項。但令所有人驚訝的是，用藥之後，患者的腫瘤變小了。然後林斯科格又把化學藥物注射到其他患者身上，結果相同。研究三人組興奮不已，把他們戲劇化的醫療成果透露給軍方，但興奮只有一下子。由於美國毒氣戰計畫仍屬保密階段，他們被要求保持沉默，以致這麼驚人的成果要等三年後才獲准發表。

這項研究終於在一九四六年發表，引起一波興奮熱潮。幾世紀以來，癌症治療法一直以手術和放射線治療為主，成功與否要看癌細胞是否擴散。如果擴散了，放射和手術的效果當然消失得無影無蹤。如果能有一個可在體內遊走、無論癌細胞藏在哪裡都找得到、能打仗的藥，這是由來已久的夢。當然，對於那些無法切除或放射處理的「液體」（liquid）癌症，例如白血病和淋巴瘤，化療是**唯一**想得到的解決方案。氮芥的成功引發了誘人的可能性：說不定可以一舉開發出治療癌症、甚或治癒癌症的新藥。

世界各地的科學家和醫師都被這種可能性吸引。

從第一劑化療藥物成功幫助了全國各地的淋巴瘤患者，便迎來了腫瘤學的新紀元。這劑藥的誕生背景充滿隱喻，它的靈感來自某種毒物，是一種為了殘害並擊潰敵人意志所設計，在死亡之雲中緩慢移動的物質；它的治療潛力則是人類在最黑暗的數年間因為一起恐怖意外而發現的。

著名的腫瘤學家文森・戴維塔（Vincent DeVita Jr.）曾寫下氮芥作為化療藥物廣泛使用初期的氛圍：「如果人們讀過當時的文獻，就會知道大家真的萬分雀躍，認為這些藥物也許可以治癒癌症病患。」可悲的是，當藥物被大量吸收，藥效過了一段時間後，證明一切都高興得太早。氮芥引起的緩解狀況非常短暫且不完全，雖然藥物在幾週內就能「軟化」典型的腫瘤硬塊，但癌細胞隨後又蹦出重生，再次盤據淋巴結，長出滿滿的惡性腫瘤。這無疑是一記重拳打在脆弱但誘人的化療希望上。狂喜之後是悲觀，化療藥物能以任何有意義的方式改善癌症患者嗎？此療法的前景再次被不確定性籠罩。

氮芥之所以會有用是因為它攻擊DNA本身，DNA的核苷酸或鹼基對透過氫鍵的相互作用而連結。在所有原子結構的連接關係中，氫鍵是最弱的，它們是分子鍵的「輕輕一握」。這對DNA的功能很重要：當細胞分裂時，DNA的螺旋結構必須能夠輕鬆展開，把每條鏈暴露出來才能進行複製。二十三對染色體全部必須在細胞分裂前先複製自身，每個新細胞都要一個拷貝。氫鍵的柔韌性使ＤＮＡ具備動態——當特定基因被點名時，先像拉鍊一樣拉開，轉錄成ＲＮＡ，然後變成蛋白質，或準備進行細胞分裂，然後再快速地拉回去。

氮芥的作用是找出核苷酸鳥嘌呤，然後把它與配對的核苷酸胞嘧啶之間的輕輕一握改為「緊握不放」。這樣ＤＮＡ的拉鍊就無法拉開，也就可以有效防止細胞分裂。當然，氮芥無法辨別哪個是正常細胞，哪個是癌細胞，因此氮芥流過身體時會一視同仁地將每個遇到的細胞ＤＮＡ鎖住，原地凍結，就像泊車小弟把防盜鎖卡在汽車輪子上一樣。這種「攻擊」後的狀況是可想見的，那就和直接把毒氣注入患者靜脈是一樣的結果。注射數小時後，一陣噁心襲來，然後是不停嘔吐，因為身體正努力把毒藥吐出來。接下來數週，紅血球、白血球、血小板的數量急劇下降，產血所需的細胞分裂被氮芥中斷。患者身體出現瘀青，因為凝血功能被抑制；感覺嚴重倦怠，因為貧血。如此大量耗損，讓患者連最基本的照顧自己都做不到。免疫系統也大幅衰弱，感染機會增加。隨著時間過去，越來越多的細胞ＤＮＡ被鎖住，頭髮停止生長，開始脫落。本來會迅速分裂的腸壁細胞被殺死，以致無法控制地不停腹瀉；腸道出血，拉出的全是黑便和焦油塊狀物。病患變得不育，因為毒藥也會攻擊生殖器官的細胞；出現口瘡，輸送藥物到全身各部位的靜脈開始發黑。

第二次世界大戰到了終點，世界開始踏上恢復正常的緩慢過程，圍繞化學療法的悲觀情緒和對氮芥的失望已升高到令人重新思考。但也許化療興起的原因是必須出現新療法呢！令人不安的事實是，癌症治療已經停滯了幾個世紀，療法僅由兩個手段構成：先以手術盡可能地切除，剩下的就用放射線處理。

當傳染病越來越不是問題，癌症治療卻仍無進展。癌症在一九二六年已成為美國第二大死亡原因，但是人們不需等太久。一九四七年，哈佛大學的病理學家席尼・法伯（Sidney Farber）發現了「甲氨蝶呤」（methotrexate，學名氨基甲基葉酸），能讓白血症病童得到緩解，再次燃起化療藥物做為癌症第三線藥物的希望。

法伯於一九〇三年出生於紐約水牛城。他的培訓之路一直是往病理學家的方向走，但最後卻對治療病患更有興趣，不甘在處處受限的孤單實驗室裡檢查樣本。對法伯來說，一開始的興趣變成一種奇特的執迷，他癡迷於化療、這個傳說中癌症的第三線療法就像美夢般把他迷得昏頭轉向。基於化療緩解癌症的效果短暫，他苦心思索找出延長方法，而眼前就有一個模範可仿效：新興出現且具有神效的抗生素。當時，名字聽來特異的抗生素以年年有新藥的頻率現身：一九四七年出現了氯黴素，隔年發現四環素，再過一年推出鏈黴素。抗生素成了當時人類對抗疾病的希望燈塔，像法伯這樣的醫生便夢想著找到類似的萬靈丹來對付癌症。除了藥物本身具有近乎神奇的效力外，不斷增長的抗生素彈藥庫還有其他作用。它向醫生展示該如何設計臨床實驗，也可按圖索驥找出用藥的最佳途徑。而精心設計、完美執行的實驗告訴醫生，抗生素藥物一起用最有效。當病原體接招反擊，藥物就可切換武器再次應戰，讓入侵者只能抱頭鼠竄。

像法伯這樣的醫生注意到了，或許治療癌症也可以用相同策略，可能交替使用藥物或聯合使用藥物，就能如願打破治療的僵局。但法伯和其他人也意識到如果要進行藥物組合，他們就需要更多藥。

一九四六年夏天，法伯首次嘗試開發藥物，但狀況與他想的不同。他得知葉酸可以治療貧血，就草率地由維生素可影響血液製造的現象做出推論，認為葉酸可以減少白血病患者血液細胞的過量增生。但是法伯很快發現他的邏輯完全顛倒了。維生素是DNA複製過程的必需品，給白血病患者服用無疑是提油救火。以葉酸治療白血病，患者的細胞數量暴增，病情急遽加重。

法伯並未氣餒，只是將推理思路由內向外。如果葉酸使白血病惡化，也許使用葉酸抗結劑就會變好。他需要一個看起來像葉酸的分子，誘使人體認為它是真物，就像一種分子誘餌。

法伯非常幸運，藥物化學家耶拉帕格達．蘇巴勞（Yellapragada Subbarao）的正在紐約上州製藥，他正從無到有、東拼西湊地以化學方法合成葉酸。合成化學與科學一樣是一種藝術，合成化學家從既定的化合物開始，憑著經驗和直覺，在原始化合物中添加物質、重新排列、減去分子基團，直到獲得需要的產物。當蘇巴勞正往目標邁進時，他做出了葉酸中間體，這個化合物在結構上與葉酸相似，只是這裡那裡總有幾處有幾個原子不一樣。對於蘇巴勞而言，中間產物無論多少對他都是無意義的，只是達到目的的手段；但對於法伯而言，卻正是他要找的。其中一個中間體甲氨蝶呤的分子拓撲結構很像葉酸，像到細胞無法分出差異。儘管結構類似，但它的作用可不像葉酸。相反的，它倒像要拿來開門卻斷在鎖孔裡的鑰匙，把葉酸的生物進程堵住，停止作用，從而抑制DNA的複製。

但就像氮芥一樣，甲氨蝶呤也沒有特異性。也就是無論癌細胞與正常細胞，它都無差別地阻止它們分裂，只是由於癌細胞分裂頻率更高，所以甲氨蝶呤殺死它們的程度稍微高一點。同時，法伯的藥物也像氮芥，也只能短暫緩解症狀，但這樣就夠了，這樣的發現足以激發行動派慈善家瑪麗．拉斯克（Mary Lasker）的無窮能量。她以甲氨蝶呤為例，敦請美國國會啟動一項以發現更多化療藥物為宗旨的國家級醫療計畫。一九五五年，她如願以償。參議院撥款委員會提撥五百萬美元成立「癌症化學療法國家服務中心（Chemotherapy National Service Center，簡稱CCNSC），此計畫將「改變全世界癌症藥物開發的面貌，且無可避免地改變美國國家癌症研究所和國家衛生研究院。」前國家癌症研究所主任戴維塔如此表示。

隨後出現同類型的藥。一九五一年，傑出的化學家葛楚．伊利恩（Gertrude Elion）設計出一種分子，它看起來就像DNA四個鹼基分子中的一個。她遵循製作甲氨蝶呤的相同邏輯，但角度稍有不同，她想：如果有一個分子可以誘使細胞把它當成核苷酸，這就像對DNA複製過程架拐子搞破壞。伊利恩做出「6-巰基嘌呤」（6-mercaptopurine，簡稱6-MP），它就像氮芥和甲氨蝶呤一樣，能使癌症病患緩解，但也像其他藥物一樣，藥效僅在幾週內就測出停滯。即使個別藥物都有令人失望的地方，但也逐漸建起一座軍火庫。醫生理解到，每種化學藥物也許單打獨鬥效力都很弱，但它們與抗生素很像，如果合併給藥，化療的效力就會變強。但也有一點與抗生素不同，就是它們從不隱瞞自己是毒藥、藥性蠻橫、無差別殺死細胞的事實。所以若像抗生素的用法，把化療藥合併使用，治療效果或許會增強，但毒性也會增加兩倍或三倍，很有可能在病人好轉前就把人殺死了。

8 陰和陽

一往直前在患者身上合併使用新藥，這需要勇氣與謹慎的組合。一九五五年春天，國家癌症研究所出現了勇於冒險和謹慎周延的偶然碰撞。

美國腫瘤學家艾米爾·弗萊（Emil Frei）為人謹慎、語氣柔和，思考周密細膩；他的同行艾米爾·弗萊萊赫（Emil Freireich）為人大膽，熱情自信，處事直率張揚。一人是陰；一人為陽。在整個職業生涯中，弗萊會為病童做一些事，例如為孩子打扮成芝麻街的大鳥或星際大戰的黑武士。醫藥作家辛達塔·穆克吉（Siddhartha Mukherjee）描述了弗萊在兒童腫瘤科病房巡視的情形：「醫生很迷人，總是輕聲細語的，說話小心謹慎。看到他對應病重兒童和他們急躁緊張的父母，就像是看著游泳冠軍如行雲流水滑過水面，這已經不是技術了，而是已臻化境。」

弗萊的合作夥伴弗萊萊赫就是個大聲公，一個吵死人的電鋸，有人說他的脾氣像「火山」，暴躁如他已在職業生涯中遭開除七次。他出身困苦，起步艱難。一九二九年股市崩盤，他父親自殺，全家陷入赤貧。相對夥伴弗萊出身藝術世家，而弗萊萊赫則是這麼描述自己的童年：「我沒看過芭蕾舞，也沒看過舞台劇。除了從我母親買的小電視裡學東西外，我沒學過什麼值得說嘴的才藝。沒有文學，沒有藝術，沒有音樂，沒有舞蹈，什麼都沒有。只要有食物就行了。而且一路走來還沒有被殺死或揍扁，我可是很強的。」

儘管兩人個性南轅北轍，但在研究化療藥物的合併療法時，把兩人放在一起卻能截長補短，互為制衡。當弗萊萊赫大發脾氣或逼得太緊時，弗萊好言相勸請他收斂。周遭已經有很多人在質疑以毒物進行化療的概念，更不用說以多種毒物做組合治療。就算只用一種藥物，如果下得太猛，也會傷害患者生命。弗萊萊赫從「長春新鹼」（vincristine）的用藥過程扎扎實實地學到教訓。「我們治療的第一批孩童有十四名，在這一批孩子裡有一兩個真的就被治死了，他們的大腦完全像被煎過一樣。」大多數執業醫師宣稱將毒藥滴入患者靜脈是「不人道的」，因此，如果這一對夥伴要繼續進行，用藥一定要輕。但成效若要超過單一藥物帶來的像「打嗝」般的短暫反應，就不得不用組合力量以求突破界限。

一九五七年冬天，這對研究搭檔終於獲准可以在白血病童身上合併使用兩種藥物，獲准的藥是法伯的甲氨蝶呤和伊利恩的 6-MP，而且還要附帶研究另外兩種情形，就是只給患者其中一種藥物時的狀況。該研究的設計目的是：確定聯合使用化療藥物是否更有效，判定標準則是癌細胞減少的數量。結果，差異驚人。只給一種藥物，藥物反應率（即腫瘤縮小程度）在十五％至二十％之間；若合併給藥，藥物反應率要好得多。雖然上述兩藥的毒性極高，但靠著走在耐受性邊緣，可將藥物反應率提高到四十五％以上。進行到此，已知合併使用化療藥的確可改善病況；並從抗生素那裡學來組合拳攻擊側翼，以解決抗藥性問題。所有一切都只為前進鋪路，但道路並非沒有顛簸。

癌症化療的領域方興未艾，刺激醫生各入敵對陣營。一個陣營想往前推進，另一方陣營則認為代價太高。有人覺得就算患者面對的是將死絕症，但明明要走了還推他們入地獄折磨一段時日再放他們走，這在道德上是要受譴責的。要知道醫生的立場，只要看一眼國家癌症研究所的白血症病房就知道病人安置在哪個陣營了。腫瘤學家馬克斯．溫卓布（Max Wintrobe）表示：「這些藥弊大於利，因為它們只會延長痛苦，病人到最後還是死了。」而弗萊萊赫並不這樣認為，實際上他的看法正恰恰相反。「我想我還是會試的。為什麼不？他們不管如何都會死啊。」醫院的白血症病房裡總是有一群臉色慘白的孩子，像某種貧血的殭屍般，一個個吊在梁下卻不准他們踢木桶，求生不得，求死不能。以實驗為名進行的各種事，人們總認為只要貼上「殘忍」或「瘋狂」的標籤，就能一筆勾銷。另一群人則說，孩子能有什麼選擇，他們生了一種被判死刑的病。即便如此，是否有意將孩子推入化療地獄，還是要看個人。很多人或許不會這麼做，並且很快跳出來批判這麼做的人。

在一步步緩慢向前的過程中，隱然形成一套不成文的指導原則。科學家早在一九三〇年代就發現，白血病細胞只要有一個轉移就足以殺死小鼠，因此迴盪在耳邊的訊息是：要使患者擺脫癌症，就意謂著一個癌細胞都不能留。一劑化療藥並不能殺死特定數量的細胞，僅僅能消除去一小部分負擔，而單個細胞便足以重燃惡性腫瘤，這件事光是想著就讓人害怕。背後含義很明顯：若把化療時間拉得越長，越有可能把癌細胞殺得片甲不留，依此推論，患者治癒的可能性也就越大。所以樂觀主義者仍然認為，治癒白血病的目標至少在一小部分病童身上仍有機會實現。

到了一九六〇年代早期，弗萊萊赫的腦海裡開始醞釀一種創意十足的直覺。他想，如果合併使用的是不同機制的殺癌藥，藥物的毒性就不會增加而是分散掉。每個醫生都知道劑量決定毒性。如果把許多個二十五分硬幣堆在一張紙的同一點上，這張紙最後一定會破裂；但如果將這些硬幣放在不同位置又會如何？重量分散，紙張能承受的重量更大。

弗萊萊赫認為，合併用藥也是相同原則，毒性可能因此分散，他以此邏輯和弗萊取得共識。他們已經知道，合併用藥可以增強清除癌細胞的能力。經過數個月的激烈討論，最終形成一個大膽的用藥方案，合併四種藥物，包括：長春新鹼、甲氨蝶呤，6－巰基嘌呤和普賴松（prednisone），治療計畫簡稱為這四種藥的首字母VAMP。當他們在全國血癌研究會上提出這項計畫時，台下人人倒抽一口氣。多數人都不贊同這種方法，包括法伯，他認為一次只用一種藥物，再輪替使用就好了。目前根本弄不清楚這杯有毒的雞尾酒對於這些生病的孩子是否太重，是否幫不上忙反而殺死他們。

但弗萊萊赫的直覺有很多值得探究的地方，是弗萊運用外交手腕使其他人相信四藥療法值得一試。最後，他們終於得到綠燈通行證。

一九六一年實驗啟動，似乎那些說VAMP瘋狂的人反對有理。四藥組合摧毀了孩子的細胞數量，使他們虛弱不堪，命懸一線。弗萊和弗萊萊赫原本就預期一定有毀滅性的副作用。醫生充分了解這項實驗遊走死生的微妙性質，竭盡所能幫助孩子，即使步履維艱也要走至最後。倘若這些孩子開始死亡，這對所有參與其中的人都是巨大打擊。血小板一直輸，為了防止出血；新舊抗生素加起來一起給，只盼不要感染。三星期的煎熬過去，所有人、包括冒著極大風險首次批准實驗的國家癌症研究所都屏息以待。

即將抵達終點，塵埃落定，折磨煎熬得到回報。孩子飽受摧殘的骨髓慢慢恢復，又再次滴出穩定的血液細胞，情況不同了。嚴重扭曲的白血病細胞曾與正常細胞一起流動，如今它們明顯缺席。對於國家癌症研究所和弗萊二人組來說，這是一次重大的勝利。然而與病況緩解一樣受人關注的是，他們必須證明藥效持久。問題是這個用藥計畫是否根除了**所有的**白血病細胞，治癒了兒童疾病？或者仍有癌細胞在躲藏，只是在出來橫行前先拖一點時間？這一切只能留待時間證明。

9 MOPP

當一九六三年文森・戴維塔加入國家癌症研究所時，就很清楚他是屬於哪個陣營的。這位風度翩翩的紐約客小時候就經常被媽媽發現他蹲在楊克斯家門台階上解剖青蛙，如今竟發現自己「突然間周圍都是做癌症研究的瘋子」。弗萊和弗萊萊赫有一種哪邊困難哪邊去的無比熱情，這種氛圍「感染」了戴維塔，很快，這位心臟科專家就像被催眠似地吸引到爭議俱樂部去了。

當時，醫學領域還不存在腫瘤學。向來都是其他科別空降的，但只要踏入內部圈子，戴維塔就知道這是需要付出代價的。同事從圈外看著弗萊、弗萊萊赫和戴維塔等人，把他們貼上「瘋子邊緣」的標籤，他們總是面對著別人的側目、嘲笑甚或公開的敵意。其他醫生直接說他們用的藥是「毒藥」。許多人認為他們根本與創新、勇敢、大膽無關，而是不道德，沒人性、蠻幹殘忍。戴維塔說：「需要十足勇氣才能在一九六〇年代擔任執行化療的醫生。」在如此充滿懷疑和嘲弄的氣氛下，他知道證明結果有多重要，他們必須明確地拿出化療是利大於弊的證據。

受到VAMP實驗初步緩解病情的鼓舞，戴維塔開始證明新的合併藥物治療具有可行性。為此，他知道應該把目標放在另一種癌症，以確定合併藥物療法可以用在其他癌症上。他選擇了何杰金氏症，這是一種致命且形式罕見的淋巴瘤。何杰金氏症的發病傾向在年齡，好發於年輕人或五十五歲之後。癌的發展以可預測的模式出現，按照順序從一個淋巴結進行到下個淋巴結。若已經確定是局部病變，可以用放射線把它成功消滅，但若是全身性疾病則沒有其他治療選擇，也因如此，何杰金氏症成為化療實驗的理想選項。

戴維塔對照VAMP，選定一種近似的藥物計畫，一樣由四種藥物組成，包括：氮芥、安可平（Oncovin，長春新鹼的藥名），丙卡巴肼（procarbazine）和普賴松，也依照四種藥物的首字母稱作MOPP。這個混合物屬於極有爭議的新療法範疇。戴維塔回憶說，當他們在國家癌症研究所提出這個想法時，提案遭到「激烈」反對。如此又逼著弗萊介入調停，輕巧運作才化解了批評聲浪。

從一九六四年開始，陸續有何杰金氏症的重症患者加入戴維塔的新治療計畫。總共有四十三例患者接受了MOPP治療，患者分布從未成年的孩子到老人以及介於這兩者間的各個年齡層。就像VAMP一樣，MOPP也在勾畫癌症治療的未知國度，並探索副作用的界線何在。很多人認為和癌症直接對幹為時過早，應該先了解疾病，然後再採取合理的療法。但戴維塔的做法相反，他認為只要遵循錯了再改的原則，就算土法也可以煉成鋼，治療可以先於了解。他不會坐等落後的基礎科學追上來。

不出所料，MOPP讓患者陷入一陣噁心虛弱，來得猛烈又不可預測。他們的免疫系統遭到破壞，讓他們暴露在大批病原體中，從罕見、外來到常見病原，應有盡有。就算盡一切努力防止患者被感染，微生物還是會進入人體無法防禦的地方，使他們患上肺炎和其他疾病。除了脫髮與嘔吐等常見的副作用外，還出現了意想不到的狀況，男女皆不育。但是就像VAMP一樣，一旦容忍度和道德界限擴展到臨界點，只能靠捷報掩蓋醜陋。腫大的結點消失了，患者慢慢康復，頭髮重新生長，吃得下東西，身體逐漸恢復健康。

化學療法是一種新型療法，其設計目的就是要把人體撕裂再讓它癒合。無論那些扭曲的癌細胞來自何處，只希望它們在過程中消滅而不再復返。有點像為了除掉老鼠所以把房子燒了，但最後還是希望房子可以重建。無論何種隱性原因引發了何杰金氏淋巴瘤都沒有關係，因為就在此刻，癌症消失了。

一九六三年秋天，也就是最後一個孩子接受VAMP治療的幾年後，癌症病房走廊已形成的謹慎樂觀心態，遭到毀滅性的挫折。事實證明，VAMP實驗得到的顯著緩解並不如預期的那樣持久。弗萊二人組治療的孩子一個又一個地回到醫院，還帶上一堆神經系統症狀。有個孩子癲癇發作，一個孩子有奇怪的刺痛感，另一個孩子持續性頭痛。醫師們耽溺的樂觀被一股沉寂取代。弗萊萊赫懷疑這些症狀不會消失，所以從脊髓抽取腦脊液進行分析。他們的發現粉碎了任何殘存的希望。渾濁液體藏著罪魁禍首：白血病細胞。VAMP 清除了有白血病的骨髓和淋巴結，但癌細胞已跑到受保護的神經系統大使館避難。癌到了一個追不到的地方，它所做的只是讓幾個細胞擠過「血腦屏障」，穿過了保護大腦避免環境毒害的這層細胞封膜，到了腦。藏起來的癌細胞遵循殖民主義，開始新一輪生長，孩子的視力模糊、頭痛和怪異的刺痛就像是證據般，一一呈現在弗萊二人眼前。隨著癌持續長大，孩子們陷入昏迷，隨後迅速死亡。

弗萊二人無助地看著這些他們傾注一生之力救助的孩子，在情感上，這些孩子的人生就是自己的人生。癌居然在他們的大腦增生，在安全港裡炸開。孩子死了，他們的死亡也糾纏兩人至死。只不過短短數月，這些醫生的滿腔熱忱就徹底退燒了。期望過高的計畫帶來的毀滅也讓一切難以承受。懷疑者公開質疑他們為什麼要把孩子送入如此地獄的聲音，如今如錐心刺骨般痛。一九六三年冬天，弗萊離開國家癌症研究所，弗萊萊赫緊隨其後。

此時距離瓦穆斯和畢夏普抓到線索的年代還有十多年，到那時，瓦穆斯與畢夏普對分子細部如何轉成癌性細胞的描述，將會替療法設計提供藍圖。但在那一天到來前，唯一一條前進之路是跟著弗萊、弗萊萊赫、戴維塔開出的路走。即使醫生對癌細胞性質所知不多，他們也只能從戰場上學。

弗萊二人出局遠避，遺留戰場由新兵接管。一如以往，這個位子需要一個特立獨行且不畏人言的人。當 VAMP 計畫停擺，海軍醫生唐納德·平克爾（Donald

Pinkel）出現在美國國家衛生研究院，他撿起碎片，重新整理，然後再次嘗試。

10 全面開戰，全面治療

平克爾於一九二六年出生於紐約水牛城，爸爸是德裔美國人，媽媽是愛爾蘭裔加拿大人，在七個孩子中排行老五。他說：「我爸媽都是由貧窮寡婦養大的，早早輟學，嘗過人生艱辛。」一九五一年從水牛城大學醫學院畢業後，他也覺得自己的艱苦人生應該是到了盡頭。他感染了俗稱小兒痲痺的脊髓灰質炎，那是一九五四年，他在痲州德文斯堡美國陸軍醫院照顧小兒痲痺病童時感染的。

我以為我早就免疫了。一九五〇年代，我們水牛城發生大流行，我照顧了數百名小兒痲痺病童。但是在德文斯堡，我勞累過度，還經常與患病的兒童在一起，我是醫院裡唯一的兒科醫生。結果我的狀況比患者更糟糕。在德文斯堡住院期間，我的呼吸功能下降到只剩一點。記得一天入睡時，我想：「好吧，就這樣吧，我不會再醒來了。」

平克爾向疾病反擊，想到好久以前他的高中足球教練告訴他的話：「永遠不要臨陣脫逃，你逃得越遠，反擊越難。」他最後終於康復，但已不良於行。一九六二年，他到孟菲斯成立聖裘德兒童研究醫院，將工作重心轉向急性淋巴細胞白血病（acute lymphoblastic leukemia，簡稱ALL）。

他再次燃起鬥志，面對疾病，開始規畫新的治療方案，他想發動一場以怒火燎原之勢向白血病全面攻擊的治療方案，這是以前的人連做夢都不敢想的。因為VAMP療法的教訓，讓他知道癌細胞藏在哪裡，它們就躲在脆弱的血腦屏障外的腦脊髓液中。

這次他要把藥物直接注入安全港，消除VAMP失敗的原因。甚至為了斬草除根，斷絕單個癌細胞僥倖逃生的可能，他也向大腦照射放射線，算是買個保險。他認為僅使用VAMP可能力道太弱了，因此提出組合藥的合併組合，林林總總加起來多達八種不同藥物，從各種可能途徑攻擊癌症。為了進一步杜絕單個癌細胞捲土重來，他將治療時間從幾個月延長到幾年。他把這個方法稱為「全面治療」，反映其一個癌細胞都不留活口的意圖。平克爾的激進方法提出的時機剛好，由於戴維塔在MOPP實驗取得成功，因此當時環境對化療的態度更為寬容。但即使在更寬容的環境，平克爾的全面治療也讓人退避三舍。他說：「大家都以為我們瘋了。」

他開始召募參加實驗的醫生，但大多數醫生看過這麼極端的治療方案後紛紛打退堂鼓，只剩下幾個願意分享熱忱的醫生。雖然這個還在紙上作業的方案程序繁長詳盡，全面療法的邏輯卻很簡單。既然對疾病的認識不夠清楚，手上也只有一些武器可用，如果不能一擊成功，那麼加倍努力是唯一的選擇。

核對過存活數據後，平克爾和戴維塔從殺人惡魔變成救人英雄。參加平克爾計畫的孩子約有八十%可治癒；戴維塔計畫的淋巴瘤患者也有六十%可治癒。大膽使用藥物而達到癌症治癒率的消息登上新聞，大家都在恭賀，舉辦派對、頒獎，讓人感到癌症治療的新時代已經誕生。戴維塔寫道：「到一九六〇年代末期，化療計畫中的缺失環節已經補上了，現在很明顯，抗癌藥物可以治癒癌症。」

隨著電視、報紙和雜誌都在慶祝目標達成，年輕的醫生有了前例可學。過於謹慎可能會阻礙醫學的真正進步，畢竟只是一線之隔，但即使面對反對，只要勇敢地突破界限，最終一定有收穫。曾有一課：「下藥太猛」會在殺死癌症前殺死病人，但未來幾年，新一代在構思療法對付更難處理的癌症時，這個邏輯應該就不用學了。

11 那個狗娘養的

時間是一九七一年，還有兩天就要過聖誕節，美國總統尼克森（Richard Nixon）在國會演講中宣布啟動抗癌戰爭。他的表情、語調和聲明內容無可否認帶著傲慢。美國崛起了，以驚人的速度自英國政治哲學家湯瑪斯．霍布斯（Thomas Hobbes）說的無助狀態竄升到足以對抗自然力量；我們無所不能。兩年前，我們把人送上月球。我們用新藥和衛生習慣向傳染病還擊。一旦我們了解病原體的致病機制，治療和預防措施就會迅速跟上。

化療合併藥物的成功醞釀一種共同情緒，如果美國人全心全意要做一件事，沒有什麼挑戰是不能克服的。人們大都相信，只要再過幾年就能發現癌症普遍療法，僅僅是正確藥物組合和劑量的問題。尼克森的《國家癌症法》運來了小金庫，美國國家衛生研究院竭盡全力使出十八般武藝。因為當時的標靶療法仍處起步階段，這也意謂著以毒物、濫殺和暴烈的正面交鋒仍將持續進行。MOPP、VAMP和平克爾的全面療法奠定了化療邏輯的基礎：使用組合藥物、提高劑量，一擊要狠、再擊更狠。描述癌症治療的業界俏皮話「刀刮、火燒」（指外科手術和放射線治療），現在有了第三個組成，變成「刀刮、火燒和投毒」。

國家癌症研究所變成一家化工廠，它的「發展治療計畫」（Developmental Therapeutics Program, DTP）預算膨脹到六千八百萬美元，並轉型為藥物篩查的守門神，每年要翻看三百萬隻老鼠，篩查四萬種藥物。一旦證明藥物可作為處方藥，立刻有利潤進帳，這樣的程序使癌症藥物完全可以獨立出來自成產業。儘管發展迅速，但癌症藥物開發仍受限於最基本的邏輯指導：先找到抑制細胞分裂的物質，再從計畫中挑選其他會濫殺細胞的毒藥。順鉑（Cisplatin）就是計畫中最令人興奮的藥，它與它的表親氮芥具有相同的運作機制，會把DNA上鎖銬在一起，以致無法複製。它還有另一點也與表親一樣，它的發現也出於偶然，它被注意到是因為它能抑制懸浮液中細菌的生長。

臨床實驗在整個七〇年代持續進行，但有了更多資源，而且由於MOPP和全面治療的成功，實驗在眾人喝采聲中進行。單項臨床實驗的預算從一九七二年的九百萬美元暴增到一九八〇年的一億一千九百萬美元，大規模、多機構的測試認真開展。之前的成功及納稅人的支持為癌症病房注入了樂觀的氣氛，「我們是否相信我們有了這些藥就可治癒癌症了呢？我們當然相信。」戴維塔的同事、腫瘤學家喬治．卡涅羅斯（George Canellos）說：「我們談到治癒癌症，就像這件事馬上要實現了。」

新患者源源不絕為藥物實驗提供永遠新鮮的名冊，有新藥實驗、現存藥物合併使用實驗、舊藥與新藥合併使用實驗。醫生折磨病人，將他們送至死亡邊緣，再帶他們回來，然後再轟炸他們一次。努力照顧每位病患直到終點——包括拍頭、擦眉，斟酌使患者更加舒適的每一細節——這些都可能是國家癌症研究所消弭自造罪孽的一種嘗試，事實是：實驗已成為大規模的不斷試錯。

在此背景下，癌症研究的基礎科學步履維艱緩步向前，其他人也不禁對這顯然是濫殺的實驗發表評論。詹姆斯．華生反對臨床癌症中心，他認為，這些資金應該用於「純癌症研究」，也就是以揭露癌症本質為目的的基礎科學和探索。但沒有人聽，國家癌症研究所繼續採用地毯式轟炸而不是導彈攻擊的治癌策略。華生公開反對的獎勵就是僅在兩年後就被諮詢委員會除名。他從旁觀者的角度看，這就是舉著研究的旗號名正言順地把含毒的雞尾酒注入病人靜脈。一九七七年也許是膽大妄為的頂峰，華生談到癌症研究一路走來的歷程，「我們把開場第一幕的氣氛就用毒藥給搞砸了，以致任何有分寸的人都不想把這齣戲看到最後。」

順鉑變得如此流行，以致成為癌症的「青黴素（盤尼西林）」。隨著黃色毒素注入，出現從未見過的嚴重噁心——平均而言，施打順鉑的患者在清醒後的每個小時都會嘔吐一次。五顏六色的化療藥物流入患者體內，副作用一連串，沒有一個器官不受損，沒有一個細胞不受傷。腎臟衰竭、心臟受損，肺和皮膚不是疤痕就是燒傷；聽力喪失、敗血性休克、免疫系統損毀；很多患者甚至死於實驗。具有醫師與作家雙重身分的艾瑞克・托普（Eric Topol）是這樣說的：「化學療法就像中世紀的武器，是一種鈍器。當我們回顧這一切，這會像我們活在黑暗時代的作為。」

國家癌症研究所的主任鼓勵醫生將化療的治療範圍擴張到「固態」（solid）癌，也就是惡性實體腫瘤，它占所有癌症死亡的九十五％。因為目標轉變，帶來一些初步的成功，比如勞倫斯・伊恩霍（Lawrence Einhorn）醫師合併萊黴素（bleomycin）、長春新鹼和順鉑三藥（簡稱BVP）治療睪丸癌。有了新的治療組合，伊恩霍將睪丸癌的治癒率從十％提高到八十五％，這是一項巨大的成就。然而最後證明睪丸癌是所有癌症裡面最弱的。醫生又把藥方應用到其他實體癌，則被證明無效。即使他們嘗試了不同的藥物組合，又增加了劑量，最多也只能將癌症逆轉幾週或幾個月。他們似乎把藥物都用盡了。

化療的第一幕已近尾聲。藥物做了它該做的事——只要想到它們的發現大部分是巧合或只是經過簡單篩檢、再依循最基本的原則製作，就知道這已值得慶幸。毫無疑問，有一天，未來的醫師會把細胞毒性化療法視為醫學史上極為原始的一幕，類似我們今日對中世紀醫學的看法。目前，毒性化療與癌症有著千絲萬縷的關係，形塑我們對這種疾病的看法。化療的毒性本質將恢復健康的框架設定為鬥爭或大戰，患有癌症的人正在與疾病「交戰」。正如史丹佛大學醫學院傳授醫學理論與實踐的教授亞伯拉罕・維格斯（Abraham Verghese）所說的：

在美國，我們一直把與癌症「作戰」視為信念。我們用刀砍它、用化療毒它、用放射線炸它。如果我們幸運的話，我們可以「戰勝」癌症。如若不然，我們會因為「長期抗戰慘烈而亡」而受到追悼。

國家衛生研究院的臨床任務一直持續到一九八〇年代才遇到絆腳石。統計學家做了一些被認為很過分的事：他們仔細觀察這些數字。數字不會有意識形態，人們可能在許多議題上意見分歧，但數字不會說謊。不管喜歡與否，原始數據是怎樣**就是怎樣**。但是這次的狀況不是這樣。結合這麼多的專業、投資這麼多的金錢、賦予這麼高的熱情，全力投入國家癌症研究所的癌症藥物發展計畫，而總體統計數據竟成為激烈爭論的焦點。抗癌鬥爭十多年，也該是客觀評估結果的時候了。

生物統計學家在一九八六年發表他們的研究發現時，立即被妖魔化了。《新英格蘭醫學雜誌》（*The New England Journal of Medicine*）有篇文章記錄戴維塔談論「癌症進展？」時說：「此事應受譴責。」但這些數據分析並非出自什麼來路不明的小道消息，它是耶魯大學畢業的醫生約翰．拜勒（**John Bailer**）分析的，他在拿了生物統計學博士後，進入國家衛生研究院工作——他也是研究團隊裡的人啊。拜勒和他的工作小組並沒有做任何值得被妖魔化的事，他們只是數數字善盡職責而已。仔細看看數字，就可以找到端倪。

堂皇的說法是：在治療兒童白血病、何杰金氏淋巴瘤、睪丸癌、勃氏淋巴瘤（Burkitt lymphoma）和其他一些罕見癌症方面，此計畫頗有進展，現已挽救了三千人的生命。加上輔助化療和施作預防措施如子宮頸抹片和乳房 X 光檢查等，每年挽救的生命總數達到四萬多人。在一九八五年，約有一百萬人被診斷出患有癌症。從數學上揭示的是，自「抗癌戰爭」開打以來，所有投入總共只挽救了四%癌症病人的生命。當然，對於這四%的人來說，戰爭無可置疑地成功了，救回任何一條生命都是無可減損其利益的。

然後拜勒進一步挖掘，他專注在一個數字上，一個唯一重要的數字：原始死亡率，也就是純粹的屍體數。原始死亡率從本質上消除了所有偏見，只說真實故事，而且是從各種角度來說。他計算留在「戰場」上的屍體，不管是新病例（也就是反映我們因生活方式而「致癌」的各種病例）到**所有**受醫療干預而挽救的人數，凡屬抗癌戰爭中的任何層面，他都算進來。

簡言之，他的分析如下：自一九五〇年以來，癌症死亡人數**增加了九%**。但我們的生活方式改變了，我們帶給環境致癌性物質，這些影響讓我們在抗癌戰爭上花的努力全部白費（主要原因可能是一九五〇年代吸菸率的上升）。看著真正重要的評量標準，我們正輸掉這場戰爭，或至少我們徹頭徹尾弄錯了該關注的焦點——預防顯然比拚命找治癒療法更重要。

人怎麼能和數學吵架?許多投資化療的關鍵人物只能對拜勒人身攻擊。美國臨床腫瘤學會(American Society of Clinical Oncology,簡稱ASCO)的主席將拜勒稱為「我們時代的偉大反對者」。但根據拜勒自己所說,其他人只叫他「那個狗娘養的」。

存活率則顯示另一個讓人驚訝之處。患病兒童注射大量毒物除了使人衰弱的副作用外,還得付出額外代價。幾十年後,《新英格蘭醫學雜誌》發表了後續的數據追蹤:

何杰金氏病的孩子在成功治癒後,除了心臟病和中風的風險明顯增加外,得到繼發性惡性腫瘤的可能性比他人高十八倍。女孩到四十歲時,有三十五%的機會得到乳腺癌,這是平均數字的七十五倍。成功治療結束後的四年中,這些孩子得到白血病的風險也明顯著增加,然後在十四年後達到了平穩期;但是發展為實體惡性瘤的風險仍然很高,到三十年時得惡性腫瘤的比例接近三十%。

以少量的全身性毒藥對抗癌症,這種輕率戰法在一九六〇到一九七〇年代十分知名,但情況即將改變。隨著瓦穆斯和畢夏普在一九七六年確定癌症起源,科學家有了路線圖。他們可以擺脫過去無差別濫殺的毒藥,開始更合理地治療癌症。致癌基因的致癌蛋白產物對細胞而言是外來的,它們在正常細胞和癌細胞之間有功能差異;最重要的是,它們是靶標。「一次又一次地,對原致癌基因的幾個不同研究路線已經匯聚在同一個接線盒上，我們可以看到大多數電路。細胞不是無比複雜，細胞可以被了解。」畢夏普在一九八九年諾貝爾獎的得獎感言中如此表示。有了了解，我們就可以設計出既可無毒地殺死癌細胞、同時也能保留健康細胞的標靶療法。「針對致癌基因的產物，藥物化學家或許已經能夠發明阻止它們運作的方法了。」畢夏普樂觀地說。

一九八三年，極受尊敬的癌症科學家，在麻省理工學院任教的羅伯特．溫伯格（Robert Weinberg）表示：「致癌過程的主要細節應該在十年間就可確定。」大多數人都認為，承諾我們的標靶藥物將很快兌現。在一九九〇年代初期，戴維塔表示：「事實上，化學療法已過渡到標靶療法的時代了。」

Chapter 3

Breakthroughs and Disappointments

突破與失望

12 進入歷史垃圾桶

當瓦爾堡於一九七〇年去世時，他的癌症起源理論幾乎遭人遺忘。如果還有任何餘燼，那就是在一九七六年大家都認為它已滅絕時，被當時世界知名的美國癌症科學家席尼．懷恩豪斯（Sidney Weinhouse）拿出來寫了一篇論文，題為〈五十年後的瓦爾堡假說〉。在這篇文章中，他系統性地推翻瓦爾堡的主張：癌症起動於細胞呼吸能力受損。懷恩豪斯寫道：「儘管半個世紀以來人們遵循瓦爾堡的提議，付出極大努力尋找粒線體的功能改變或結構改變，希望可依照所說給瓦爾堡假設提供些許支持，但至今尚未發現大量證據。」這是用知識當面打臉——年輕後輩毫不客氣地推翻老前輩，把他過時的想法丟進歷史的垃圾桶。「把癌症起源或癌細胞得以存活的觀念全都歸咎於『錯誤』的呼吸和糖酵解（glycolysis，或稱「糖解反應」，意指分解葡萄糖）作用太高，這似乎太簡化了，考慮欠周。」懷恩豪斯繼續說道。

儘管瓦爾堡癌症起源理論源自科學黃金時代某個頂尖科學組織的某位指標性人物，然而此番理論已經遭拋棄掩埋，被懷恩豪斯在棺材上釘下最後一枚釘子。同年，瓦穆斯與畢夏普確定DNA突變為癌症唯一且無可爭辯的起源。瓦爾堡的理論被歸入

「證明為非」的理論之列，那些錯誤想法從知識之樹發芽，長成旁枝末節，最後乾枯掉落。

懷恩豪斯發表嚴厲評論後又五年，到了一九八一年，瓦爾堡生前的學生與朋友，諾貝爾獎得主，德國生化學家漢斯・克雷布斯（Hans Krebs）替瓦爾堡寫了一本傳記，名為《奧托・瓦爾堡：細胞生理學家、生化學家與科學邊緣人》（*Otto Warburg: Cell Physiologist, Biochemist, and Eccentric*），如此，瓦爾堡的偉大遺產就不會被遺忘。甚至對於克雷布斯來說，癌症研究似乎是瓦爾堡畢生事業的唯一敗筆。克雷布斯側錄了瓦爾堡去世四年前在林道會議演講的狀況：

他仍然表現出清晰、有邏輯和強勢的風格，但是在大多數專家眼中，他的判斷是有缺失的。他以偏概全的邏輯謬誤源於過度簡化。以糖酵解取代部分有氧呼吸只是區別癌細胞與正常細胞的眾多特徵之一，瓦爾堡忽略了癌症的基本生化特徵，也就是：負責正常細胞調控生長的機制，在癌細胞中喪失了或被擾亂了。毫無疑問，瓦爾堡發現的能量代謝不同很重要，但就算再重要，也僅涉及細胞生化組織的層面，深度不足以觸及癌症問題的核心，也就是失控增生。瓦爾堡所謂的「癌症的首要原因」可能只是首要原因的表現症狀，而非首要原因本身。目前認為癌症的主要起因是：基因表現的控制層面出了問題，儘管了解一些主要原則，但其細節尚不清楚。

13 星星之火

當所有目光都聚焦在DNA，沒有人注意到瓦爾堡理論有死灰復燃的跡象，有人養著它，有條有理地替它煽風添火找到一線生機。

瓦爾堡發現了癌細胞中的根本變異，但他僅能粗略描述：癌細胞在有氧狀況下依然以葡萄糖發酵生產能量。但他並沒有找到癌細胞**為何如此**或**何以至此**。當瓦穆斯與畢夏普於一九七六年發現病毒致癌基因的細胞啟動機制後，就把瓦爾堡理論徹底否決了。毫不誇張地說，當時除了約翰．霍普金斯大學的生物化學教授彼得．佩德森（Peter Pedersen）之外，沒有人認為新陳代謝是癌症問題的「核心」。幾十年過去，佩德森在沒有人關注的情況下做的研究，成為未來科學家可踩上攀高的梯架，而且很明顯，要解開基因學還無法解決的謎團，其所欠缺的線索竟掌握在癌症的新陳代謝中。

佩德森生於一九三九年，身高堂堂超過一八〇，手長腳長，眼神堅定，握起手來結實有力，說起話來卻語調平和，讓人想起西部片的老牌演員。他與東岸知識份子的刻板印象完全不搭，或者該說，關於佩德森的一切都不符合刻板印象。

佩德森的父親是丹麥移民之子，一九三〇年代末從威斯康辛州搬到奧克拉荷馬

4｜編按：1930-1936 年間發生在北美的一連串沙塵暴侵襲事件。因乾旱和農業擴張而破壞了北美原始天然草場，加上未有防止水土流失的措施，風暴來臨時捲起沙塵，影響美國和加拿大草原生態和農業甚鉅。

州，原因是土地便宜機會多。但到了那裡後，他才發現為什麼土地這麼便宜，美國「黑色風暴」（Dust Bowl）時代[4]來臨，奧克拉荷馬在沙塵暴中心，土地正在被吹走。而佩德森的母親出身切羅基原住民，同一時期從阿肯色州搬到奧克拉荷馬州當祕書。兩人因此相識結婚，育有三男一女。這個家庭是美國獨有的混合產物，是外來移民與原住民的融合。佩德森稱自己的血統來自《憤怒的葡萄》（*The Grapes of Wrath*）[5]切羅基的「眼淚之路」（Trail of Tears）[6]。在他年紀還小時，一家人又搬到奧克拉荷馬土爾薩市近郊一個叫卡托薩的小鎮。他的父親努力求職，終於找到一個旅行推銷員的工作。後來第二次世界大戰爆發，父親定下來在土爾薩的道格拉斯飛機廠做事，但為了增加家庭收入，自家種了一片草莓園，佩德森年輕時總是待在果園裡。

佩德森從小就記得，母親真正愛的是化學。在搬到奧克拉荷馬之前，她曾在阿肯色州修過大學的化學課程。「但在那些日子，身為女人，她找不到其他事做。」她看著哥哥里奧．辛從阿肯色大學獲得化學學位，最終成為華盛頓特區海軍生化研究部門的主管。佩德森記得母親經常談起她哥哥和化學。當佩德森家的孩子進入當地給原住民念的小型高中時，學校沒有化學課程。但「我媽媽決心將化學帶入學校。」佩德森回憶。母親向學校董事會訴願成功，但學校開了課卻沒有人教。「所以我和我哥哥還有數學老師讀了一本化學課本，買了一些化學藥品，開始大玩特玩，製作可以塞爆整個學校的化合物。」

5｜編按：美國作家約翰．史坦貝克（John Steinbeck）於 1939 年出版，以經濟大蕭條為背景的長篇紀實小說，描述主角約德一家因為乾旱、經濟危機、農業變革而一貧如洗，尋找著工作、土地、尊嚴和未來。

佩德森唯一念得起的大學是一所位於土爾薩的小型天主教學校。在那裡，佩德森和哥哥認識一位和他們一樣熱愛化學的修女，彼此分享所得，也因此激發他們下課後更努力學習。兩人很快意識到，如果要在化學領域有所成就，他們一定得上更大的大學。佩德森說：「無論如何，我們都要去土爾薩大學念書，所以下課後或是週末我們都在各個 Safeway 連鎖超市打工賺錢籌學費。」佩德森和他的哥哥都在土爾薩大學拿到化學學位。然後追隨母親和伯父的腳步，兩人去阿肯色大學繼續深造，佩德森在那裡拿到生物化學博士學位，而他的哥哥李則拿到理論化學博士學位。

多年過去佩德森對癌症越來越感興趣，他知道他一定會在某個關鍵時刻進入癌症研究領域。他說：「我知道這是一個大議題，我認識的許多人都死於癌症，我想知道自己能不能對癌的認識或治療有所貢獻。」一九六四年，他來到巴爾的摩，進入約翰·霍普金斯大學醫學院作博士後研究。這個農場出身的孩子，讀的是迷你高中，畢業那年全校畢業生僅二十三人，但現在這個孩子到了約翰·霍普金斯。佩德森嚇到了，但他發現他有優勢。他說：「當你來到霍普金斯這樣的地方，和你競爭的全是高材生，但我知道我比他們更厲害，不是因為我比較聰明，而是因為我比他們所有人都更勤快。」

佩德森的時機非常完美。來到約翰·霍普金斯大學，在著名的生化學家亞伯特·萊寧傑（Albert Lehninger）手下工作。萊寧傑是能量代謝領域的巨頭。一九四八年，他和他的學生尤金·甘迺迪（Eugene Kennedy）共同發現粒線體是細胞產生能量的場

6｜譯註：美國建國初期迫使印第安五族從家鄉遷往密西西比河西岸領地，遷徙時間從一八三〇到一八五〇年，一路死傷無數，其中切羅基族死亡最慘，全族死了一半，稱此遷徙為「淚流不停之路」。

所，激發細胞能量學爆炸性的增長。「萊寧傑是很棒的導師，」佩德森說：「他經常談到瓦爾堡，他和瓦爾堡私底下也認識。」能與這位德高望重的生化學前輩結下緣分，並透過他與瓦爾堡的研究產生聯繫，為這位有志於癌症研究的年輕生化學家塑造了最好的研究氛圍。佩德森說：「這就像指揮棒從瓦爾堡，經過萊寧傑，再交到我手上。」

但是生化學家的偉大年代已結束，特別是研究癌症的生化學家。如果佩德森想要繼續這條路線，勢必將獨自前行。萊寧傑於一九八六年去世後，佩德森成為瓦爾堡最後的傳承，是少數還抱持著瓦爾堡的觀念，認為癌症答案在新陳代謝的人。

周遭盡是全美最負盛名的教授和學生，他們全都認為癌症代謝理論是歷史遺跡，幾乎已經無關緊要，而佩德森是不合時宜的聖人遺骨，他的實驗室如同孤島。勤快的奧克拉荷馬人堅持他的科學傳承，繼續前輩的願景，然而：

想到能量代謝問題對癌症如此重要，但在這條路上我卻幾乎孤身獨行。我甚至記得一位同事，一位DNA專家，把萊寧傑收藏的「瓦爾堡燒瓶」（Warburg Flasks）[7]扔進了垃圾箱，就像它們是遠古時代癌症研究留下的破爛貨。對我這位同事來說幸運的是，還好萊寧傑已經不是部門主任了，對我來說幸運的是，我救回了很多這樣的燒瓶，我很高興我把它們救了回來。

7｜譯註：瓦爾堡發明的細胞呼吸壓力測定器，是燒瓶連接分岔管與壓力計的裝置，可藉由二氧化碳的吸收量測定細胞發酵速率。

佩德森頑強撐下去。他的堅持不懈讓一系列重要發現得以出現，這些發現最終融合成更大的圖像，而這幅圖早已由瓦爾堡畫上第一筆。瓦爾堡曾將癌症起源定位在「呼吸損傷」上，但他缺乏實驗技術，沒有辦法更進一步仔細研究癌細胞的粒線體，也就是他稱為**「葉綠體」（grana）**的結構。但佩德森經過導師萊寧傑的指導及最新科技的幫助，佩德森能夠直接觀察癌細胞的粒線體，並開始確定問題是否出在瓦爾堡所想的功能失調上。

剛到約翰．霍普金斯作研究時，佩德森讀到某位研究人員培養出一種老鼠，癌性腫瘤若放在這種老鼠身上會以不同速率生長，這引起他的注意。「有些癌長很快，幾週內就會殺死大鼠；有些癌則長得非常慢，幾乎需要一年時間才會把大鼠殺死；還有一些在兩者中間。」佩德森說。腫瘤生長速率不同引出一個重要問題。是怎樣的新陳代謝差異，讓某些癌長得慢，有些癌長得快？這種大鼠是國家癌症研究所的哈洛德．莫里斯（Harold Morris）培養出來的，那裡距離約翰．霍普金斯只有短程車距。佩德森和技術員喬安．胡立亨（Joanne Hullihen）驅車前往與莫里斯和他的老鼠會面。「他人真好，給了我們很多老鼠做實驗。」佩德森和胡立亨滿載一車老鼠開回約翰．霍普金斯。

佩德森回到實驗室後，就開始調查老鼠腫瘤的生化現象，發現強有力的相關性。最關鍵的是：**腫瘤生長越快，侵襲性就越強，粒線體總數越少，發酵葡萄糖就越多。**

他認為這種違反直覺的事實顯示出癌細胞性質的某些基本狀態，他知道這種關聯不可能憑空出現，**一定**具有某種重要意義。「那時我開始重新回頭檢視瓦爾堡的所有資料。」

他開始收集能顯示癌細胞呼吸能力受傷的證據。只需要比較癌細胞與正常細胞的粒線體數目，就有了直接證據，因為單憑這些數字便足以說明癌細胞的呼吸能力的確下降了。每個實驗他都做同樣的計算：與正常細胞相比，「瓦爾堡效應」表現最強的腫瘤細胞永遠是長得最快的，而癌細胞裡的粒線體僅剩五十%。這是對瓦爾堡假說的定量解釋，癌的起源在於呼吸不足。現在有了事實證明，不再是猜測。

佩德森接著更深入探討。他觀察長得最快的癌細胞，發現它的粒線體充斥各種各樣的結構異常。它們更小、比較脆弱，形狀有像杯子狀的也有像啞鈴的，缺少重要的內膜，而且蛋白質和脂質的含量差異性極大。再強調一次，在生物學中，結構等於功能。佩德森證據確鑿地呈現癌細胞粒線體的變異，凡是他所檢查之處，那裡的粒線體都發生結構性的改變。

到了一九七八年，佩德森已收集到大量證據，在在呈現粒線體缺損的程度會進而影響癌細胞的呼吸能力。他正在復活被丟棄的瓦爾堡理論，但那時距離瓦穆斯及畢夏普新理論問世才兩年，癌症研究者都被他們送去找致癌基因了，似乎沒人在乎老掉牙的瓦爾堡理論，但佩德森從未質疑自己。「我知道我是對的；數據不會說謊。」然而，大家這麼不感興趣，他也不禁感到困惑。

一九七八年，佩德森決定是時候將他的發現公布於世了。他以大篇論文說明癌細胞新陳代謝的缺陷，文章一開頭他提出以下問題：

儘管粒線體在大多數動物細胞中占細胞質體積的十五%到五十%，比細胞中的其他胞器參與更多的代謝功能，但很公允地說，過去十年不管是癌症研究也好，對癌症研究的資金投入也好，都已偏離粒線體研究。或許，這讓剛接觸癌症生物學和生化學的學生不禁會問：「為什麼？」

粒線體結構扭曲且數量明顯減少，正如懷恩豪斯說的，癌細胞似乎不能僅靠呼吸作用就產生足夠能量維持生存。為了補償粒線體的缺損，癌細胞必須以發酵產生能量，確定了原因後，佩德森著手研究癌細胞怎麼會逐步走向發酵。粒線體缺損是造成瓦爾堡效應的**原因**，佩德森接著想揭露的是「**何以至此**」。

時間來到一九七七年，瓦爾堡逝世後的第七年，佩德森和一位從南美來的研究生布斯塔曼特（Ernesto Bustamante）取得重大發現。他們發現細胞中某單個分子變異是瓦爾堡檢測出發酵增加的原因。他們的論文題目是：「培養中的大鼠肝癌細胞的高氧糖酵解：粒線體己糖激酶的角色」，平淡無趣的標題掩蓋了內容的重要意涵。「這是一個重要發現。」佩德森秉持一貫的低調如此說。但正是這個發現告訴我們為什麼控制發酵的「油門踏板」會卡在癌細胞的地板上。也許更重要的是，它揭示了幾乎所有癌都有的潛在關鍵治療靶標。

某些共同主題會普遍存在於所有生命形式中，就像所有生命形式都用DNA作為指導密碼的藍圖；生命用單一分子「三磷酸腺苷」（adenosine triphosphate，簡稱ATP）作為代謝能量的通用載體。ATP是細胞能量的流通貨幣，就像經濟體內部的交易以錢當作通用媒介一樣。ATP攜帶的能量都儲存在每一個高能磷酸鍵上，磷酸鍵就掛在分子尾端三個磷酸鹽的中間。單鍵裂解，能量釋放，這些釋放出的能量會被捕獲，然後再重新導入能量，從而促進運動和無數看不見的化學反應，這些都需要細胞不斷參與。（當你的眼睛順這句話移動，就是ATP的作用，它讓一根肌肉纖維拉動下一根肌肉纖維，持續地拉，就像一個人拉著一根繩子，眼睛就能從一個字移動到另一個字。）

細胞以兩種途徑產生ATP：第一種「發酵」（即「糖酵解」）；第二種「有氧呼吸」（利用氧氣產生粒線體能量）。糖酵解從一個葡萄糖分子開始，通過一系列的十個步驟，將葡萄糖分子轉化為兩個丙酮酸分子。丙酮酸生成後，細胞必須做出決定：一個是把丙酮酸送到粒線體去進行呼吸產能的能量循環，進行一種高效率的能量生產，利用氧氣生成驚人的三十二個ATP分子。或者，把丙酮酸拿來發酵，進行一種低效率的能量生產，只生成兩個ATP分子，而且過程會產生廢棄物乳酸。健康細胞把丙酮酸轉為乳酸可能立意良善；癌細胞把丙酮酸變成乳酸卻可能是居心不良。

為了說明為什麼健康細胞會使糖發酵，請想像一幕場景：假設你在野外健行，遇到一隻熊，想都不用想，你拔腿就跑，能多快跑多快。這時你的肌肉需要大量的ATP，能量貨幣很快就用光。跑步時呼吸會加快，使細胞充滿氧氣，粒線體因為有氧呼吸把作用開到最大，驅動生產ATP。這種異常的高能量需求，已超過粒線體藉有氧呼吸所能提供。儘管有氧機制效率極高，但它無法快速調節到短時間內就突然產生大量ATP。但粒線體已經盡可能在處理丙酮酸了，為了生成更多的ATP，細胞被迫將過量丙酮酸轉化為乳酸，讓糖進行快速但效率很低的發酵產能。把閥門開到最大，葡萄糖像瀑布一樣衝入發酵途徑，迅速產生ATP。但這是有代價的，乳酸會堆積在肌肉細胞中，你的腿就像被燒灼般痛。就在即將耗盡所有能量儲備的同時，你及時躲回車裡。當你冷靜下來，調節葡萄糖進入發酵途徑的閥門又回到讓葡萄糖穩定進入系統的狀態，乳酸不再產生，只有適量丙酮酸進入呼吸循環，產生足夠細胞需求的能量。你的細胞是很厲害的化學引擎，可以自我調節，不斷調整以符合最大經濟效益。

佩德森和布斯塔曼特發現，癌細胞不同，它不像健康細胞具有精準的調控力，能控制進入發酵途徑的葡萄糖流量，癌細胞調節流量的閥門像被卡住般一直開著。而己糖激酶（hexokinase，又稱六碳醣激酶）是催化糖酵解的第一個蛋白質，它將磷酸基團接上葡萄糖，將葡萄糖磷酸轉化為葡萄糖六磷酸。光是己糖激酶就可以決定**何以變成**瓦爾堡效應。**變成這樣**是分子方塊舞的結果。癌細胞的行為就從一種己糖激酶像跳方塊舞的形式轉變成略微不同的己糖激酶形式，而徹底改變，進而也徹底改變了細胞的行為模式。己糖激酶的「癌變」版本是過去的遺跡，是隨著時間推移的演化結果。為了了解它的來源或何以存在，我們必須穿越時空，稍加說明DNA的進程。

演化想出一種迷人方法微調代謝。人體需要新材料來做事，此事非常達爾文，萬事萬物皆始於偶然。在很久以前只有一個己糖激酶基因，突然間，隨機地發生了複製，生出了兩個拷貝副本——從本質上說，這就是大自然替演化鋪上全新畫布供其揮灑。隨著時間流逝，新副本也代代相傳了下來，突變（這裡指編碼蛋白質的基因在核苷酸序列中產生變異）不斷積累，直到讓蛋白質的功能朝向對細胞有益的方向稍加改變。簡而言之，這就是達爾文的天擇說，在既定環境中測試新代碼。

新基因稱為**「同工體」或「異構體」**（**isoform**），是與現存基因稍有不同的變體。它們就像輪胎，各型輪胎的功能都一樣，但為了在不同狀況下有更佳行駛表現，就出現了適應雪地、泥濘、乾地等各型輪胎。異構體的酶稱為**「同工酶」**（**isozyme**），在我們的DNA中，己糖激酶有四種同工酶，每一種都可以催化發酵的第一步，但每一種都為了既定細胞的特定目的才作用。

佩德森和博士後研究生中島理查（Richard Nakashima）窺看癌細胞內部，他們注意到己糖激酶的正常表現發生巨大變化。首先，癌細胞從正常的己糖激酶轉變為稀有形式的同工酶「己糖激酶II」。第二，癌細胞產生更多的己醣激酶II。佩德森認為，這種獨特分子的細節可能是瓦爾堡效應背後的原因。正常的己糖激酶是可以自我調節的（就像吃飽時，胃向大腦發送「我飽了」的信號）。隨著己糖激酶反應產物（葡萄糖六磷酸）的堆積，它會讓己糖激酶減速，這稱為「產物抑制」（product inhibition）。然而，己糖激酶的叛逆版本己糖激酶II忽略了減速的信號，反而讓閥門大開，盡可能把葡萄糖往發酵途徑推。除了把身體的能量儲備挪作他用外，佩德森可以預想到另一個後果——己糖激酶II有硬把葡萄糖強灌給細胞的傾向：「乳酸可能會堆積，破壞周圍的正常組織，為入侵和擴散鋪路。」

佩德森和他的學生發現，正常細胞的調節機制被癌細胞破壞，產生了大量的變態酶，將發酵途徑的「油門踏板」強壓在地板上。為什麼演化壓力會選擇正常酶的惡毒形式？己糖激酶II在我們的進化過程中一定曾經為細胞提供某種優勢。狀況可能簡單到細胞發現自己處於無氧環境，只有這樣做才能讓前生物細胞在週期性缺氧的情況下活下來。這種酶是「保母」，拉拔細胞度過困難時刻，這種情況毫無疑問在地球上發生過許多次。如今，己糖激酶II可能等同於闌尾，是一種以前曾有功能、現在已無作用的身體部位。過時的殘留物拖了窮年累世就變成某種壞東西。創造零組件的演化過程還未結束，仍隨風擺盪，並任其腐敗。

當時較大的癌症研究團體都聚焦盯著DNA看，忽視佩德森和他學生對己糖激酶II的研究。即便如此，還是有一些人在關注這個發現。而後才有新科技與佩德森的研究天雷地火般地相合，引領出癌症診斷領域最重要的突破，讓挽救無數生命成為可能。

14 正子斷層掃描

一九七〇年代，正子斷層掃描（positron emission tomography，簡稱ＰＥＴ）的新技術正處於不知如何是好的尷尬時刻。問題不在檢測儀，在於找到值得檢測的東西。科學家希望這台機器能派上用場，具有實用性，所以重點不只是機器探測到化合物，最好是生病組織能把自己秀出來，這樣才可分辨正常組織和生病組織。而答案來自佩德森實驗室的發現：癌細胞轉向生產更多的己糖激酶II，以及己糖激酶II的過度表達。

一旦己糖激酶II用磷酸鹽分子「接上」葡萄糖，它就會困在癌細胞內。己糖激酶II的過度活躍和過度表達會讓癌細胞被葡萄糖撐得腫脹，這就是正常組織和生病組織之間的對比，也是正子掃描儀該提供的臨床診斷應用。所以現在需要的只是一種探測儀可測到的標記葡萄糖。不久之後就出現了「氟脫氧葡萄糖」（fluorodeoxyglucose，簡稱ＦＤＧ），這個分子看起來像葡萄糖，但其中有一個氧原子被同位素氟取代，這就是提供信號的原子。

佩德森回想他發現的己糖激酶II是如何與正子斷層掃描技術牽上關係的。「在一九七〇年代末，我受邀去國家衛生研究院做一場己糖激酶II的研討會。當時來自義大利的神經放射學家喬瓦尼．迪奇羅（Giovanni Di Chiro）就坐著輪椅在台下聽，他對我說的事情非常感興趣。不久後，藉由氟脫氧葡萄糖來檢測癌症的正子斷層掃描技術就問世了。我無法在我發現的己糖激酶II和正子掃描間畫一條直接連結的線，但不管是誰先起頭的，都是己糖激酶II讓它做到的。」正子斷層掃描革新了癌症的診斷方法。迄今為止，尚無影像技術能像正子造影一樣準確區分活的、代謝旺盛的癌。「電腦斷層可以照出一個點，但是無法告訴你這個癌是死是活，而正子斷層掃描是目前唯一能檢測出高代謝腫瘤的方法。」佩德森說。

這項技術才開發不久，幾乎就被引進全球每家癌症中心，用來診斷和追踪無數癌症患者。程序如下：接受正子掃描的患者需禁食六小時，之後再注射氟脫氧葡萄糖，並且靜躺不動，如此，這個類葡萄糖化合物就不會被肌肉吸收，不會產生混亂影像的偽影。病人安靜地躺上一小時，而類葡萄醣在體內擴散。因為己糖激酶II的作用，標記葡萄糖開始集中在癌細胞內。一個小時後，當患者暴露在檢測儀之下，會有連串優雅的次原子反應。從氟原子發出的正電子與附近的電子發生碰撞，兩者「互毀」（annihilation），但在過程中會發出伽馬射線，轉換為光子。然後掃描儀器投射出亮點，照出光源——那是腫瘤。

正子斷層掃描造出的影像生動展示了癌細胞對葡萄糖有異常怪誕的貪食癖好，掃描證明了癌症變態的新陳代謝、瓦爾堡效應和佩德森發現的沒規矩的己糖激酶II。全世界的腫瘤學家看了數百萬次的正子造影，仔仔細細地盯著的是瓦爾堡與佩德森宣稱可定義癌症的特質。諷刺的是，佩德森這位向來被大家忽視的明星科學家帶著學生，無心插柳地為癌症界提供有用的具象目標，現在他們每天都盯著它看。

15 新時代

就在佩德森接下瓦爾堡指揮棒的同時，眾人皆指望的第一個標靶藥物就要實現。這是從一律濫殺的第一代化學療法邁向現代理性年代的第一步，承諾有更有效、毒性更低的藥物。

第一種標靶藥物「曲妥珠單抗」（通用名為 trastuzumab，商品名為 Herceptin「賀癌平」）在全球期待中交貨了。一時間眾聲喧嘩，與佩德森的研究面對的沉默之牆形成鮮明對比。賀癌平扛下如頂天巨神阿特拉斯的壓力，背負不斷高漲的期待，它是未來的藥物，是第一支根據癌症病理設計出的產品。從構思到獲得食藥局批准，中間經歷的戲劇波折完全就是一部好萊塢作品：有英雄、反派、富有的慈善家、熱情的激進主義者、絕望的癌症患者和堅忍的前瞻者。最後，這個故事被電視節目、報紙、書籍到處傳頌，甚至拍成二〇〇八年出品的真人紀實電影《擁愛奇蹟》（Living Proof）。

標靶藥物的射擊地圖，是藉著原癌基因的突變確認癌症起源而確立的。首先必須找到關鍵的致癌驅動基因，這還是簡單的步驟；比較難的是查明致癌基因蛋白質產物的結構和功能；而再下一步，針對功能失調的蛋白質設計藥物則是難上加難。儘管荊棘遍地，但程序中的內在邏輯已鋪陳好了。製藥之路很明確，科學家知道他們該做些什麼。

在一九八〇年代，也許羅伯特・溫伯格是最會鑑定致癌基因的科學家了。他很擅長找致癌基因，以致他的名氣不小，很快就達到惡名昭彰的程度（這是某位作家在《人物》（*People*）雜誌上闡述溫伯格的名氣時所做的描述）。儘管他尚未獲得諾貝爾獎，但他「已像在參謀長聯席會上裝飾得星槓滿身」。他的大紅程度和職業名聲相結合，意謂著他是那個「當企業感到羞愧臉紅和善心大發時應該找的傢伙」。

一九八二年，溫伯格的實驗室發現了另一種從有癌大鼠分離出來的致癌基因，「神經母細胞瘤」（neuroblastoma），實驗室稱它為 **neu 致癌基因**。neu 的特性與其他致癌基因有很大差異，正因如此，它在設計藥物時成為既符合學理又能定位的完美目標。溫伯格實驗室發現的大多數致癌基因在編碼時蛋白質都與細胞質隔絕（細胞質是充滿細胞內的水性液體）。大多數致癌基因標的都在細胞中被保護得好好的，所以在挑選可能的藥物候選人時，範圍就被壓縮到要選那些能夠突破細胞膜屏障的，之後才能找到目標——這可不是一件容易的事。但是 neu 不同，neu 基因轉錄了一種蛋白質，這個蛋白質被指定作為細胞**外部**的受體。當特定生長因子對接時，受體會收到信號，然後將信號傳遞到細胞核，告訴細胞開始分裂。從藥物設計的角度來看，neu 是可以碰得到的——這就是關鍵，它就如低垂的果子，位置低到藥物可以接觸得到。

在發現 neu 幾個月後，溫伯格發表了他的發現，但令人難以置信的是，neu 作為藥物靶標的潛力被忽略了。不知何故，它的治療潛力竟被溫伯格和他實驗室的人給放生了。有這麼多新的致癌基因被發現，有這麼多的基因片段可連接，癌症尖端理論形成一大片理論雲，他的注意力顯然在雲層之外。溫伯格在談到 neu 作為藥物靶標的潛力時說：「我們只是漏掉了。」一段時間過去，neu 的潛力一直沒有被開發，但為時不長。

不久後，neu 的人類版本在完全不同的脈絡下被發現了：一家以盈利為導向的製藥公司投注了接近上限的資金。所以這次沒有遺漏這個基因的謀利性，這也是一開始尋找的背後動力。人類版本類似於另一個已知基因，表皮生長因子的受體。這是一種類似天線的分子，位於細胞表面，就像 neu 一樣，當表皮生長因子受到荷爾蒙刺激時，會向細胞核發出信號，要細胞進行分裂。這個新的致癌基因於是稱為「人類表皮生長因子受體」：**HER2**。（現在為了表示這個基因是被共同發現的，所以稱為 **HER2 / neu**。）重新發現 HER2 的脈絡已從學術實驗室的理論氛圍轉到目標導向的盈利公司，而製藥公司必須回應股東，因而大大改變了這個基因的發展軌跡。

到了一九七〇年代後期，分子生物學的革命催生出新型態的製藥公司，將目標放在治療癌症的標靶藥物。這與以前上從繃帶、下到嬰兒食品什麼都賣的典型製藥公司不同。目光如電的新一代藥廠開始一個個出現在頂尖大學的鄰近海岸上。

南舊金山的「基因泰克」（Genentech）就是這樣一家公司，從灣區的創新文化中汲取靈感，從大學系館無縫接軌地將人才轉移到基因泰克的實驗室。甚至基因泰克的公司理念也是獨特的。公司並不是因為發現藥物而成立，而是始於一種製藥程序或說製藥科技，並且注入了風險資本。「基因泰克」這個公司名字即衍生自基因工程技術（gene engineering technology），這是在一九七〇年代後期發現的一種新奇技術，用於「剪貼」基因，幾乎所有基因都可以剪下來再貼到細菌細胞的基因組，把它轉變為產生大量人體所需蛋白質的工廠。在有基因泰克之前，胰島素等藥物是從牛和豬的腸道以笨拙的萃取方法取得的，效率非常低，以致要用約三千六百公斤胰臟才能提取約四百五十克的胰島素激素。但在基因泰克，人類胰島素基因被剪貼到細菌細胞，把細菌細胞變成高效的胰島素生產器，這是一種更乾淨、更一體成型的製造方法。

創立十年後，基因泰克自覺遇上瓶頸。雖然它徹底改變了合成蛋白質藥物的製程，但是在歷經十年眼花撩亂的迅速發展後，可做的藥到盡頭了。該公司項下有三大熱賣商品：用於糖尿病的胰島素、用於血友病的凝血因子，以及用在兒童成長問題的各種生長激素。基因泰克在製藥層面表現非常出色，但它對於複雜難搞、高風險、高報酬的新藥開發卻不在行，至少在公司合成蛋白質耗盡前還是如此。要設計新藥，首先需要一個標靶，但基因泰克並不擅長尋找標靶。為了不被淘汰，公司必須轉移業務焦點。基因泰克再次連結灣區的創新人才，成立一個致力於發現新藥靶標的部門。

德國出生的艾克索·烏爾里希（Axel Ullrich）是熱情洋溢的科學家，一口濃重的德國口音讓他更有硬漢魅力，他被指派尋找藥物靶標。他是在加州舊金山大學做博士後研究，切身感受到七〇年代末到八〇年代籠罩於灣區的高昂氣氛。你在大學裡，而瓦穆斯和畢夏普就在樓下大廳。烏爾里希從學術界到製藥公司的轉換，特別適合他會做事的務實天性，而基因泰克的文化使得這樣的轉換變得更容易。基因泰克保留了學術界自由流動、不受壓抑的氛圍，給予科學家很大的自由度。

烏爾里希加入藥廠尋找致癌基因標靶時，其實已經有了起頭。那時他已經把可能引起雞血癌的生長受體突變形式分離出來，也做了複製版本。這在分子癌症生物學領域是個突破。這是首次把突變的生長受體和癌症建立起關係，把因與果直接相連。以此為範例，烏爾里希開始尋找一種負責人類癌症的生長受體。當他分離出 HER2（溫伯格的致癌基因 neu 的同系物）時，他的搜索得到回報。但與溫伯格不同，烏爾里希知道他的發現有什麼潛力。顯然，它是一種致癌基因，**更是**一隻坐著等人抓的肥鴨，這是學理製藥的長期幻想。

烏爾里希找到他的標靶，但還有更多的障礙需要克服。首先他必須了解 HER2 活躍於何種類型的癌症，然後才能設計出阻斷 HER2 受體的藥物。從標靶到藥物的過程是一連串偶發事件的推動，就像第一道難題——確定哪些癌症是由 HER2 引起的？它的答案來自丹佛機場的偶然相遇。

烏爾里希正在回家路上，他剛結束在加州大學洛杉磯分校（UCLA）舉辦的**HER2**研討會。丹尼斯．史萊門（Dennis Slamon）也在機場候機，這位自稱對治療癌症有「殺之而後快」的強迫症，擁有細胞生物學博士學位的腫瘤專家，剛剛才聽完烏爾里希在洛杉磯的發表，一面等飛機一邊琢磨著如何解決烏爾里希的難題：要如何確定**HER2**活躍於哪些癌症？科學家們展開了一場熱烈對話。烏爾里希有致癌基因，但他沒有組織樣本可以測試；不過史萊門有。（史萊門對癌症治療的強迫症包含一種健康的嗜好，他收集各種各樣的腫瘤樣本，就保存在冰箱，也沒什麼特別原因，只是覺得有一天可能會派上用場。）

酒過三巡，兩人開始籌畫該怎麼進行。烏爾里希做一個可測出**HER2**的DNA探針送去給史萊門，然後由史萊門對他的樣本進行測試，確定哪些樣本（如果有的話）會出現致癌基因的產物，如此就會知道**HER2**驅動了哪些癌症。烏爾里希認為這整個促成曲妥珠單抗（賀癌平）問世的過程，是「累積了驚人的運氣」。

史萊門回到家後就開始工作。他仔仔細細探測了他的樣本，然後打電話給烏爾里希：「我們中了！」烏爾里希的探針在史萊門的乳癌和卵巢癌樣本中找到了標靶。下一步就該確定**HER2**在這些樣本中做了什麼？**如何**引起癌症？通常，致癌基因是正常基因的突變版本，因此造成蛋白質產品有缺陷。但**HER2**的運作機制不同，它是利用一次次複製自己來放大自身，就像一台「啟動」鈕卡住的影印機，不斷地複印，藉著「過度表達」將正常細胞轉化為癌細胞。正常的乳腺細胞在細胞表面可能有五萬個HER2受體，但被烏爾里希探針「點亮」的乳腺癌細胞多達一百五十萬個受體。

HER2受體在癌細胞中的過度表達並不是輕微沒事的那種，而是嚴重的過分表達。結果造成細胞對生長因子的存在異常敏感，讓細胞一開始就誤解了正常信號而開始分裂。但是在史萊門的樣本中，並非所有乳癌和卵巢癌樣本都發現有擴大的HER2基因，大概只出現在五分之一的樣本中，所以史萊門將乳癌分為兩個陣營：HER2陽性和HER2陰性。所有證據皆指出，HER2是明確會轉移的致癌基因，但製藥成本非常高，製成藥物上市得花費超過一億美元，對於這點，這兩位科學家也必須先想好。

癌細胞DNA的突變可分為兩組：駕駛和乘客。一種是指定駕駛換了人，如此，突變也就做了駕駛該做的事：驅動癌症。另一種是乘客發生變異，這種狀況下乘客不會改變細胞，他們只是坐車而已。烏爾里希和史萊門必須確定HER2是駕駛而不是乘客。關於這點史萊門有辦法判斷，因為他可以觀察到HER2陽性乳癌和HER2陰性乳癌在臨床上的差異。仔細追蹤這兩型患者，發現了驚人的事實：HER2陽性病例的癌更具侵略性和毒性，而且預後情況較差。如果HER2是駕駛，它就做了駕駛會做的事。為了測定HER2作為駕駛的能耐，烏爾里希進行另一個實驗。他把HER2基因撒在正常細胞上，然後操縱細胞讓它們吸收HER2並整合到DNA中。在這些乳癌樣本中觀察到相同的過度表達，這些細胞被HER2的過度表達破壞，不再理會控制細胞分裂的複雜信號，變成瘋狂的擴大器。僅是 HER2 就可使細胞向惡性腫瘤前進。烏爾里希和史萊門手中捧著的似乎是瓦穆斯和畢夏普許諾的標靶，現在他們需要的只是一顆子彈。

分子生物學發生了一場創造性的革命，結果出現另一項重大突破，它可以讓我們搭著免疫系統的強大力量坐順風車。免疫系統是人類遭受微生物世界無情攻擊時唯一的防線，數百萬年來它與微生物全面開戰，訓練出特殊細胞並以戰鬥為核心協同合作。免疫系統是以特異性去選擇該攻擊哪個外來入侵者，這項能力讓免疫學家敬畏無比。大自然版本的「藥物設計」只讓人類的嘗試看來有點蠢。免疫系統是精煉過的細胞大軍，具備現代軍事力量的所有要素。巨噬細胞就像坦克，揮舞著威武的系列武器追逐敵人，發動毀滅性的攻擊。作為指揮官的細胞指揮戰鬥，召集部隊、組織突襲，以長久經驗的磨練推動其他出色的演練。免疫系統還配備了導彈，稱為抗體。它們是特殊細胞B細胞外膜上的「火力」，建構出難以想像的龐大武裝，能夠瞄準地球上幾乎所有的病毒和細菌。面對感染攻擊，B細胞活化後變成生物機關槍，每秒可輪番射出大約兩千個抗體。正是這些抗體引起研究人員的注意，特別是它們瞄準任何可能入侵者的能力。對於試圖開發藥物的研究人員來說，它們是人們期待已久的「魔法子彈」。

標靶藥物的想法早在一九〇八年就引起生物學家的想像。當時德國科學家保羅・埃利希（Paul Ehrlich）想像有一種化合物可選擇性地瞄準致病生物，而開始推廣「魔法子彈」的概念。他具有啟發性的醫學想像在二十世紀晚期成為現實，當時科學家沒有試著設計標靶藥物，而是利用免疫系統為他們製造藥物。科學家發現他們可以把製作抗體的B細胞哄來做事。他們在小鼠身上注射了所需靶標，擴大小鼠免疫系統中B細胞的規模，而B細胞配備的抗體自然就知道該瞄準什麼異物。然後，他們從小鼠的脾臟中分離出B細胞，把它與癌性骨髓瘤的細胞融合，就好像安排一場特殊的媒合婚姻。科學家利用癌細胞過度生長的特性，借力使力，把癌變增生轉為己用。混血細胞被轉型成工廠，增生大量抗體，幾乎夠你瞄準任何東西。抗體一經製造、分離和純化，就稱為「單株抗體」（monoclonal antibodies），這是他們需要的標靶治療。

烏爾里希向基因泰克經驗豐富的免疫學部門要了一個東西：一種可秒準 HER2 蛋白的單株抗體。有了標靶抗體在手，他又做了一個簡單實驗。他先在培養皿中用單株抗體對付 HER2 陽性的乳癌細胞，抗體以極高精確度執行它的單項任務。然後他們又在 HER2 受體上微調、綁定，把抗體表面像蓋油布一樣蓋起來，讓它無法再收到從外部來的生長信號。這個抗體讓癌細胞的生長急踩煞車。但是當烏爾里希把抗體從癌細胞表面洗掉時，癌細胞的生長又恢復了，一切照舊，這無疑證明了抗體的效力和作用機制。當史萊門回顧這個實驗的簡單性和強大意涵時，他說：「只能說太棒了。」

所有需要的證據都到手了，但烏爾里希和史萊門面前仍有難關，他們必須說服基因泰克的高層為他們的想法賭上一億美元。事實證明，烏爾里希做不到。無法說服管理高層認同這個想法有潛力，烏爾里希越來越灰心喪志，整個人光彩盡失，最後辭職，轉去其他學術和商業研究後才找回原來的自己。

史萊門是阿帕拉契山區礦工養大的孩子，他承襲了卑微但自立自強的家庭給他的頑強與堅毅。與烏爾里希不同，史萊門更加埋首努力，下定決心無論如何都要看到最後的結局。結果，等著他的結局竟是無窮好運。

一九八二年，史萊門還是個會害羞的初級住院醫師，負責治療一位何杰金氏瘤復發的病患。何杰金氏淋巴瘤和其他各類癌症一樣，只要復發，預後的狀況都很差。病人是布蘭登．塔蒂科夫（Brandon Tartikoff），那年三十歲，是美國國家廣播公司NBC主導節目部門的當紅經理，電視「金童」塔蒂科夫曾企畫催生《天才老爹》（The Cosby Show）、《黃金女郎》（The Golden Girls）、《邁阿密風雲》（Miami Vice）、《歡樂酒店》（Cheers）和《歡樂單身派對》（Seinfeld）等熱門影集。是塔蒂科夫，才讓NBC擁有最高收視率。

塔蒂科夫的治療計畫是一年做九次化療。很不簡單的是，那段時間雖然一切都被化療迷霧籠罩，塔蒂科夫不但讓NBC起死回生，還生了一個孩子。這場搏鬥使得他和史萊門變得越來越親近，連他們的孩子也成了朋友。

一九八六年，化療結束後四年，塔蒂科夫來做兩年一期的追蹤檢查，他的妻子莉莉想為史萊門做些事情。她認為史萊門救了丈夫的性命，想捐錢給他的研究作為報答。史萊門堅稱她唯一的義務是付賬單，每當莉莉想捐獻給史萊門的研究，史萊門都會拒絕。這種情況持續了兩年，莉莉想報恩，而史萊門拒絕。一九八九年，莉莉攤牌了。她說：「我不喜歡虧欠人，他救了布蘭登的性命，這就是回報。」她打電話給史萊門。「我已經不想再聽到你說不、不、不了。我要為癌症做些事情，不僅僅是為你。」

她的執著終於讓史萊門屈服了，最後同意，於是莉莉發起一場募款聖戰。她向她的朋友，億萬富翁羅納德．佩雷曼（Ronald Perelman）募款，佩雷曼是蜜絲佛陀（Max Factor）和露華濃（Revlon）的老闆。莉莉跟他說：「你的錢都是從女人那裡賺的，應該有些回饋。」最後佩雷曼熬不過她的堅持，寫了一張兩百五十萬美元的支票給史萊門的研究工作。一夜之間，史萊門成為UCLA研究經費最多的研究人員。

賀癌平在基因泰克的爭鬥仍在持續。這家生技公司仍然不願意把賭注全押在這個藥上。史萊門和他得自露華濃的捐款解決了這個問題，從一九八九年到一九九七年募來的研究經費總共已超過一千三百萬美元。這筆錢推了基因泰克一把，基因泰克需要讓風險回報率好看些。基因泰克的某位高層說：「沒有史萊門和露華濃的錢，就不會有賀癌平。」有了它，世上第一個標靶藥物誕生了。

這個故事中有一家高端生技公司的化合物、好萊塢的錢、應許的抗癌標靶藥，這對媒體來說太誘人了，無法忽視。從未看過抗癌藥物這麼誇張地受到矚目。著名的乳癌專家克雷格．韓德森（Craig Henderson）將曲妥珠單抗描述為「踏進未來的第一步」，擺脫了過去的「毒藥」。《紐約時報》稱其為「重大的醫學突破」，並表示曲妥珠單抗「開啟了癌症治療的新領域」。曲妥珠單抗對人們的啟發可引用英國首相邱吉爾的話來形容：「現在這並不是終結，甚至連終結的開端也不是，但也許是開端的終結」。美國癌症學會遺傳學教授瑪麗-克萊爾·金恩（Mary-Claire King）博士為羅伯特·巴札爾（Robert Bazell）的書《HER-2：賀癌平的製作：革命性的乳癌療法》（*HER-2: The Making of Herceptin, a Revolutionary Treatment for Breast Cancer*）寫了一篇序言，滿篇盡是「嶄新的癌症治療時代」、「開創性」和「革命性」等陳腔濫調。

一九九八年春，癌症專業人才的職業團體「美國臨床腫瘤醫學會」（ASCO）在洛杉磯市中心的會議中心舉行年會，曲妥珠單抗完成應有的流程通過臨床試驗。這個萬眾矚目、聲名大噪的藥物準備亮相。通常醫生開會都是輪番上台簡報，通過議案，但在這個星期日下午，多達一萬八千名醫生擠進禮堂，絕大多數都是來聽曲妥珠單抗的臨床試驗報告。這是壓軸主秀。

史萊門登上演講台，迎接他的是一片肅然靜默。他從發現這藥物的紛亂過往開始說起，但只能說出部分，無法說出整部傳奇。這個故事應該包括波特、漢澤曼、勞斯、瓦穆斯和畢夏普的共同努力，一路走來傳承幾代人的心血。一套無可挑剔的邏輯引導出曲妥珠單抗從靶標走到藥物的驅動工程，而此刻正是這套邏輯的高潮。

如果這個藥對乳癌患者的影響意義不大或不夠正面呢？這一切歌功頌德及伴隨的

盛況和儀式就沒有意義了。史萊門在說結果前停頓了一下：「賀癌平在每種可能的反應指數中均顯示出明顯的益處，與標準化療相比，緩解率提高了一百五十％。接受賀癌平治療的女性腫瘤縮小了一半，而對照組只縮小三分之一。」

從另一角度看，史萊門的話聽起來會有些不同。美言藥的功效固然方便，但腫瘤縮小對那些為生命奮戰的人其實毫無意義。這是一種對預期反應做的事先消毒，用統計資料把任何合理懷疑先刷洗一遍。在描述一種藥物時說會改善「一百五十％」聽來實在不錯，但唯一重要的只有一件事：存活率。目前尚不清楚史萊門是否在大會上提供未經消毒的曲妥珠單抗藥效結果，如果他這樣做，他的簡報會如下述：「賀癌平能將轉移性乳癌患者的壽命延長四個月。」十年後，一項追蹤研究顯示，在標準化療中加入曲妥珠單抗，能夠使總生存率的絕對差異提高四年的有二．九％，提高六年的有五．五％，提高八年的有七．八％，提高十年的是八．八％。對於被救起的那一部分患者而言當然很重要，但也不值得對藥如此誇大美化。

馬克．吐溫曾說：「事實很固執，但統計數字很柔軟。」在統計大錘之外說不出口的觀察是，這個最受期待的藥物對乳癌病例整體生存的影響大約只有十五％至二十％的邊際效應。

烏爾里希的實驗是將 HER2 基因加到正常細胞中讓它變成癌細胞，從而確定只要 HER2 一個基因就可引起癌症。其他實驗室也提供進一步證據，證明 HER2 的確可使正常細胞癌變。哈佛醫學院的遺傳學家菲利普・萊德（Philip Leder）繁殖出一種小鼠，這些小鼠從出生時 HER2 就過度表達，牠們患乳癌的比例異常高，經抗體治療後腫瘤消解。在烏爾里希辭職後接下 HER2 / neu 工作的麥克・謝伯德（Mike Shepard）簡單說明對這個程序的看法：這是正確生物技術方法的藍圖。「首先，你必須了解引發癌症危機的分子事件，然後根據當前掌握的科技查看路徑，才能在腦海中設計一種治療方法。」謝伯德如此說。HER2 基因的過度表達的確是導致或「驅動」乳癌的分子事件，但只是分子事件中的一項。賀癌平把它悶死了，中和了這樁確定病因的事件，但好處只有枝微末節。顯然，有什麼地方出錯了。

如果賀癌平不是解藥或無法在延長壽命上有實質效益，那麼一定還有其他原因導致癌症。主導賀癌平誕生的「無懈可擊」的邏輯包含一個致命的缺點。如果說 HER2 的過度表達是癌症的單一原因，曲妥珠單抗就是解毒劑，那麼應該可以治癒這些婦女。

ASCO 的會議結束了，曲妥珠單抗的揭曉大典也結束了，沒有人談論這件事。所有參與曲妥珠單抗誕生的人都在慶祝，杯觥交錯，開懷暢飲，他們確實有很多值得慶祝的，因為曲妥珠單抗爭取食藥局批准的繁複歷程已完成。在接下來的十年，這個藥大概把近六十七億美元存進基因泰克的保險箱。

16 老標靶的新生

一九九〇年代後期，曲妥珠單抗在腫瘤學頭條新聞中占據主導地位，但是在此場景背後，佩德森正有系統地爬梳癌症的異常新陳代謝理論。早在一九七八年他就已經確定，相對於正常細胞，腫瘤細胞的粒線體更少，而且嚴重扭曲變形，證明了腫瘤細胞有氧產生能量的能力降低了。一九七七年，佩德森的實驗室分離出引起瓦爾堡效應的代謝缺陷：己糖激酶II，它劫持了正常的己糖激酶，之後是大量的生產過剩。一九八六年，他的研究團隊和馬里蘭大學生物學教授馬可・科隆比尼（Marco Colombini）領導的團隊注意到彼此在進行類似的研究，因此決定合作。他們共同表明，己糖激酶II並不是單獨存在的，它會和粒線體外膜上的孔蛋白結合，這個蛋白分子稱為「電位調控陰離子通道」（voltage-dependent anion channel，簡稱 VDAC）。它就像分子閘門，是 ATP 等分子進入和離開粒線體的門戶。此外，VDAC 在「細胞凋亡」（apoptosis）的程序中也扮演一定角色，它會讓觸發細胞凋亡的因子「細胞色素 C」（cytochrome c）進入細胞質，然後引發一系列反應，最終讓細胞死亡。

多種細胞損傷會觸發細胞凋亡，這是一個高度精細及有組織的程序，目的是快速有效地去除受損細胞，以維持生物體的精確運作，並防止過多廢棄物堆積而造成疾病。凋亡是重要的細胞程序，它的重要性卻往往被低估，而且有賴於生物體維持某種微妙平衡。細胞生長與死亡之間的平衡是人體每天必須走的鋼索，數十億個細胞被處死，還有數十億個細胞分裂取代它們。這種脆弱的關係如果太偏向細胞死亡的一方，就會發生退化性疾病，例如帕金森氏病、阿茲海默症、肌萎縮側索硬化症（ALS，又稱漸凍人）；如果太偏向生長的一方，就可能會發生癌症。

佩德森和科隆比尼的實驗室發現，己糖激酶II與VDAC相互作用。當兩者結合時，VDAC會把門鎖起來，阻止細胞色素C的釋放，因而制止細胞凋亡，有效地使細胞永生——這是癌細胞最顯著且最令人敬畏的一種特性。但是，這與致癌基因HER2／neu的過度表達不同，HER2／neu的過度表達僅發生在部分乳癌病例中，但己糖激酶II的過度表達則幾乎發生在每個癌細胞中。一氣呵成般地，從正常的己糖激酶到己糖激酶II的轉變，不僅使癌細胞能夠補償粒線體缺損喪失的能量，還可以使癌細胞永生，讓它變成貪婪、除不掉、持久不死的正常細胞。

到了二〇〇三年，佩德森的實驗室又有一個新發現。己糖激酶II除了歇斯底里地消耗葡萄糖和阻止細胞凋亡外，還會把自己垂直黏在一種稱為「ATP合成酶」（ATP synthasome）的蛋白質上，ATP合成酶是一種類似機器的蛋白質，會旋轉，可以把細胞能量貨幣ATP釋放出來。己糖激酶II把自己黏在ATP合成酶上，並在離開前把ATP偷走，如此癌細胞的胃口就永遠滿足不了，會比其他細胞更需要葡萄糖。己糖激酶II就像掠奪錢財的海盜，把船開在滿載寶藏的商船旁邊，把自己拴在商船一側，毫不避諱地偷走財寶。

從一九七〇、一九八〇，越過一九九〇年代，再到新的千禧年，儘管癌症基因學成為中心舞台，但佩德森仍繼續揭露瓦爾堡效應的細節。當癌症公認是基因風暴混亂導致的疾病，他則認為癌症是組織和協調的混亂。這是不難理解的，反而精確簡單。從單個分子朝向寄生同工酶的轉變，是癌症兩大特性的主要原因，這兩大特性是瓦爾堡效應和細胞逃過凋亡的命運。而且與**HER2**不同，這種轉變不只存在於一種癌症類型的一小部分（癌症類型可說有兩百種不同類型，每種類型都有各自獨特的病徵）。正如正子斷層掃描顯示的，這些特徵是全面皆有的。

佩德森並未忽視己糖激酶II作為治療靶標的潛力。隨著千禧年到來，他認為現在該把注意力全部集中在那裡了。他將實驗室的重點從基礎癌症研究轉移到用他們的研究所得開發療法，從基礎科學轉向應用科學。但是，正如標靶之所以誘人，是因為它被護城河包圍了。即使**HER2／neu**是一個短暫無用的標靶，但從藥物設計的角度來看，它具有可觸及性的理想特質，它清清楚楚地掛在細胞的外層。

佩德森面對更大的挑戰，他必須想到要如何直接攻擊己糖激酶II，因為它安安穩穩地受保護在細胞內部。為了實現這一目標，佩德森認為不要直接針對它；他嘗試走後門，從基因表達的層面阻止已糖激酶II。他認為，如果能阻止基因被轉錄成蛋白質產物，也許就可以阻止已糖激酶II讓人討厭的過度表達，說不定因此可以關閉瓦爾堡效應，並且重新建立受損細胞走向凋亡的途徑。

為了防止已糖激酶II轉錄，佩德森採取一種稱為「反義RNA」（antisense RNA）的技術。理論上來說，這是單鏈RNA，它與已糖激酶II信使RNA的單鏈互補，所以兩者可結合（狀況類似於瓦穆斯和畢夏普的分子「釣竿」），並在物理上阻礙這個基因轉譯成蛋白質。這項技術目的在「發射信使」並防止最終蛋白質被製造出來。但是就像其他人一樣，事與願違，佩德森發現該技術難以施作。正如某評論者所說：「反義RNA在概念上講起來很有道理，但用起來卻是氣死人。」

佩德森苦苦掙扎，試圖讓這項技術付諸實踐。一九九一年，實驗室來了一位新的博士後研究員，活潑的韓國年輕博士高英熙（Young Hee Ko，音譯），她將徹底改變他的人生。

高英熙是得到強力推薦而進入實驗室的。佩德森收到四位教過她的教授寫的推薦函，博士論文的指導教授布魯斯．麥克法登（Bruce McFadden）寫道，她的研究計畫是「我在華盛頓州立大學二十五年來看過最好、最具原創性的……（高博士）也是我二十五年來指導過最富原創精神的博士生。」他接著寫道：「以個人特質而言，高博士非常爽朗，非常謙虛內斂，卻有絕佳的批判能力，她也是一位非常體貼的實驗室同事。」

高英熙的論文審核委員雷夫・楊特（Ralph G. Yount，美國實驗生物學家協會的會長）寫道：「她雖然看起來不愛出風頭，但在思想上非常積極，我覺得她幾乎適合任何一家實驗室。我對她有極高評價，我希望她能為我工作！」佩德森說，高英熙的博士後研究推薦函「是我看過評價最高的」。

佩德森擔心，約翰・霍普金斯的競爭環境可能會讓高英熙很挫折。「我對她的第一印象是，她這麼嬌小，其他學生可能會想占她便宜。但是，我很快就知道她在捍衛自己權益上沒有問題。」在完成一個研究計畫後，派德森意識到高英熙出色的能力也許被低估了。她嬌小的身材遮掩了她的專注不懈、精力和長時間工作的能力。她從未休假，每週工作七天，早上六、七點進實驗室……午夜十二點後回家。如果你想驗證這一點，只要問警衛就可以了。」佩德森告訴《巴爾的摩太陽報》（*Baltimore Sun*）的記者：「她積極地推進自己的研究計畫，動作快如閃電，日夜不懈工作直到完成目標。」佩德森是一位僅憑自己堅毅的工作道德就能克服任何不足與任何冷淡對待的男人，然而，他卻因為這位新來的「超人」博士後研究生的努力而震驚。

高英熙出生於韓國，一九八一年在首爾的建國大學獲得大學學士學位。隔年她來到美國，在愛荷華州立大學攻讀營養生理學碩士，於一九八五年畢業。拿到碩士學位後，高英熙仍感不滿足。她越加覺得營養只是在表層輕輕掠過，她渴望對最根本的層面「生命的運作方式有更深入的了解」，因此她申請華盛頓州立大學的生物化學博士，並於一九九〇年完成學位。

高英熙進入佩德森的實驗室做博士後研究，那時實驗室正好有多個計畫在進行，其中一個是研究囊性纖維化的具體病理。這種疾病的單一原因已經被其他實驗室分離出來了，是一種蛋白質突變，缺損發生在「囊性纖維化穿膜傳導調節性蛋白」（the cystic fibrosis transmembrane conductance regulator，簡稱ＣＦＴＲ）。情況是兩個基因複製過程發生突變，使細胞無法調節氯離子和鈉離子跨過細胞膜運輸，這是一種基本生理機制。基因缺損使患者經歷一系列症狀，例如肺部感染、胃腸道問題和內分泌問題。

高英熙的任務是找出突變蛋白為何功能失調，這一項任務非常適合她，正好應用她在念博士學到的技術。她秉持一向的心性，心無旁騖投入這個目標卓越的研究計畫。七年研究發表七篇學術論文後，她和佩德森覺得，他們已經找到導致囊性纖維化蛋白缺陷的原因。高英熙用一句話總結了多年的研究成果：「這是一處在局部折疊上出了問題，導致ＣＦＴＲ功能失調。」囊性纖維化患者的密碼子有缺陷，導致ＣＦＴＲ蛋白中的氨基酸缺失或錯誤，因而改變了這個蛋白的三維結構，使其功能失調。

隨著千禧年到來，關於囊性纖維化的研究也告一段落，佩德森指示高英熙做實驗室的主要工作：癌症治療。他們知道自己該做什麼才能達到此項目的，他們必須攻擊己糖激酶II，直取癌症的跳動心臟。佩德森指派高英熙一個重點任務：無論用什麼方法，都要分離己糖激酶II並找到抑制方法。佩德森現在更清楚高英熙的優秀之處。他們在一起工作了很長時間，佩德森對她有了新的評價，稱她為「是實驗室成立三十四年以來最好的科學人才。」因此，他知道自己應該放手——要讓她自由發揮創意，最好用空矩陣包圍目標，想像力才更能不受阻礙地接近中心。正如他所期望的，高英熙以她特有的活力朝目標前進。

高英熙認為用反義RNA指向己糖激酶II的方法是沒有用的。她說：「我想反義RNA行不通。」她沒有仿效佩德森走後門，而是著手尋找可以直接抑制己糖激酶II的物質。她也像佩德森一樣面臨如何使藥物進入癌細胞的難題。於是她開始反向處理問題，先觀察目標，再決定子彈。藉著佩德森連貫性的研究，高英熙了解到，瓦爾堡早在七十年前就證明了癌細胞過量生產乳酸。她知道細胞必須立即清除腐蝕性廢物，否則它會從內而外殺死細胞，就像在密閉車庫讓汽車空轉，最後會一氧化碳中毒。癌細胞作為生存主義者，因此過量生產了一種卡在細胞膜上的蛋白質——單羧酸鹽轉運蛋白（monocarboxylate transporter，簡稱MCT），用這種多孔蛋白來當門，選擇性地允許乳酸和丙酮酸（丙酮酸類似於乳酸）進出細胞。

高英熙發現癌細胞比正常細胞製造更多的「門」。從本質上講，正常細胞上的門不會讓「看起來像」乳酸或丙酮酸的分子通過，但癌細胞上的門卻大方開啟。這就是她需要的差異和可利用的缺口。她靜下來，思考如何利用這個開口，她回頭查找她在華盛頓州立大學讀博士時研究過的一個分子，名為「三溴丙酮酸」（3-bromopyruvate，簡稱 3BP）。這是一個三碳分子，與丙酮酸有相同的化學結構，但只有一個地方不一樣：用一個溴原子取代了一個氫原子。她認為這兩個分子很相像，MCT 蛋白應該分不清楚差異。它可能像分子版的特洛伊木馬一樣偷偷從門中溜進去。此外，只要 3BP 進得去，3BP 裡那個和丙酮酸不一樣的原子就可能促發攻擊，殺死己糖激酶II。

高英熙知道這個目標可望還未及，但值得嘗試。概念巧妙簡潔，但似乎**太**簡單了，癌細胞真的會門戶大開嗎？只是簡單的一個分子，這麼普遍，大家都知道，甚至只要去化工材料行就能買到，它會是有效的治療法嗎？高英熙知道癌症非常複雜，教科書有教，癌是因為一連串糾纏不清的途徑造成的，要解決它可能不花上千年也要百年。這種過於簡單的推理方法似乎是行不通的，但是她每次爬梳邏輯，都覺得**沒有**疏漏的地方。她對實驗室裡的人全都保密，甚至連佩德森也不知道，她去化工材料行訂了一批 3BP。

貨到了後，她決定將 3BP 與其他十二種代謝物質進行比較，這些代謝物質有的或許有抗癌性，有的或許沒有。她將這些化學物質直接添加到在培養皿培養的癌細胞裡，逐個比較。3BP 立刻脫穎而出，成為最佳候選人。高英熙說：「一開始，我非常驚訝，它和其他我選出來一起比較的化合物相比，效果非常好。」但是關於抗癌力，和一小部分未知化合物相比是一回事，還必須證明它和其他化學重砲手能力相當。「我進行了第一次分析，將 3BP 與卡鉑、環磷醯胺、阿黴素，5- 氟尿嘧啶、甲氨蝶呤和紫杉醇進行比較。然後我想我一定有地方弄錯了，因為 3BP 殺死細胞的速度實在太快，」高英熙說：「快到我簡直不敢相信，所以我進行了超過一百次的分析，我沒有開玩笑。」

每次測試後，她都會看到同樣驚人的結果——3BP 在殺死癌細胞的效果上不僅比傳統化療藥來得好，而是好很多。更令人震驚的是，3BP 在她測試的每一種癌症上效果都好很多：腦癌、結腸癌、胰腺癌、肝癌、肺癌、皮膚癌、腎臟癌、卵巢癌、攝護腺癌和乳癌。在每個樣本中，3BP 都位居榜首。正如所有癌症研究人員都知道的，最好不要高興得太早。在培養皿中進行藥物測試是一回事，但是在複雜細微的生物環境中進行測試又是另一回事。許多在培養皿中表現出色的藥物，不是在動物身上沒有用，就是出現令人無法忍受的副作用。

在培養皿中進行的實驗有限，能做的都做完了之後，高英熙知道是時候把 3BP 的事告訴佩德森了，而且也該詢問是否可做動物實驗。她去找佩德森詢問可否用兔子做實驗，而佩德森說：「這永遠行不通，它的反應太強了。」他知道結構類似的分子有固定的化學特性，會讓它們反應太大，就像扣板機的手指發癢一直扣不停。當他考慮該不該用動物測試 3BP，一開始他是這樣想的：最好的情況可以說自己傻，最壞的情況就是說自己不道德。他認為，這個敏感的分子在它有機會滑入癌細胞內部前就會發生劇烈反應，很可能一下就把動物殺死了。

高英熙和她在華盛頓州立大學的老師討論這件事，他也對她說了同樣的話。他說：「你可能會因此斷送整個職業生涯，你先弄清楚要如何減少它的反應性再說。」

但她的堅持最終使佩德森屈服同意了。他們決定先在患有肝癌的兔子上進行 3BP 實驗（這是以手術將捐贈者的皮膚癌移植到兔子肝臟中）。佩德森仍然確信這是浪費時間。他在場外看。「我為這些兔子感到難過。」他說。兔子一一被注射。如果 3BP 會殺死兔子，可能注射不久就會死了。但隨著緊張的時刻過去，兔子仍然活蹦亂跳，看不出將死的跡象，他們意識到 3BP 的毒性可能不如佩德森原本想的那麼毒。

當晚高英熙幾乎沒睡，第二天一早就去檢查兔子。她覺得牠們看上去很健康，不是在吃東西，就是四處竄，好像什麼事都沒有發生。

經過幾天安好無事，到了該測試結果的時候。這種刺激藥物並沒有產生佩德森和其他人所預測的任何明顯副作用，但還有需要克服的更大障礙是，必須確定藥物是否對腫瘤產生任何有意義的影響。這些兔子犧牲了，研究人員開始進行屍檢，檢查 3BP 是否對腫瘤產生任何作用。

首先他們把未接受 3BP 的對照組兔子腫瘤切下，正如預期，顯微鏡載玻片下顯示了百分百活躍正在分裂的癌細胞。下一張玻片就是注射 3BP 的兔子癌細胞樣本，他們是這樣寫的，他們看到了「非常戲劇化」的東西。每個樣本上面的癌細胞幾乎全死了，變成壞死細胞。他們觀察腫瘤周圍的正常肝組織，懷疑戰線可能沒有畫好，殺死癌細胞的毒性物質可能已經滲入正常組織，但邊緣很乾淨，就算是長在癌周圍的肝組織也很健康。他們四處查找，肺、腎、腦、心、胃、結腸、肌肉、小腸——似乎正常組織都倖免於扭曲分子的干擾。他們檢查的每個組織都未受影響。「那時候我意識到我們已經往前邁進一大步。」佩德森說。

兔子實驗和培養皿實驗一樣令人興奮，下一次實驗更是如此。佩德森和高英熙決定並肩從頭走完全程。他們試著治療患有晚期惡性肝癌的大鼠，希望恢復牠們的正常壽命。他們決定一週內分多次替大鼠注射 3BP，而不是只注射一劑，這是要了解功效的真正測試。實驗分為兩組：一組施打 3BP，對照組不施打。就如預期，對照組的大鼠只活了幾星期，很快就死於惡性癌症。當對照組十四隻大鼠中的最後一隻死亡時，3BP 組全部還活著，一共十九隻大鼠，其中還有大鼠罹患最具侵略性的轉移性癌，牠們都活著。這個實驗跨越無形的障礙，違反了由疾病定義的必然性。

數週過去，持續以常規的 3BP 治療動物，再以正子斷層掃描觀察，影像顯示結果：大鼠已經治癒，**完全**治癒，治癒時間從幾週變成幾個月，老鼠看上去比以往更健康。佩德森說：「牠們再次享受生活。」每隻接受 3BP 治療的大鼠壽命都恢復正常，癌症再也沒有復發。一位研究癌症的資深科學家說：「我從事癌症研究已有二十年了，從未見過這種會融化（腫瘤）的東西。」

每一種有潛力的抗癌藥物都必須經過一系列程序，才能夠抵達終極目標：治療人類。這趟旅程到處散落著失敗的藥物屍體。在整個一九九〇年代，進入臨床開發的抗腫瘤藥物只有五%獲得批准。更糟糕的是，在花費了數百萬美元之後，有六十%的藥物在做第三期臨床試驗時就失敗了。人體試驗是前進的唯一途徑，因為只有人體試驗才能確定這種藥物是否可以帶來益處。

17 好事、壞事和醜事

對於3BP來說，過渡到人體試驗絕非平順，中間有太多絕望的癌症病患暗中角力，影響這個藥的前進道路，讓3BP陷入痛苦醜聞。是人類崇高的天性——好奇心、同情心、邏輯催生出3BP，但也是人類的其他天性阻斷了3BP的成長。正如高英熙所說，「這是壞事的開始。」但佩德森對於3BP的發現及相關事件則是一言蔽之，稱為「好事、壞事和醜事」。

根據美國馬里蘭州地方法院的起訴狀，高英熙的問題始於二〇〇二年，當時她才拿到約翰・霍普金斯大學給她的三年聘書，聘她擔任放射學助理教授。高英熙認為，這項工作卡在一個無法克服的問題，她沒有得到自己的獨立實驗室，作為研究型科學家，這讓她處境非常尷尬。起訴狀對這個問題做了總結：「很難撥款給予進行醫學研究（大約有十分之一研究計畫申請了十五筆補助金）……實際上，為了證明主要研究者的獨立性，還是需要有自己的實驗室來進行計畫研究。」高英熙發現自己陷入奇怪的矛盾困境：她可以申請補助金，但是因為沒有自己的實驗室，所以實際上她並不會得到補助。

就在 3BP/ 大鼠實驗才結束不久，檯面下悶燒的問題在二〇〇三年夏天全面點燃。高英熙向頗富盛名的「蘇珊・高曼乳癌基金會」（Susan B. Komen）申請將 3BP 用於乳癌治療的研究經費。當她收到批准的消息時，欣喜若狂。「這是我人生中最高興的日子。」高英熙說。第一，有這筆高額研究補助金，就能更進一步研究 3BP 對抗癌症的潛力，這筆錢可以推這個化合物一把，讓它更接近臨床試驗。其次，有了研究經費，就給人一種高英熙很快就會拿到實驗室的印象。根據起訴狀，高英熙此時收到放射科前主任羅伯・蓋勒（Robert Gayler）的來信，承諾如果高曼研究費撥下來，而她又獲得研究部副院長鄧志文（Chi Van Dang，越南語音譯）博士的批准，她就可以拿到實驗室。

「但是我的高興只維持一小時。」高英熙說。還在高興拿到新補助，高英熙去找了研究部門的新副院長，討論上面答應給的實驗室。與鄧志文會面後，高英熙聽到了她的電子郵件信箱傳來「叮」的一聲。這是副院長鄧志文發的一封電郵，附帶五份文件副本，上面說高英熙的研究補助款「實際上是在誤導高曼基金會」。高英熙驚呆了，去找副院長請教他做此指控的依據。這場混亂最終歸到一個細節。根據起訴狀，鄧志文假定，送去給高曼基金會的研究經費申請案，就像大多數研究經費申請一樣，都是申請人已經有實驗室的了，所以他抓住了高英熙違反規定的小辮子。高英熙表示：「但是高曼研究經費的申請書沒有這樣的要求，他們甚至連問都沒有問有關實驗室的問題。」

對於高英熙而言，還有其他原因讓這個指控更加刺耳。幾年前，學校召開了一次研究會議，要求教職人員報告他們正在進行的工作。輪到佩德森時，他談到了他的實驗室在3BP方面的研究令人振奮。佩德森解釋，他和高英熙仍然謹慎樂觀，看好3BP有機會成為合法的抗癌藥。根據起訴狀，鄧志文領導的實驗室隨後「立刻要了一些3BP給實驗室用」。隨著時間過去，鄧志文的實驗室甚至要求高英熙和佩德森提供專業知識。起訴狀指出，高英熙花了八十個小時做分析，還要替另一個實驗室寫研究報告。另外，鄧志文實驗室裡的一名成員跑來佩德森的實驗室找高英熙，要她協助己糖激酶II的研究。高英熙和佩德森十分驚訝，鄧志文的實驗室正把研究內容努力轉向到佩德森實驗室已經在做的研究。雖說如此，根據起訴書，高英熙還是花了三十多個小時教這位學生如何檢測己糖激酶，為鄧志文的實驗室節省了二到十二個月的時間。

高英熙感到震驚的是，她貢獻自己的時間幫助他人也就算了，高曼基金會的申請書上從來沒有要求申請者必須提供實驗室的相關資訊，她不但沒得到祝賀，也沒拿到上面承諾給她的實驗室。高英熙認為她顯然受到雙重標準的對待。氣急敗壞下，她要求副院長為他那封電子郵件道歉。對於高英熙來說，她的職業生涯和研究都被有心人蓄意破壞。但情況已一發不可收拾，雙方都在氣頭上，無法達成妥協。二〇〇五年四月二十二日，高英熙收到一封公文，要她去做精神狀態評估才能繼續教書。

「我很生氣，」佩德森說。「這個人一心想的是治癒癌症，結果卻受到這樣的對待。」佩德森思前想後，把問題歸結為組織架構太糟糕。「讓某個研究人員還要去負責其他人的研究工作，這根本大錯特錯。這一層級的科學家都在競爭，這樣只是在自找麻煩。其他能控制實驗室的人在做與我們重複的研究——若要自求惡果，那這樣安排是再好不過了。」

佩德森在霍普金斯工作的時間已經夠久了，他知道高英熙受到的紀律處分絕對不懷好意。「來做精神病評估的人多半是原告一夥的，」佩德森說：「我知道這絕對沒有好結果，是把你趕出去的第一步。」高英熙拒絕去做精神評估，因為「她不希望自己被指控為精神不健全的科學家，任何此類治療都會跟著她一輩子，成為永久紀錄的一部分。」高英熙知道拒絕評估很可能會讓她被免職，所以她於二〇〇五年六月一日向美國馬里蘭州地方法院提出長達一百零八頁的控訴，指控對方歧視、報復和多州侵權。

在二〇〇五年冬天，就在大家的怒氣都開始慢慢平息的時候，《巴爾的摩太陽報》一名記者發表一篇長達三頁的獲獎文章，內容就是**3BP**，標題是〈年輕研究員追蹤癌症：實驗室外的小生命，霍普金斯大學研究人員正在研究一種能關閉大鼠腫瘤的化學物質〉。根據高英熙的說法，約翰．霍普金斯大學的高層人員認為吹捧**3BP**的可能性是不負責任且為時過早，瞬間再次點燃整個局面，開始新一輪的摩擦，也再次阻礙高英熙和佩德森的工作。這場官司最後在二〇〇六年解決，訴訟結論支持兩項專利，第一項是高英熙、佩德森和葛許溫醫生（Jean-Francois Geschwind）的共享專利。

一九九九年冬天，葛許溫以學生研究助理的身分進入佩德森的實驗室。從他的履歷表上看來有不錯的實驗室經驗，並且學生問教授能否讓他在實驗室裡幫忙，藉此獲得一點實驗室經驗，這也是常有的事。佩德森當時還不知道狀況，但現在回想起來，他說讓葛許溫進入他的實驗室是「我這輩子職業生涯最大的錯誤。」葛許溫參與癌症治療工作，有跟到3BP／兔子研究。根據高英熙的訴狀，葛許溫對該實驗的唯一貢獻是把插入兔子肝臟動脈的導管「塞上塞子」。但是高英熙和佩德森表示，他們卻把葛許溫的名字「天真地」列入3BP的相關文獻中。高英熙說，在申請3BP抗癌能力的第一項專利時，佩德森還將葛許溫的名字附上，「完全沒有意識到發明者和論文作者之間存在差異」。因此，儘管葛許溫據稱和3BP的發現與開發關係不大，但他的名字被列進提交的第一份專利申請中。這份專利還與約翰．霍普金斯大學共享，讓3BP可以在美國打入動脈治療肝癌。

第二項專利申請在二〇〇六年由高英熙提出，給予高英熙3BP配方專利權，適用於美國國內外被正子斷層掃描顯示陽性的所有癌症。根據高英熙的說法，她的配方就是一切，3BP只要單獨製劑就可達到癌症治療所需的濃度。此外，該製劑還可防止3BP反應太快，以減輕毒性。隨著官司結束，葛許溫迅速利用他名下的第一項專利創立PreScience Labs公司，公司的使命是：「藉著破壞腫瘤的新陳代謝來開發強大、有效、安全的抗癌藥。」二〇一三年，這家公司獲得美國食藥局的批准，可立刻使用3BP

治療轉移性肝癌患者的第一期研究。根據該公司官網以及二〇一三年對公司總裁傑森・里福金（Jason Rifkin）的電話採訪，他們仍在努力爭取資金啟動第一期試驗。

最後，傷害已經造成了。多年的官司纏訟讓3BP邁向人體試驗的微步移動被擱置。高英熙離開了約翰・霍普金斯大學，離開了佩德森的實驗室，留下不可否認的空虛。曾經活力洋溢的實驗室沒有了明星研究員。但是真正的悲劇不在於小道流言和忙碌律師之間，也不在於傷痛、憤怒、偽善、怨恨；真正的悲劇是曇花一現的空想，這是藏在榮景之下難以言喻的傷害。最能代表這個悲劇真實面的，是高英熙留下的空燒瓶、導流管和其他閒置的器具，它們蒙上一層灰——3BP可以解救患者的真實可能性有多少？能挽救多少生命？沒有人知道。

高英熙失去了工作舞台，離開了十多年來一直生活的環境，她退縮、孤立，只專注自己的工作，只為一個目的。她對3BP以及它的治療潛力發展出近乎母性的依戀，高英熙承認：「我這一生其他什麼事都沒做，這就是我的孩子。」在二〇〇八年夏天，她覺得她的配方終於可以進入人體試驗了。一般而言，在進行更大規模的試驗前，一開始會做一個人的「個案研究」，先確定藥物是否具有療效。高英熙的個案不需要花很長時間去找，二〇〇八年秋天，一個案子自動來找她。她收到一名父親的電子郵件，他的兒子就要死了，做父親的懇求她的幫助。這位父親名叫哈里・弗伍芬（Harrie Verhoeven），兒子叫伊瓦爾（Yvar Verhoeven），他們住在荷蘭的什傑德爾小鎮。在竭盡全力治療兒子的癌症後，近乎絕望地找到了高英熙。這是他兒子的最後機會。「真令人感動，」高英熙說：「我認為 3BP 確實是他兒子的最後機會。」

18 「如果不是親眼看見，我不會相信」

高英熙看著她的培養皿近十年，也驚奇了十年。這十年來食藥局批准的化療藥一個個登上名人榜，3BP 讓那些藥看來都像業餘的，而且那些藥注定經歷接續而來的悲歡離合，嚴酷考驗。3BP 潛力無窮，有很大機會可幫助他人。但青春期的藥物要轉大人就需要進行人體試驗。有效、無效，或被證明有毒。無論結果如何，人體實驗是決定藥物未來的重要一步。

伊瓦爾的故事始於一年前，那時他莫名其妙，覺得自己怎麼一直在打嗝。對於一個青少年而言，說他很煩、倒不如說他很困惑。就這樣打嗝了一個月，又一個月，還繼續打嗝。「別再打嗝了，伊瓦爾！」他的母親責罵他，以為那不過是十六歲孩子的無禮。但又過了幾個月，從剛開始的不便變成可怕的煩惱。他一直打嗝，家人開始認為可能有問題。儘管這似乎只是輕微的消化問題，但他們還是去看了醫生。

醫生同意家人的看法，狀況是輕度脹氣。脹氣的原因就很多了——可能是腸胃炎，也可能吃太辣或喝太多汽水，但這沒什麼好擔心的。醫生開了胃酸抑製劑，然後就把他們送走了。醫生說，當他觸診敲伊瓦爾的腹部時，他覺得男孩的肝臟有輕微腫大。但是醫生告訴他們不要擔心，因為脹氣的關係，肝臟很可能被擠壓到。

伊瓦爾生活如常，和朋友出去玩，練跆拳道，他是荷蘭有史以來最年輕就拿到黑帶的選手，房間擺滿歐洲錦標賽的獎盃和彩帶。

但打嗝依舊，沒有停止，即使在說話間，他也不斷打嗝，藥物無效。

二〇〇八年八月九日，這天一如往常展開。這個夏天的早晨，伊瓦爾和美國朋友連線打線上遊戲。他的父親說：「我先是聽到他在另個房間大喊大叫並咒罵比賽。然後我聽到他痛苦尖叫，所以我跑進房間，他緊緊按住腹部。臉色蒼白，全身打冷顫，流了一身汗。」家人扶他上車趕往急診室。「他痛苦極了。」他的父親說。

在急診室，主治醫生摸了摸伊瓦爾的肚子。他的肝臟、脾臟都腫大，體溫也很高。醫生下令抽血檢查肝酵素，這是衡量肝臟功能的指標。

結果出來了，伊瓦爾爸爸注意到醫生似乎很慌張。醫療小組將伊瓦爾和他的家人請進一間單人房，醫生在那兒說明：男孩的肝酵素比正常值高十五倍。一種可能性是癌症，但才十六歲就得肝癌幾乎聞所未聞。無論罪魁禍首是什麼，它都以驚人的速度突破了脆弱的生物屏障，症狀不是逐漸發展而是說來就來。第二天就安排掃描檢查。

一大早，伊瓦爾做了電腦斷層、核磁共振和正子掃描，所有檢查報告的結果都相同：伊瓦爾的肝臟發現癌細胞。他的肝臟被它吃了，拳頭大小的腫塊占據了器官的九十五%以上。影像顯示疾病異常活躍地增生擴散，甚至蔓延到他的心臟。狀況急轉直下，猶如晴天霹靂，伊瓦爾和家人震驚無措。幾天前才說是找不出原因的脹氣，卻在須臾之間被判了死刑。腫瘤已經大到不能手術處理了，這種緊急情況應該要做肝臟移植，但醫生說即使移植也行不通，因為腫瘤已經擴散得太大，這樣是排不上肝臟移植候選名單的。對於嘗試化學療法的討論非常嚴肅，雖不知結果，但也不得不嘗試。伊瓦爾還太年輕，怎能就送回家等死。即便如此，醫生還是告訴他和他的家人這個殘酷事實——伊瓦爾大概活不到三個月，可能不會活著過他的十七歲生日。

確診後一週，伊瓦爾接到醫生的電話。最後是個好消息。有一種之前用來治療腎臟癌的化療藥「索拉非尼」（學名 **Sorafenib**，商品名蕾莎瓦 **Nexavar**），被批准作為治療肝癌的孤兒藥[8]。這是絕望下的好事，最後一線希望，即使它基本上未經測試，並且伊瓦爾會是有史以來接受此藥的最年輕患者，但這是好事。索拉非尼是新一代的標靶藥物，可以精確攻擊癌細胞的惡意機制，它專門針對酪氨酸激酶，酪氨酸激酶是一組經常與癌症發病機制有關的蛋白質。但是酪氨酸激酶也可以為健康細胞服務，而藥物區分兩種重疊蛋白的能力，會決定此藥的效力和副作用的嚴重程度。

一開始，這個藥物是有效的。至少阻止了伊瓦爾的腫瘤不停擴張的步伐，但結果證明這個初期反應很短暫。這種藥物在整盤棋局中只走了一步，而癌症抵消了它的作用，繼續向前邁進。由於索拉非尼不再有效，伊瓦爾再次絕望。他的健康像自由落體般快速惡化。癌症一步一步有條不紊地摧毀他剩餘的肝臟，向他的血液釋放穩定的有

8｜編按：又稱罕用藥，指專門用於治癒或治療罕見疾病的特效藥物。

毒子彈，使他意識模糊。伊瓦爾的父親弗伍芬是植物分子生物學家，但他辭去了大學相關研究所的工作，全職照顧伊瓦爾。到了晚上他一直在網路上搜尋，盼望能找到有幫助的內容。他取得了先機，由於他的教育和專業背景，他知道該往哪裡找。

他首先搜尋到亞伯達大學的米開朗基斯（Evangelos Michelakis），他是發現二氯乙酸（dichloroacetate，DCA）的人，二氯乙酸曾短暫獲得關注，因為它在多種癌症中的臨床表現具有潛力。「但有人告訴我，伊瓦爾沒有資格使用DCA。」弗伍芬說。

時間緊迫，他將注意力轉移到三溴丙酮酸上。他聽說有臨床前測試，《巴爾的摩太陽報》登了一篇強力推薦文，強調這個實驗藥物的前景，並解釋這個分子如何清除十九隻大鼠的晚期肝癌。這個藥的作用方式不同於傳統的癌症藥物，它攻擊癌細胞的新陳代謝缺損。對這個藥的進一步研究也說明它具有高刺激性的事實，如果使用不當會有危險。這是一種簡單、便宜的分子，在大多化工材料行都可以買到，也不難獲得。他考慮自己訂購，但是他知道配方是關鍵，並且分子的高反應性可能將伊瓦爾推向深淵。兒子已命懸一線，只剩僅存的健康肝組織在苦撐著。

就在那時候，弗伍芬與高英熙聯繫，他認為只有高英熙知道3BP每一個細節，包括正確劑量和正確配方。如果伊瓦爾要獲得3BP，就必須得到高英熙的幫助。但刻不容緩，伊瓦爾狀況很不好，弗伍芬知道每一天都可能是伊瓦爾的最後一天。當他向高英熙解釋情況時，她感動得熱淚盈眶，忍不住對這個絕望父親和他的垂死兒子深表同情。她已經盡可能地調製好配方了，最關鍵在於避免這個令人不安的藥物在體內過早反應。但她覺得 3BP 已經準備好了。

她放下所有事情，將全部時間和精力投入幫助弗伍芬和他的兒子。她得找到願意為這未知藥物開立處方的醫生，事實證明這件事比預期的要難。到處找醫生吞噬伊瓦爾缺乏的東西：時間。高英熙與助手們決定用散彈打鳥的方法，向全美醫生發出五百多封電子郵件解釋這個情況，希望找到一個人就好，只要有醫生有勇氣願意開立這個藥就好。這是大海撈針，新藥要能通過試驗，而最難的就在於找到願意承擔固有風險的醫生。她沒有收到任何回應，只好求助認識的德國醫生朋友，他或許願意幫忙。歐洲醫生比美國醫生擁有更多的自由裁量權，更願意對別無他法的患者使用實驗藥物和治療手段。

高英熙聯繫了法蘭克福大學的醫生湯瑪斯．福格（Thomas Vogl），福格是世界知名的醫療專家，特別專長在藥物輸送的開創性技術 TACE，也就是「經導管動脈化學栓塞術」（transcatheter arterial chemoembolization，簡稱 TACE），這個技術是將一根管子從一條動脈穿到另一條動脈，直到抵達直接為腫瘤供血的血管。它能使化療戰線從遍布全身集中到一地做有力攻擊。五百多名醫生不願開 3BP 這個未知藥，但福格知道這是伊瓦爾的最後機會，因此加緊腳步。但必須通過法蘭克福大學倫理委員會審查，才能取得實驗藥物的管理許可。這一來一往會吞掉另一個寶貴月份。經過數週，倫理委員會繼續進行審議，而伊瓦爾的狀況十分嚴峻，「醫生都不知道他是怎麼活下來的。」弗伍芬說。

福格決定，他必須設法幫伊瓦爾爭取時間，試著用TACE技術至少暫停腫瘤的無情摧殘。福格把導管從伊瓦爾的腹股溝插入動脈，停在腫瘤的供血血管，注射吉西他濱（gemcitabine）和順鉑，這兩種高毒性藥物在肝癌中引起輕微反應，但無法延長壽命。弗伍芬說：「這是絕望的嘗試，只是讓伊瓦爾先挺住，等我們幫他拿到3BP。他病得太重了。」細胞毒藥發揮作用，打退腫瘤的生長速度，替伊瓦爾爭取到一點時間，但這些藥物也使他無時無刻不噁心嘔吐，其實讓他更痛苦。

高英熙知道德國那邊正在等審核批准，所以動身前往德國幫助推動3BP的審核過程。當她到達時，她對眼前一切大為震驚。高英熙說：「當我到了那裡看到伊瓦爾，他的狀態令我震驚。他一身皮包骨，胳膊全是黃色，布滿瘀青。他無法吃飯，插著餵食管，只能坐著睡覺，因為腫瘤太大，躺下時會延展開而壓迫到腹部。他一直嘔吐，吐得太嚴重，所以在旁邊放了一個又一個桶子。」

大家在福格的辦公室討論試驗、劑量、時間和給藥方式。此時高英熙注意到一陣騷動，有人扛著影音器材四處拍攝，原來正在拍攝女星法拉．佛西（Farrah Fawcett）的抗癌紀錄片，佛西的抗癌戰鬥也注意到了福格和他的TACE技術。佛西的癌症非常猖狂，所有的對戰嘗試最後都證明無效。高英熙被她的抗癌故事和堅忍不拔的勇氣打動，於是勸說福格幫助她並開給她3BP。但為時已晚，她的癌症擴散得太廣，已經來不及跨越屏障。

二〇〇九年二月二十九日，伊瓦爾診斷出癌症後的一年零一個月，倫理委員會同意允許他接受實驗藥物的治療。福格和高英熙認為輸入藥劑的最佳途徑是利用TACE。由於3BP的刺激反應，送得越靠近腫瘤越好。高英熙的專利製劑也是關鍵，她將這個過程比作「一層一層地加，加到像洋蔥一樣，再一層一層地剝下來，將活性藥物一波一波地打到癌細胞中」。伊瓦爾的情況危急，兩人決定第一天注射兩次藥劑，總劑量為兩百五十毫升。參加治療的護士說：「當我們替伊瓦爾注射高博士的藥物時，我想是不是要將高博士先送到急診室。因為她被緊張情緒完全吞噬，我們以為她會暈倒。最後，她強撐著待到最後。」除了等待，別無他法。高英熙說：「我很緊張，我終於看到3BP進入人體，完全不知道它是否會有副作用。」

伊瓦爾在兩點接受注射。到了三點，感覺還好，沒有出現立即的副作用。3BP不像其他具有細胞毒性的化學療法，讓你像被一噸磚塊捶打，還激起你一陣陣噁心。到了四點，沒有吐，沒有發燒，沒有出皮疹。

到了五點，伊瓦爾翻了身，抿了抿嘴唇說：「我餓了。」他已經幾個月沒法吃飯了。高英熙說：「當他說自己餓了時，我們所有人都開始哭。那真是令人激動的時刻，也許藥物作用就是如此快。」

一週後，伊瓦爾又藉由TACE接受了一次3BP注射。再一次，沒有觀察到立即的副作用，他可以回家了，但原本輕度頭痛變成神智混亂。弗伍芬說：「他不知道我們是誰，然後變得非常激動不安。」第二天早上，伊瓦爾陷入昏迷。「我打電話給醫院說明情況。基本上院方跟我說，伊瓦爾的狀況已經沒救了，我只能放手讓他走。弗伍芬懷疑醫院是不是了解狀況，救護車把伊瓦爾帶到急診室，這位絕望的父親必須再一次說服主治醫師治療他的兒子。他們猶豫不決，一直想著治療方法，但對於肝癌末期患者，除了提供安寧療法之外，還能做什麼？一個父親的絕望終於讓醫生下令做一系列的血液檢查，撒下天羅地網找出罪魁禍首。他們很快得到答案：氨。大致符合弗伍芬的懷疑。伊瓦爾的氨含量高到破表是因為腫瘤裂解出現的徵狀。這是罕見的綜合癥候，由於大量癌細胞突然死亡，毫無秩序地一直死，有毒物質釋放到血液，才引起氨中毒。3BP不僅工作正常，且效果**很好**。事實證明，腫瘤裂解綜合症的副作用是短暫的，伊瓦爾醒了。醫生看了他一會兒，就讓他天黑前回家。高英熙說：「每個人都十大大鬆了一口氣。」

兩週後，下一次的治療時間到了，他們準備好了。讓伊瓦爾注射Hepa-Merz，這是一種去除多餘氨毒，消除腫瘤裂解綜合症的藥物。他的氨含量開始下降，有力證明這個藥有效，伊瓦爾保持清醒，僅感到輕微噁心。之後五次治療，大約每隔兩週做一次也都進行得很順利。到了夏天，也是開始用3BP治療四個月後，伊瓦爾的體力開始恢復。他的鼻胃管移除了，他可以享受喜歡的食物，可以定時離開輪椅散散步，可以和朋友玩，打電玩，玩到失心瘋時還可以對著電視罵人。

時序到了九月，也是伊瓦爾接受 3BP 治療六個月後，高英熙飛往荷蘭慶祝他的十八歲生日。「那真是太好了，」高英熙說：「醫生告訴他撐不到十七歲生日，但現在我們正在這裡慶祝他的十八歲生日，他每天都變得越來越強壯。」在進行第九次 3BP 治療後，伊瓦爾做了電腦斷層掃描。這次掃描結果要與當初確診時的影像進行比較，以確定 3BP 治療的有效性。結果兩邊差異十分驚人。「治療前」的圖像是充滿惡性腫瘤的肝臟，周圍的淋巴結和脾臟都被癌細胞破壞。「治療後」的掃描圖顯示壞死的腫瘤包囊被正常的淋巴結和正常的脾臟包圍。肝臟周圍的液體之前是充滿自由漂浮的惡性細胞，但如今不復見，這表明癌細胞已徹底根除。沒有活躍的癌細胞跡象，只剩焦土遍野的戰場，甚至連戰場也開始在清理。福格檢測到肝再生的證據，這是從灰燼中誕生的生命。福格談到伊瓦爾的再生肝臟時說：「這是我們從未見過的事。」每個測試都得出相同且必然的結論：3BP 根除了伊瓦爾的癌症。

兩個月後，伊瓦爾接受了佩德森和高英熙的邀請到約翰·霍普金斯大學，對全校一年級的醫學生講述他在 3BP 方面的經歷。他覺得每天都比昨天更好，他的家人甚至計畫趁此機會度個假。演講行程之後，他們要飛去猶他州，租一輛房車遊覽美國大西部。「我們計畫去大峽谷，因為我媽一直很想親眼看看。我則想去拉斯維加斯玩。」伊瓦爾演講結束後和醫學生聊天時說，房車遊覽後，他們打算回到鹽湖城，與家人度過感恩節，然後再飛往紐約進行另一輪觀光，之後再返回荷蘭。

學生們對伊瓦爾及他家人的到來表示感謝。這已經遠遠超出正常想像。「也謝謝你們，我也玩得很開心。」伊瓦爾笑著說。

回家後不久，伊瓦爾得了肺炎。沒有人知道他在哪裡得的或如何得到的。他贏得抗癌戰爭，但是代價很高。不幸的是，沒有人知道這代價有多大；他的父親不知道，他的醫生不知道，高博士也不知道。他大部分肝臟都被癌破壞，即使清除了癌細胞，也只剩下一小部分功能正常的肝臟可以運作，大約只剩五%。儘管伊瓦爾的肝臟正在再生，但他已經元氣大傷，身體無法維持了。

當高英熙敍述伊瓦爾的故事時，數次難以繼續，雙眼滿是淚水，聲音漸小漸弱，情景一如想像在腦海中蔓延。「只要我們讓他一直住在醫療泡泡裡就好了，直到他變得更強壯、肝臟更成熟再讓他出來。」他需要健康的肝臟處理打擊肺炎的抗生素，而這些抗生素對於僅剩的部分肝臟來說藥效太強了。

伊瓦爾並未死於癌症，他染上肺炎不久就做了電腦斷層掃描，體內沒有任何一個地方發現活的癌細胞。他的死不是因為癌，而是因為癌造成的傷害，這兩者是有區別的。與其他學理不同、正在實驗的抗癌藥相比，3BP 創造了奇蹟。福格說：「如果我不是在自己的儀器上親眼看見這些結果，我絕對不會相信。」

二〇〇九年夏天，伊瓦爾的個案測試即將完成，《巴爾的摩太陽報》的文章也刊出了四年，有關 3BP 的驚人發展潛力傳到了高層。佩德森和高英熙認為 3BP 不僅準備好可以進行大規模試驗，且可以一勞永逸地向世界展現有效性。剛好高英熙有一個朋友認識億萬富翁大衛・科克（David Koch），這位朋友知道 3BP 的能耐，有意無意地把這個激勵人心的新藥訊息透露給科克。在談話中，科克表示他有興趣，想知道這種藥是否可以治療攝護腺癌。然後朋友告訴高英熙，科克可能有興趣贊助 3BP 治療攝護腺癌的研究。但為了合作，科克要求高英熙提供初步數據，好判斷這個實驗藥物是否值得他支持。一想到有可能獲得贊助資金，高英熙開始動作，迅速匯集了證據，證明至少在培養皿中 3BP 可以對抗攝護腺癌。

高英熙知道到科克的科學顧問是詹姆斯・華生，因此所有數據都必須通過他。她說：「我將數據交給了華生，然後等回音。」很快華生來訊了，邀請佩德森和高英熙到曼哈頓，吃個午餐討論下一步。在八月的異常炎熱的一天，佩德森和高英熙坐了三個半小時的車來到曼哈頓市中心，走進東六十七街昂貴的法國餐廳 L'Absinthe 和華生碰面。

高英熙問華生，他是否已經向科克報告，不知科克可否資助她的研究。根據高英熙的說法，華生承認他一句話都沒有對科克提，而是把數據直接拿給康乃爾醫學院和紐約長老會醫院癌症中心的主任路易斯・坎特利（Lewis Cantley），而坎特利是生技公司Agios的共同創辦人，這家公司在成立之初就特別專注於癌症的新陳代謝。在高英熙看來，華生似乎是未經她的同意就將數據交給了競爭對手。

她非常震驚，「我給他保密數據，」她說：「他卻完全沒有覺得不對或抱歉。」佩德森說：「午餐會很快變得緊張起來，我只是希望事情能保持文明。」

高英熙說，華生接著就轉了一個方向，向她提出一個新建議。他是尚帕里莫基金會（Champalimaud Foundation）科學委員會的主席，尚帕里莫基金會資金雄厚，致力於健康相關研究，創立者是已故葡萄牙企業家安東尼奧・尚默里・尚帕里莫（Antóniode Sommer Champalimaud）。「華生建議我和佩德森把數據轉讓給基金會，讓基金會『從這裡接手』。」華生打的算盤是拿到3BP，讓我和佩德森安靜走人。」高英熙說。「當然，我很不情願。」

午餐快要結束時，華生卻出乎意料地邀請佩德森到紐約的冷泉港實驗室（Cold Spring Harbor Laboratory）舉辦有關3BP的研討會，這個非營利性研究機構是華生的畢生心血，大半職業生涯都擔任這個實驗室的主任和董事。佩德森接受了。

要去冷泉港的那天到了，佩德森要求高英熙陪他一起去回答現場問題。她說：「在冷泉的演講簡直是一場災難。我的電腦罷工，我從來沒有像那樣停擺過，有四十五分鐘什麼都動不了。當我們最後修好電腦時，電腦只能讀取，所有幻燈片的畫質都非常差，差到幾乎看不清楚。」雖然當時像是災難，但現在回想起來，她卻有不同看法。

「也許這是老天爺在干預，給我訊息，要我不要透露太多數據。」佩德森說：「研討會之後，華生一直纏著高英熙，試圖讓她把配方交出來。」由於華生的企圖可疑，高英熙嚴守祕密。3BP 是目前眾所期待的藥物，但依舊沒找到資金。

離開約翰．霍普金斯大學後，高英熙現在在馬里蘭大學的生技科學園區做事。她的學術生涯已發展為新興的生物技術製藥公司，Ko Discovery，LLC，專門致力於將 3BP 推向市場。充滿活力的生物科技園區是轉換的理想場所，當然，佩德森和高英熙必須在惡水中航行才能到達這一點。過程中，有些傷痕看得到，有些看不到。在這場騷亂中，佩德森和高英熙間的工作關係是唯一倖存的好事，從一開始就注定能互相合作。瓦爾堡兄弟會最後一個倖存者佩德森繪製了目標，讓高英熙將 3BP 應用在癌細胞詭譎的代謝變化中。佩德森是睿智的導師，高英熙是明星學生，他們從未懷疑彼此。無論遭遇什麼，他們都相互支持。儘管他們的合作成果超出想像，但中間的紛亂也超乎想像。3BP 的道路絕非一帆風順。毫無疑問，高英熙在約翰．霍普金斯大學的遭遇對她影響深遠，使她更加警戒，更懷疑他人的意圖。她的親密友人是這樣說的：「高英熙會為了她愛的人做任何事，只要你要求，她甚至會為你徒步走到中國。但我只希望她能擺脫過去，更往前看，她需要走出過去，向前邁進。」

因為訴訟不必要地拖延了 3BP，這是高英熙和佩德森最大的遺憾。一種具有巨大潛力的藥物沉寂了近十年之久，無數人因癌症喪生。與所有新藥一樣，資金是最大的障礙，時至今日，這又比其他時代都難。甚至連佩德森也很難拿到癌症研究的資金了，他最近向國家衛生研究院申請的兩項計畫，都在未經正式審查的情況下直接扔進垃圾桶。二〇一三年一月，就在束手無策的時候，他寫了一封信給歐巴馬總統，說明這一情況，促請資助 **3BP** 的臨床試驗。毫不奇怪，時間過了整整一年，佩德森才收到白宮工作人員發出的制式「回條」，表示此信收到。這對工作夥伴在發現 **3BP** 後所遇到的種種問題，現在看來似乎可以放下了。人們必須相信，**3BP** 獲得試驗所需的資金不過是時間問題。

那天我採訪高英熙和佩德森，從早談到晚上。高英熙一直離開座位，在房間裡忙東忙西，偶爾跑去實驗室照料一些瑣事。她的頭腦一直在超速運行，據說她一天工作十八個小時，當我問她是否屬實時，她沒有回答。她把頭斜向一邊，既不承認也不否認。但當我在凌晨兩點三十六分收到她的電子郵件時，就確認了她傳奇的工作時間。她說：「我很難入睡。我無法關閉自己的大腦。」很明顯，**3BP** 的救命潛力彌補了她的犧牲。當她談到自己所愛，或自己幫助過的人，溫暖的笑容占據她的臉龐。顯然，她對伊瓦爾和他的家人感情深厚，也一直記著伊瓦爾最終死亡的事。她是非常有同情心的人，但很顯然，她拒絕被人牽著鼻子走，也絕不屈服於不義行為。她決定自己的命運，不讓任何心存不善的人越雷池半步。她明顯希望能掌控全局，就連每一天的細節都經過計畫。對朋友也如此，就像請大家吃晚飯，她的內心也有一張密友清單。

現在把話題從過去轉到未來。佩德森找他信得過的會計師和他的兒子（也是會計師，在創業和募款及風險投資方面經驗豐富）接管了有關3BP未來的討論。高英熙已從學術界的科學人才轉變為自己製藥公司的執行長。她不顧食管局的要求和臨床試驗的必經程序，進行一項涉及二十多名患者的試驗，估計需要三百萬美元。有人說要贊助她，「但那不是一個好的贊助要求」，因為它嚴重低估了3BP的潛力。但對她來說顯然不是錢的問題。這是對她工作的認可，也許還包括她不想放棄太多對3BP的掌控，畢竟這個藥是她半生的心血。

其中一件事令人驚訝：3BP的靶標特性是基於癌症的新陳代謝缺陷，以致，只要高英熙想做初級測試，她幾乎可以選擇任何癌症。她說：「如果我們選擇腎臟癌，因為它很罕見，在食藥局這關就會容易一點，花的錢更少，花的時間也較少。但是我們也可以選擇皮膚癌或腦癌。」賀癌平只能瞄準單一類型癌症的二十%，因此在一百七十萬例總病例數中，僅能針對五萬名癌症病例開設處方。伊馬替尼（Imatinib，商品名Glivec癌微可）每年開處方的病例少於九千例，占所有診斷的〇．五%。理論上，3BP可以針對任何「PET陽性」的癌症（這表示著該癌症的己糖激酶II正在過度表達，積極發酵葡萄糖），相當於所有癌症的九十五%（而不具備PET陽性的癌症，可能它沒有生長，或者生長非常緩慢），這層意義幾乎不可想像。如果3BP兌現了諾言，那將是有史以來人類在抗癌路上最重要的發現。

與癌症治療業界的大多數投資相比，3BP 需要的幾乎只是微不足道的資金來啟動，為什麼沒有引起更多人的興趣呢？一種可以徹底改變癌症治療方法的藥物就擺在這兒了，這時候像佩雷曼一樣富可敵國的億萬富翁在哪裡？在基因泰克門前草坪為病人出聲，叫著「只要曲妥珠單抗」的倡議團體又在哪裡？

Chapter 4

Dark Matter

暗物質

癌症的種子在於基因，這已是不需證明的公理。——麥克・畢夏普

重要的是不要停止質疑。——愛因斯坦

對科技迅速發展的狂喜，定調了美國一九九〇年代後期的時代氛圍，那是具有無限可能、經濟擴張、繁榮昌盛的光芒十年。美國聯邦準備理事會主席艾倫・葛林斯潘（Alan Greenspan）精準地將這個時代定義為「非理性繁榮」，以科技股為主的納斯達克指數從一九九五年到二〇〇〇年飆升近七〇〇%，致富只要一夜。

網際網路的新興力量到處綻放，迷得人暈頭轉向，每個人都稱之為「新經濟」。「.com」熱潮處處延燒，投資者說服自己，沒有賺錢的空殼公司還是有樂觀廣闊的前景，只等以後在名字後面加上「.com」，光是股市價值就不只數億美元了。興奮之情蔓延到生物科技領域，眼光遠大的人創辦了技術公司，用好整以暇等股票上漲的美夢吸引大家創業投資，更訴說著未來沒有病苦、沒有衰老的美好願景。

一九九〇年代中期誕生了「桃莉」複製羊，無疑又給這氛圍撒種授粉。這項技術稱為「體細胞核移植技術」（somatic cell nuclear transfer，簡稱SCNT），讓人聯想起16世紀西班牙探險家德萊昂（Juan Ponce deLeón）探險美洲新大陸時發現傳說

中的青春之泉，有了它就能讓自己再以青春樣貌重現。以生物學技術來說，進行克隆（clone，也作生物複製）的DNA是從成年生物的細胞中提取的，然後移植到分離出來的卵母細胞，也就是已去除DNA的卵細胞。如此形成的胚胎，不是演化過程中經過適應天擇的基因混合，它是被克隆的，是成年捐贈者的完全拷貝，然後把這個受精卵種到替代母體，經過妊娠再出生。

令大多數科學家震驚的是「克隆」竟然可行。羊的卵細胞幾乎具有魔力，它包含未知元素，一起運作後就能讓老綿羊的DNA回春，重新排列，回歸原點。在精子與卵子相遇的那一刻，生物時鐘顯示的時間就重新歸零，重啟生命進程的神奇旅程，展開如交響樂般瑰麗繁複的分子排序，創造生命。

DNA具有如此可塑性、柔韌性、還有重回青春且持續永駐的能力，這實在太不可思議，並且它還開啟了一個之前完全想像不到的可能領域。基於科技的無限可能性，新公司迅速資本化。「先進細胞科技」（Advanced Cell Technology）就是這樣的公司，創始人邁克·韋斯特（Michael West）對《連線》（*Wired*）雜誌表示：「我們即將把生殖細胞的永生特徵轉移到人體，並從根本上消除衰老。」「這話聽起來非常誇大，但我相信這些都是事實。」韋斯特並不孤單。「杰龍生技」（Geron）的首席科學家卡文·哈雷（Calvin Harley）說：「我們生下來都是年輕的，有能力使細胞永生繁殖。我們進化的方法是帶著一個必死軀體從生殖細胞系轉到另一個生殖細胞系，但並不一定要這樣做。」

我們正處於轉向新時代的當口，比起其他十年，這樣的集體意念也許更能定義一九九〇年代這個十年，儘管許多眼光遠大的公司所傳播的夢想最終未能實現，但生物科技的爆發讓人們沉盡在狂喜中，甚至相信它會推翻癌症。

二〇〇〇年六月二十六日這一天，科技力量在每個人心中震盪，美國總統柯林頓站在白宮東廳的演講台後，他宣布，測定整個人類基因組序列的計畫在政府推動下已完成草圖。計畫負責人弗朗西斯・柯林斯（Francis Collins）站在柯林頓左邊，右邊站的則是克萊格・凡特（Craig Venter），「塞雷拉基因組公司」（Celera Genomics）的總裁及科學部門主管，凡特成立這家生技公司，就是為了這個還未明確的商業計畫，要以政府之力推動人類基因組序列測定。

「人類基因組計畫」（the Human Genome Project，簡稱HGP）的源起籠罩著陰霾。據說它最初的設想是為了美國在廣島和長崎的放射性惡業所做的懺悔，承諾要追蹤基因缺陷。到了科技已經發展出可以自動測定DNA序列的技術時（這是一種華生和克里克只能在最瘋狂的夢中才想得到的技術），想了解放射線引起的基因缺陷，基因組定序似乎是最佳方法，因此提出國家計畫。即使懺悔是最初的起心動念，這個計畫也很快激發出更大的野心。誠如一九八七年《紐約時報》的一篇文章寫道：「它提供人類生物學的內在洞見，這原本只掌握在上帝手中。」

這個概念太誘人了，無法忽視：這可能是一個基礎，讓我們劍指個人化醫療，成就雄心壯志的新時代。到了一九九〇年，計畫已經完成。人類基因組計畫將以十五年的時間，嘗試對人類基因組所有三十億個鹼基對進行定序。諾貝爾獎得主，哈佛大學教授華特．吉爾伯特（Walter Gilbert）將其描述為「歷史上規模最大，成本最高，最具挑釁意義的生物醫學研究項目。」

詹姆斯．華生會被任命擔任國家衛生研究院基因組計畫的負責人，一點也不令人驚訝。他原本要完成他早在三十五年前發現DNA時就啟動的事，而DNA正是這項生物技術革命的核心。但是他捲入國家衛生研究院是否該允許新定序基因擁有專利的爭議。他認為新發現應該放在公共領域，以便所有人都能受益。他說：「我們不希望任何個人或公司壟斷人類基因有益資訊的合法權益，這些資訊應該用在改善全人類。」他輸掉這場爭戰，被迫辭職。經過一番改組，改由柯林斯出任本案負責人，負責把發現歸納總結。人類基因組計畫花了全美納稅人三十億美元，每人平均都得拿出幾杯拿鐵咖啡的錢。

在此計畫進行的十三年間，與建構基因組完整圖譜同樣重要的是讓基因定序科技的速度和效率明顯提高，或許這才是人類基因組計畫更大的成就。當時，對所有三十億個鹼基對進行定序的成本為五億美元；到了二〇〇七年，這項科技已經進步到定序整個基因組成本為八百九十萬美元。而今日，只要花五千美元，只需兩天就能辦到。

9｜譯註：這是指英特爾創辦人戈登．摩爾（Gordon Moore）對半導體產業發展的描述，認為電晶體的集成數量每十八到二十四個月會增加一倍，性能提升百分之四十。

專家預期很快就會達到傳說中的「千元」基因組，排序高效率的步伐打破摩爾定律（摩爾定律是一個對計算效能驚人提高的狀況描述）[9]。到了二〇〇〇年，隨著人類基因組計畫進入最後一輪，定序機器很快閒置，一種誘人的可能性出現了：**是否可以對癌細胞的基因組進行定序？**許多人都在想這件事。柯林頓在演講中承諾，這是一場針對「疾病的診斷、預防和治療所做的革命，就算不是所有疾病，也是人類大多數的疾病。」這場革命的出發點**可能**就是癌症。

二〇〇五年冬季，備受期待的公布時間到來。國家衛生研究院在華盛頓特區舉辦新聞發表會，宣布「將竭盡全力，應用基因組的分析技術，尤其是大規模基因組定序的技術，來加快我們對癌症分子基礎的理解。」這項由政府推動的偉大計畫命名為「癌症基因體圖譜計畫」（The Cancer Genome Atlas）。名稱縮寫TCGA也巧妙代表遺傳密碼的鹼基對縮寫。

TCGA是由多國實驗室代表組成的聯盟，並由約翰·霍普金斯大學的伯特·沃格斯坦（Bert Vogelstein）領導的實驗室協助，該實驗室雖由私人資金資助，但與政府資助項目同時進行，這是彼此互補而不是與財團競爭。

19 「有可能搞清楚這樣的複雜性嗎？」

沃格斯坦生於一九四九年，小時候安靜冷漠，喜歡翹課，一個人躲到圖書館，沉浸在科幻小說中。因為數學才能非常出眾，他的大學教授說服他繼續念研究所攻讀數學。

但是他很快意識到，他想從比較內在的角度對人類生活產生影響，因此轉換跑道去學醫，於一九七四年畢業於約翰・霍普金斯大學醫學院。他很快發現自己真正熱中的是醫學研究。他喜歡神祕事物，也愛追求解答，而且他太擅長於此，所以成為全美資金雄厚、生產力超高的癌症實驗室負責人。沃格斯坦實驗室的超高產能都要歸功於他的領導。他並不統治實驗室，而是像指揮大師一樣引導團隊發揮。他的學生跟他一樣，將研究發現的工作視為藝術，每個人都被這份工作的深遠意義所觸動。他為他的團隊創造有活力的環境。他很清楚不受羈絆的思考空間才能激發創造力，所以在實驗室裝了乒乓球桌，還與同事共組樂團。沃格斯坦為人低調謙遜，讓人感到輕鬆自在。除了他迷人的天性之外，他的思維方式也讓人印象深刻。他像數學家一樣思考：數字、機率、相關性、模式、關係，對稱性和不對稱性。

沃格斯坦如耀星升空一般在一九八九年大放光芒，他的實驗室發現 **p53 蛋白突變**在癌症中的重要性。p53 是癌症中最常見的突變基因，半數以上的癌症病例都可找到 p53 的存在，可說是致癌基因的代表。

根據二〇〇三年科學資訊研究所（Institute for Scientific Information）的數據排名，沃格斯坦是二十年來論文被引用次數最多的科學家。隨著他獲獎無數，投在他身上的錢也多到嚇人。當今之世，在生物醫療學術界獎金最豐厚的「突破獎」（Breakthrough Prize），於二〇一三年選出首屆十一位獲獎人，沃格斯坦就是其中之一。（生命科學突破獎頒給每位得獎人三百萬美元獎金，是諾貝爾獎的兩倍多。突破獎的成立者是四位網路公司巨頭，包括：俄羅斯企業家兼慈善家尤里．米爾納〔Yuri Milner〕、Google 創辦人之一謝爾蓋．布林〔Sergey Brin〕，以及布林的妻子安妮．沃西基〔Anne Wojcicki〕，她也是基因技術公司 23andMe 的老闆；再加上 Facebook 的創辦人馬克．祖克柏〔Mark Zuckerberg〕。沃西基對《泰晤士報》表示，突破獎旨在獎勵「有遠見，敢冒險並對我們生活產生重大影響的科學家」。）

也許沃格斯坦的存在對整個九〇年代乃至千禧年實在太重要，因為他塑造了癌症作為基因疾病的形象。到了二〇〇六年，隨著大規模基因定序儀器的問世，開始構建大膽的癌症圖譜新任務，無論沃格斯坦是否願意，他都成為這個龐大計畫的代言人。

資金到位，國際財團組織完成，沃格斯坦的團隊準備就緒，癌症基因組的定序工作於二〇〇六年秋季啟動。定序結果一開始如涓涓細流，然後加快，研究人員急切地分析數據，尋找導致特定癌症的突變指紋。

舞台已按照科學家早在十幾年前就預想好的樣子搭設。子宮頸抹片的發明者喬治·帕帕尼科勞（George Papanikolaou）醫生和其他人都注意到，癌症不是一出現就長成這樣，它是會按照可預見的歷程逐步朝向惡性腫瘤發展的。帕帕尼科勞注意到，在子宮頸癌惡性癌變之前，前惡性細胞群會突然爆發，突破正常生長的限制。儘管它們尚未侵入，但也很容易看出它們即將揚長直入，不受阻攔。

受到這個觀察的啟發，在八〇年代和九〇年代，沃格斯坦開始將他在臨床上觀察到的癌變過程比對出個別基因變異，從而將因果聯繫起來。他決定聚焦於結腸癌，結腸癌跟子宮頸癌一樣，臨床醫生也注意到結腸癌的發展是分階段進行的，有時需要數十年才能達到晚期，也就是侵犯階段。沃格斯坦從患者身上收集到四種不同進展階段的組織樣本，然後把樣本中的突變篩選出來。儘管當時的技術還無法把樣本裡所有的突變全都篩出來，但他隱隱然發現，每個階段都可以和某個基因病變相符合。突變研究隨著臨床進展亦步亦趨向前，找出了突變在各種階段的有序模式。這是個在理論上會令人高興的想法，與當前的癌症理論完美契合。從所有可能性來看，沃格斯坦揭示了癌症是由一系列越來越嚴重的突變所驅動的過程。癌症不僅在突變進程上是可理解的，而且還表現出一種時程規制，以既定步伐在時間軸上移動。沃格斯坦將癌症的印象描繪成一種有序疾病，這是可以理解的。這就是科學家期待人類基因組計畫數據資料湧入時能看見的事：每一種癌症都是「如沃格斯坦的」模型，有整齊序列的突變，顯現細胞從正常轉到病變的獨有特徵。

但分析過人類基因組計畫的數據後，研究人員很快意識到，突變的整齊序列並不存在，即使沃格斯坦的模型告訴研究人員該找什麼。更令人震驚的是，數據無法顯示任何一致的模式，而且數據一定程度是隨機的，這讓每個人都感到驚訝。癌症一直以複雜性為其特徵，但研究人員認為，在突變的基本層面上，混亂是可以轉向清晰的，只要理解就會克服困難。努力了一個多世紀才走到今天，一切都仰賴「癌症是基因疾病」這個教條信仰。似乎潮流影響研究人員的思路偏好，才策動這個計畫想了解癌症全貌——憑藉這個有史以來最大規模的政府計畫，只要一年就可以揭示癌症本質——但癌症改變了規則，這讓科學家認知的癌症基因知識全都散落風中。

要了解癌症生物學現在所處的境況，必須檢查人類基因組計畫的數據資料；數據的意義和結果對現況影響深遠。

沃格斯坦的實驗室於二〇〇六年首次發表大規模篩測的結果，他們從乳癌和結腸癌樣本對個別腫瘤進行系統性篩檢，找尋體細胞突變。結果令人驚訝：幾乎沒有發現以前不知道的致癌基因。原本以為會鑑定出新的關鍵致癌基因，只是沒有人能確定數量有多少。然而事實並非如此。也有一種可能，說不定像沃格斯坦和溫伯格這樣的實驗室已經做得很徹底了呢！畢竟花了數十年功夫，說不定找到的致癌基因比研究人員想的要完整。

一開始做的研究相對有限，他們並沒有對人類基因組的兩萬個基因進行定序，之後做的研究會更全面，一定也會揭示更多。二〇〇七年，沃格斯坦實驗室對乳癌和結腸癌的樣本進行大規模定序，研究得比之前更深入，試圖剔除引起常見癌症的少數基因。但與前一年一樣，結果公布，狀況依舊不如預期。

沒有發現新的致癌基因。但沒有哪個突變被確定是造成癌症的決定性因素，體認到這個事實則更令人不安。體細胞突變理論若要成立，就必須找到能解釋特定癌症之所以會啟動的突變模式——一定要先有原因才能解釋後續作用。然而，逐步進展的突變好像根本就不存在，開啟和驅動癌症的決定性突變因人而異。有一種指標稱為**「腫瘤間異質性」**（intertumoral heterogeneity）說明突變的差異程度，也就是把變異性量化。如果從十位結腸癌患者身上分別提取的結腸癌樣本裡均包含相同的致癌基因A、B、D、F，則腫瘤間異質性差異為零，因為所有樣品皆包含相同的突變。但是，如果在樣本一中找到致癌基因A、B、D、F；在樣品二中找到致癌基因M、R、Q、K、Y；而樣本三的致癌基因只有Z，依此類推，腫瘤間異質性就很高，因為每個樣本的致癌基因差異很大。

癌症基因體圖譜計畫揭示的腫瘤間異質性之高，震驚了所有人。這表示無法確定啟動癌症的單一突變，也找不到引發癌症的突變組合。除了一些經常被找到的致癌突變基因外，它的隨機性也讓人害怕。一組研究針對十一名乳癌患者和十一名結腸癌患者，將他們的腫瘤進行定序，篩檢了超過一萬八千個基因，幾乎是此計畫一開始的四十倍，也是迄今最詳盡的定序。但結果讓沃格斯坦驚訝不已，這個計畫進行了兩年，看到癌症基因組似乎是隨機的。他提出一個問題，一個每個人心中都有的問題：「有可能搞清楚這樣的複雜性嗎？」

定序技術不斷進步，變得更快、更便宜、更準確。在財團支持下，研究團隊重新武裝整備，決心繼續下一步的胰腺癌研究。二〇〇八年，沃格斯坦的研究小組從二十四例患有胰腺癌的腫瘤中定序了二萬多個基因，幾乎是人類基因組中所有可預測的蛋白質編碼基因。但只看到更多相似，還是沒有發現任何有意義的新突變，而且他們發現的突變也不能確定是癌症的絕對原因。就像結腸癌和乳癌的研究一樣，出現令人吃驚的腫瘤間異質性。體細胞突變理論若要維持，則必須進行修改。

20 典範轉移[10]

沃格斯坦知道體細胞突變理論遇到麻煩。他的致癌模型一直是：一連串依序突變是癌症原因，而如今收集到的數據已足夠把他的模型報廢。所以他調整了原始理論，聲稱不是一組特定突變導致特定癌症，而是有些突變會引發某些生物系統功能失調才引起癌症；這些突變與癌症的特徵有關，如失控擴散，細胞無法正常凋亡和組織浸潤。沃格斯坦認為，癌症一定是細胞系統疾病。一個既定系統可能需要二十個左右的組成基因才能運行，所以致癌理論如下：如果一個組成基因因為突變而失去功能，整個系統就無法運作，讓細胞往惡性腫瘤更近一步。就像汽車中的離合器需要很多零件才能使整個系統正常運作，但是如果其中一個零件損壞了，整個離合器系統就無法運作了。

少數癌症生物學家聲稱，這是理論出錯後為了配合數據所必需的臨時修改。當然，這是定義範圍大或範圍小的問題，調整一下讓數據更容易切合理論。其他人則認為將癌症稱為「系統疾病」是完全合理的，細胞運作的確是複雜系統，癌症可以歸類為系統運作異常的疾病，但必須有數據提供驗證。

10｜編按：paradigm shift，出自美國科學哲學家孔恩（Thomas Samuel Kuhn）的代表作《科學革命的結構》（1962），意指在信念、價值或方法上的轉變過程，在新基礎上重新創建研究領域的過程，過程漫長且複雜，科學上則標誌著有如科學革命般的進步。

對於二〇〇八年的胰腺癌研究，沃格斯坦寫了一篇文章，說明體細胞突變理論將典範轉移，他表示：「從理智的角度來看，這種理解途徑有助於讓非常複雜疾病變得有序且能基本理解。」將修改理論應用在研究上，確定胰腺癌是由十二種不同的生物系統功能障礙所引起。對於這個修正理論變得如此平淡，人們都投以批評眼光。在這種情況下，原始論點似乎已經稀釋淡化了。原來，與胰腺癌有關的發病機制有十二個系統，作者還得用一些想像力才能把突變分配到這十二個發病機制裡去；這似乎得因為這些突變基因是某系統基因的「朋友的朋友的朋友」，才能和該系統牽上線。連作者自己都承認，「我們不能確定每個已知突變都在發病相關途徑或程序中扮演功能性的角色。」與其讓複雜疾病變得有秩序，不如說作者可能在某種程度上正在製造秩序。

儘管感到困惑，但癌症基因體圖譜計畫仍然堅持不懈。沃格斯坦的實驗室在二〇〇八年秋天發表了「多形性膠質母細胞瘤」（glioblastoma multiforme，簡稱GBM）的定序結果。GBM是一種惡性腦瘤，研究團隊從二十二個腦瘤樣本中定序了二萬多個基因，發現一種新的致癌基因在十二%的樣本中發生突變，沃格斯坦的團隊將此發現稱為「一種有效的驗證，證明對腫瘤進行全基因組分析是有效用的。」結果告訴我們，造成GBM的原因是基因突變引發了三個核心生物系統失靈。但是與胰腺癌的數據一樣，仔細一看，事有蹊蹺。研究中沒有一點能夠驗證癌症的體細胞突變理論，甚至連修正過的系統當機版也驗證不了，完全無法總結突變是啟動癌症的根本原因。照理說GBM應出現讓三個生物系統失靈的突變，但在二十二個腦瘤樣本中，只有四個樣本出現讓三個系統失靈的突變；九個樣本出現讓兩個系統失靈的突變；五個樣本出現讓一個系統失靈的突變。最重要的是，有一個叫做Br20P的樣本，連一個會讓這三個系統失靈的突變都沒有發生，但這個樣本來自GBM惡性腫瘤末期案例。新改版的體細胞突變理論仍無法周延適用，但大家對此默不作聲的態度也真讓人訝異。不管是原始的體細胞突變理論或改版後的新理論，只要其中之一說得通，都不該出現樣本Br20P。

二〇一三年，迄今最全面的定序數據發布了，一百份乳癌樣本中定序了超過二萬一千個基因。但對於癌症體細胞突變理論，這也是目前最該被譴責的數據研究。作者向定序數據的複雜性表示敬意，並宣稱：「乳癌突變的癌症基因和突變進程的全貌越來越清晰，人們對這種疾病的複雜性和多樣性也更有清楚的認知。驅動突變可在眾多癌症基因中作用。少數幾個是常見的突變，但有許多不常見的突變基因在無數種不同組合中共同扮演了重要角色。」

這段陳述並未如實傳達此研究在乳癌或多數癌症類型中發現的突變複雜性。從一百個定序的樣本中，有四十四個突變基因與乳癌的腫瘤生成有關。在單個乳癌中，發生突變的致癌基因最大數目為六個，但在二十八個病例中，只顯示一個驅動突變。這段說明值得讓我再說一次：**二十八個案例僅顯示單個驅動突變**。這個數據是對癌症體細胞突變理論所預測的每一件事都公然打臉。沃格斯坦的模型宣稱癌症標誌性的共同特徵是一系列有進程的突變，從來沒說過在成熟癌症中有單一驅動突變，但就是有。

更糟糕的是，作者有一件事明顯沒說，他完全沒有提到有五個樣本壓根沒出現突變。**找不到**驅動突變，但就像樣本 Br20P 一樣，癌是活生生的惡性殺人細胞，在組織學上應該與其他樣本相同。同理，如果癌症體細胞突變理論是對的，就不可能出現這樣的樣本。研究結果反而暗示，一定有突變以外的其他因素正在引發並驅動癌症。

這個計畫已經進行四年了，是時候停下腳步反思數據了。華盛頓大學的生物化學疾病理學教授拉里・洛布（Larry Loeb）及其同事在二〇一〇年寫了一篇題為〈人類癌症突變的異質性：起源和後果〉的文章，企圖總結迄今所學到的事。洛布認為這就是「房間裡的大象」，問題明明在哪裡，大家卻假裝沒看到。他說：「對於某些人來說，令人驚訝的是人類腫瘤出現超乎預期大量且多樣性的突變。」他已經直指問題核心。顯然，腫瘤間異質性或不同樣本間突變的多變性，是癌症最深刻重要的特徵。每個人的腫瘤幾乎都是獨一無二的，就像指紋與雪花。

洛布還注意到有一塊開門就見的絆腳石——攻擊人類DNA的自發突變率與已知的癌症發生率無關。事實證明，DNA的自發突變率非常低，突變是罕見、極少發生的事。並且，細胞經過千古演化，已經發展出完善而精緻的機制，可以預防DNA突變或修復DNA突變。洛布說：「到目前為止，已經鑑定出一百多個DNA修復基因。」細胞配備大量武裝，包括豐富的修復性蛋白，這些修復性蛋白很多都具有雙重職責，唯一目的是一次又一次地掃描基因組全部範圍，以確保DNA複製的保真度。根據洛布的計算，幾乎少之又少的突變能穿過細胞的修復系統。這為癌症體細胞突變理論帶來了難題。洛布對人類的低突變率和癌症高發生率感到困惑，問了一個至關重要的問題：「因此，如果需要多達十二種不同的突變才出現癌症……計算出的突變率又如此低……那麼人類一生中到底怎麼出現癌症的？」為了回答這個問題，科學家被迫提出新的假設。

癌症若要應運而生，也許第一個突變必須發生在負責DNA修復的基因中，致使細胞預防未來產生突變的能力降低。幸運的罷工增加了其他變異無法修復並「卡住」的**可能性**。這個理論仍舊承認癌症可能是由突變過程引起的，其他人則以簡單的邏輯反對這一想法：如果突變事件如此少見，為什麼細胞更傾向於用進化來阻止它們基因突變呢？正如一位研究人員說的：「這就像雇用貪污的銀行出納員。」

即使洛布無法解釋突變過程如何導致癌症，但他注意到癌症基因體圖譜計畫揭露的腫瘤間異質性是如此之大，因而對其衍生出的治療方式有令人擔心害怕的見解。由於突變因患者而異，因此沒有一致的治療靶標。當目標因人而異時，製藥化學家如何才能將癌症歸零？「要合成和測試足夠的小分子抑製劑，用以對抗疑似腫瘤驅動因子，那甚至是一半的激酶，這是一項艱鉅的任務，其規模可能超出我們目前的藥物開發和監管能力。」洛布描繪出慘淡景象。由於腫瘤間異質性的巨大差異和微量的突變率，不僅難以解釋癌症的起源，並且後續變成只要確定了自身突變，就將突變作為標靶，這條路可能是徒勞無功的。洛布總結了數據顯示的結果：「每個腫瘤中都有大量的突變，而且非常、非常難確定哪個突變是致病的。我們沒有足夠的有效藥物來針對單個腫瘤內的突變基因譜。在癌症中發現的突變複雜性確實令人心生畏懼。」

像洛布一樣，沃格斯坦也知道必須解決撲朔迷離的基因複雜性。在二〇一三年的一篇論文中，他談到癌症基因體圖譜計畫數據存在的問題。他解釋說，全基因組定序技術遠非完美，並證明有十五%到三十七%的假陰性率。但是，即使考慮到潛在的出錯率，數據仍然無法在因果之間明確劃一條直線，需要另一種解釋。沃格斯坦在文章某段中提出了解釋，認為這是「暗物質」。

一九三〇年代，人們注意到星系的軌道速度（包括我們銀河系的軌道速度）是說不通的，星系旋轉的速度比牛頓力學所預測的要快得多，一定有一些看不見的東西在作用。一種解釋是，假設存在一種看不見的物質，稱為「暗物質」，它是瞬息出現、未被發現，卻能影響我們周遭宇宙的物質。如今物理學家仍在找尋這個物質的蹤跡。離我家四十英里有個東西，正是這八十年來尋找暗物質的最新化身。在南達科他州黑山的一處廢棄金礦中，有人正竭力建構探測器，希望能捕獲這些難以捉摸的粒子，並進一步增進我們對宇宙的了解。

沃格斯坦從天文物理學借用了「**暗物質**」一詞來說明癌症基因體圖譜計畫出現的理解空洞。他知道某些含糊不清的假定過程正在致癌，這妨礙了人們對癌症的全面了解。他問：

在兒科腫瘤，就如髓母細胞瘤之類驅動基因突變的數量很少（零到兩個）。在常見的成人腫瘤（例如胰腺癌、結腸直腸癌、乳癌和腦癌）中，驅動基因突變的數量通常為三到六個，但有些腫瘤只有一個或兩個驅動突變。若要以廣泛接受的觀念來說，這怎麼解釋腫瘤的發展進程需要數十年才會有多個連續基因改變？這些落失的突變在哪裡？

他推測，答案隱藏在癌症版的暗物質中，但研究人員把暗物質排除在研究之外。現在要了解癌症的起源，首先必須找到暗物質。它是什麼？它在哪裡？每個人都在猜。

癌症基因體圖譜計畫揭示的腫瘤間異質性，就像一記警鐘；而沃格斯坦沒找出的突變，則召喚了能暴露癌症特徵的新科技，這更讓人大夢初醒。癌症基因體圖譜計畫催生出下一代的定序技術：能夠做「深度定序」的機器。顧名思義，深度定序儀做得就是深度定序，它從個別患者的單個腫瘤中提取前所未有的突變信息（這裡的**深度**是指機器能在同一腫瘤內挑出各個細胞間準確發生的突變）。存在於同一腫瘤不同細胞間的突變差異程度稱為「**腫瘤內異質性**」（intratumoral heterogeneity）。腫瘤內異質性反映出每個腫瘤不同的「個性」。腫瘤內異質性較低，意謂著這個腫瘤比較無聊，在細胞間具有相同的突變；而腫瘤內異質性高，則表示這個腫瘤就像罹患無法預測的精神分裂症，突變在細胞間的變化顯著。

深度定序顯示腫瘤很少是無聊的，大多數腫瘤都是均質的（uniform，相同突變遍及整個範圍）。結果大多都是複雜程度驚人的馬賽克圖，整個腫瘤從一個細胞到另個細胞存在各種各樣的突變。當定序儀開始深入單個腫瘤的突變情況後，可明顯看出，腫瘤不僅在人與人之間存在巨大差異（此為腫瘤**間**異質性），而且在同一腫瘤內也出現巨大差異（此為腫瘤**內**異質性）。

體細胞突變理論是一種描述腫瘤進展的單一模型。根據體細胞突變理論，癌症從**克隆**開始，**克隆**一詞表示腫瘤內的所有細胞都是單個細胞的後代。根據該模型，當單個細胞首次受到致癌基因侵襲時，癌症就開始了。隨著時間過去，這個一模一樣的細胞最終會累積突變而變成其他致癌基因，據推測，每個致癌基因都會把細胞往成熟惡性腫瘤的方向更推進一步。隨著腫瘤生長，原始克隆的分支細胞自己又會產生突變。然後，隨著分支細胞的分裂和擴展，就出現了一個新的、由原始克隆分支分出的亞克隆癌細胞群，它的突變特徵與原始克隆不同。腫瘤在生長進程中演化和變態，慢慢燉出一團複雜性以指數成長的壞傢伙。

如同大家一直在找的，也正如洛布暗示的，腫瘤間和腫瘤內異質性對癌症治療造成的影響也太深遠了。腫瘤裡有不同的亞克隆細胞群，導致藥物的設計幾乎不可行。藥物或許可以針對某一系統中的一個特定突變，但面對同一系統內含有其他一堆突變的亞克隆細胞群，藥物無效。水管漏水了，製藥師可能先用手指堵住這個破口，但一眼瞧見幾英寸遠的地方水又噴出來，如果堵住這兩個破口，毫無疑問一定會破第三個洞。誠如一位記者這樣描述，腫瘤內異質性使藥物設計成為「打地鼠的遊戲」。某位著名科學家宣稱，腫瘤內異質性代表了癌症基因組最重要的臨床特徵，對於這種以標靶取向的癌症治療方法，他肅然地說：「就算老樹倒了或被砍伐，還是有好多幼苗生生不息，正好取而代之。」

異質性家族的最後一個成員是「**轉移間異質性**」（intermetastatic heterogeneity）：在原發性腫瘤細胞和已轉移的遠端腫瘤細胞間，觀察到兩者之間有突變異質性。腫瘤內異質性存在於單個腫瘤範圍內；轉移間異質性說的則是當癌從一個部位轉移到另一個部位，就增加了突變的複雜性——癌可能轉移到全身各部位。一個典型的轉移性病變最多可有二十個突變，而同一患者的各個轉移發生的突變都不會一樣。

除了明顯的治療意義外，腫瘤內異質性和轉移間異質性在理論上也值得探討。如果癌症的發展是由於單個細胞內關鍵致癌基因的連續突變所引起，那麼每個腫瘤都必須帶有這個發展過程中無法去除的特徵。想像一下腫瘤進化是一棵家族樹，樹幹代表了整個家族代代相傳的創始突變（founding mutations）。如果突變是導致疾病發作的單一事件，那麼每個腫瘤都必須有一棵代表創始突變的樹幹，而創始突變就是刻在每個細胞上的獨特簽名。然後新突變在後續幾代隨機出現，創始突變依然保持真我，滲透到每個細胞中。但如果研究人員證實了有些病例沒有發現創始突變，那麼癌症體細胞突變理論就會四分五裂。

沒有發現創始突變，剩下的唯一結論就是，也許某些不是突變的東西，或是沃格斯坦所謂的「暗物質」，才是驅動這個疾病發病的原因。如果癌症是由粒線體受損引起的，突變很大程度就是這種疾病的副作用，若是如此，也許大家就不用期待在整個樣本中找到一連串的創始突變了。突變可能是粒線體缺損導致細胞失控生長之後才出現的。癌症的兩種模型：體細胞突變理論和代謝理論都允許突變具有不同的進化途徑。腫瘤內基因定序可使研究人員穿越時間追蹤癌症，回到腫瘤的最開始，也就是腫瘤的「大爆炸」事件。

為了尋找創始突變，研究人員必須進行特殊類型的定序。樣本包括同一個腫瘤內部各個不同的點及轉移出去的各個不同點。英國一個研究小組正在這樣做，對原發腫瘤樣本內部不同位置進行定序，從而測量腫瘤內異質性的程度。他們還對轉移部位的樣本進行定序，以確定有多少轉移間異質性。這類定序提供了癌症從「出生」到童年、青春期，再到成熟期的動態圖像。結果就是，既能顯示腫瘤的「生命史」，又能窺看癌症啟動之初的性質。

倫敦弗朗西斯・克里克研究所的查爾斯・史旺頓（Charles Swanton）博士領導的研究團隊，正把關注焦點放在腫瘤內和轉移間的基因定序，讓理論更充實。他們的工作讓研究人員可進入時光機，跟著突變回溯到腫瘤的開端。史旺頓對腫瘤的突變演化非常感興趣，一方面是因為它的理論意義，另一方面則正如他所說，「如果能夠了解腫瘤演化方式，就有機會在治療上領先於腫瘤。」史旺頓將探索腫瘤的演變比喻為以3D模式與西洋棋大師對奕，這是一場極其複雜的智慧之戰。

先不論是否有治療上的後續意義，當史旺頓追溯單個腫瘤內的突變，回到突變起源時，他注意到了異常現象。他說：「我建議遠離腫瘤演化的線性模型，因為大體而言，這些模型過度簡化了正在發生的事。」當史旺頓跟著突變回到腫瘤起源時，他遇到了一些「令人印象深刻」的數據。目前數據尚未公布，但他說結果絕對「顛覆你的想法」，一旦公布，將「引起一些爭議顛覆我們的思考」。關於確切導致癌症的突變事件，史旺頓說：「我不確定我們是否理解它，這太過複雜。」

大體而言，他們發現似乎一開始引發癌症的驅動者比以前想像的要少得多。有些案例的「創始突變」或「主幹突變」只有單一驅動因素，這一事實使得具有排他性的癌症突變起源受到質疑，並導致沃格斯坦推測暗物質。儘管這不是癌症代謝理論的直接證據，但如果起源是代謝而非遺傳，這就是人們會看到的情形。可以肯定的是，就算只看腫瘤內異質性，它對體細胞突變理論也是不好的現象，增加一堆矛盾。

沃格斯坦希望癌症是可理解的。就像任何數學家一樣，他希望癌症適用於某種模式並表現出一定程度的秩序。隨著癌症基因體圖譜計畫接近完成，一個問題貫穿了癌症生物學的核心：如何將驚人的異質性差異和不見蹤跡的突變與排他性的癌症基因起源緊密相合？怎麼可能僅僅靠著突變就能確定某型癌症的起因？沃格斯坦一生致力於癌症的基因學研究，最終他做出一個簡單解釋，這是一種讓數學家感到滿足的解釋，他也以此脫身。他總結了讓他失望的癌症途徑：「我同意這可能會令人非常困惑，但是你必須從上往下看，從樹上俯瞰森林，我必須那樣看，否則我必定迷路。」

沃格斯坦留了一點餘地，儘管充滿了理論意義，但他的研究本質上是實用的。「看到那邊的建築物嗎？那就是癌症病房，這就是為什麼我們要做我們正在做的事。在那棟建築物被清空之前，我不會停止。」由於這種使命感，他將實驗室的研究重點從基本定序轉向癌症早期診斷的臨床應用。「我們已轉向癌症的早期診斷，我們認為在對五千種癌症進行定序後，可能會藉著對另外五千種癌症進行定序，學到更多……然後會出現一個有趣的時期，會到一種……好吧，我們有眉目了，但並非什麼都知道的階段。但什麼時候又該跳起來說，好了，是時候該做什麼事了？我們認為已經是那個時候。也許我們還沒到，或許我們哪都到不了，但我們認為是時候該做大躍進了。」

癌症基因體圖譜計畫顯示癌症的面貌是扭曲的，是一張模糊的圖像，沒有邊界。

即使在系統理論的寬鬆範圍內，以突變作為主要論述的癌症體細胞突變理論仍未歸入可預測的模式。令人困惑的腫瘤間異質性無法讓癌症起源最終定為一組特定的突變，它把癌症描繪成一種隨興所至、毫無規則的疾病，是一種反覆無常的怪物，沒什麼因果關係。腫瘤內異質性也無法使圖像清晰，只讓研究人員朝向原始樹幹追蹤腫瘤的突變「家譜」時，更陷入五里霧中。答案就在沃格斯坦所說暗物質的模糊領域，僅用它當成癌症起源的解答，但倘若研究人員開始去揭露它的樣貌時，又會發現什麼？

21 烏龜和野兔

到了二〇一〇年，癌症代謝理論逐漸受到關注。一方面，你會看到癌症改變代謝的論文在科學期刊中不斷出現。無論研究人員是否喜歡，都無法忽略。

例如，癌症基因體圖譜計畫最有意義的發現之一，是沃格斯坦在二〇〇八年發現的致癌基因「異檸檬酸脫氫酶」（isocitrate dehydrogenase），出現在十二%的膠質母細胞瘤病例中，這種特定致癌基因的功能十分有趣。異檸檬酸脫氫酶是一種酶，通常是氧化產能的關鍵組成部分。這個可連結到致癌基因突變的發現，與產能缺陷直接相關。

接著出現一例奇怪的案例，二甲雙胍（metformin）藥物案。二〇〇六年一項回顧性研究發現，服用二甲雙胍降低血糖的第二型糖尿病患，他們的癌症發病率也大大降低了，這讓全世界的研究人員都感到震驚。儘管尚不清楚二甲雙胍如何預防癌症發展的確切細節，但幾乎可以肯定它是因為新陳代謝而有作用的。

此外，除了戒菸和避免其他致癌物等明顯的預防措施外，降低癌症總發生率的唯一確定方法是控制熱量或定期禁食，這種做法已知可以修復粒線體。又一次，這又把癌症原因和新陳代謝連結起來。

科學事實正在使研究人員加速火力奔向癌症的代謝理論，無論他們是否喜歡。「癌症代謝理論之所以再生，是因為發現了異檸檬酸脫氫酶等基因。並且 **p53** 和 **KRAS**（另一個著名的致癌基因）都與癌症代謝有關，因此引起很多人關注。」沃格斯坦這樣說。

就像烏龜在長距離賽跑中追趕疲倦的野兔，癌症代謝理論似乎終於趕上了跛腳的體細胞突變理論。其他人則承認兩個理論之間的模糊地帶，其中值得注意的是美國癌症學家羅伯特．溫伯格。

一九九〇年代末期，除了維蕭對癌症病理性增生的鬆散描述外，癌症仍然是看不見臉的野獸。這時候溫伯格坐不住了。一九九九年秋天，一場癌症生物學會議在夏威夷舉行，溫伯格和某位同事徒步走過火山床，他們談到癌症的混亂複雜性如何主導對這個病描述。他們仍然認同，癌症有支配規則，一定有模式，一定表現出某些一致性的特徵。

接下來幾個月，夏威夷會後的想法在溫伯格的腦海盤旋。依照他的想法，他將癌症複雜性降低為六項基本原則，用「標誌」（hallmarks）說明癌症最突出的特徵。他將這些原則發表在二〇〇〇年的《細胞》（*Cell*）雜誌上，成為對癌症個性的開創性描述。今天，只要談到這主題，溫伯格的看法是每本教科書的主幹。該文章發表十多年來，仍是《細胞》雜誌有史以來被引用最多次的文章。

溫伯格的癌症標誌特色如下：癌細胞會（一）刺激自身生長；（二）逃避抑制生長的信號；（三）阻止細胞死亡（無法進行細胞凋亡）；（四）使複製永續；（五）誘發血管新生使腫瘤生長（血管生成）；（六）擴散到遠端（轉移性）。正如沃格斯坦的癌症多步驟模型是因為臨床發展與基因突變兩者互為對照才成立，溫伯格對他的規則也是同樣的想法。每個規則都不是理論上的抽象，而是由特定突變驅動的。就像沃格斯坦的經驗，基因體圖譜計畫幾乎無法驗證溫伯格的假設。最近有一項基因體圖譜計畫的後續研究，主題放在確定溫伯格第六標誌「轉移性」的驅動突變基因，但一個都沒找到。「全面定序無法找到引發癌症最重要特質的單一突變，這個單一特徵需為癌症死亡的九十%負責。這就像一個警探奉命查案，但要調查的卻是多重謀殺案。」（為了解釋，進行以下類比：當警探到達命案現場，他看到一名男子全身是血站在屋前，手上拿著一把刀。男子被當成犯罪嫌疑人逮捕，之後偵探進入房內，查看牆壁和地板上散布的血跡、翻倒的家具、死者死亡倒下的地方。但警探和法醫在現場調查線索時，找不到任何證據可證明持刀男子與犯罪有關，沒有指紋，沒有DNA，甚至沒有一根毛髮纖維。對於警探來說，他到達時遇到的那個男人似乎很明顯應該為案件負責，但某些時候，證據逼著他不得不接受其他可能。）

在佩德森一生職涯中，他不斷告訴癌症研究界，不要再關注「拿著刀的男人」了，還有一個一樣可疑的嫌疑犯，但沒人在聽。二〇〇九年三月，他拿到一支更大的麥克風為他的案件做辯護。他應邀在國家衛生研究院的研討會上發表演講，介紹他一生的抗癌工作。這是一次非常吸引人的演講，因為他帶來了驚人的高潮：3BP的發現。

講了十二分鐘後，佩德森做了一件非典型的事。這位謙遜的科學家公開「點名」溫伯格，因為溫伯格在他的癌症標誌清單中忽略了瓦爾堡效應。他說：

> 現在有一本非常著名的書刊列出了癌症的主要特色，這是由麻省理工學院的羅伯特·溫伯格提出的，他列舉六種癌症的主要標誌。但應該名列其一，應該是第一個、也是最重要的一個，他省略了。據我了解，全世界的人都聽得到我這場演講，因此他明天可能在郵件裡就會得知我講的……我們許多人都知道癌症特徵清單，但他在清單中省略了瓦爾堡效應。它是癌症最古老的特性，並且是每一種癌症都出現的特徵。

在佩德森公開挑戰的一年後，到了二〇一〇年，溫伯格在《細胞》雜誌上發表了一篇題為〈癌症的標誌：下一代〉的文章。顧名思義，這是根據十多年研究後，針對癌症六大標誌的更新版。溫伯格認為，有足夠的證據必須增加兩個「新出現」的標誌。首先是癌症躲開免疫系統破壞的能力，這是一個重要特徵，以致帶出一類利用免疫系統對抗癌症的新興藥物。溫伯格稱第二個補充特徵為「能量代謝的重新編程」，這是「瓦爾堡效應」的另一種說法。

儘管溫伯格回應了佩德森的勸說，在癌症主要特徵上加入瓦爾堡效應，但兩位科學家對瓦爾堡效應的看法卻有深刻的區別。佩德森認為，即使在有氧情況下，癌細胞也被迫進行葡萄糖發酵，它們必須這樣做，因為它們的粒線體不是缺了就是壞了。（關於這點，在佩德森和其他人提供充分證據證明癌細胞粒線體缺損前，瓦爾堡就已經相信了。）但溫伯格並不這麼認為，他的標誌特徵更新版沒有提及粒線體。他為第二個新特徵選擇的詞彙是「能量代謝的重新編程」，這顯示他是如何解釋瓦爾堡效應的。他認為這是一種來自細胞核——是一種由致癌基因驅動的新陳代謝重新編程。他堅持認為，瓦爾堡效應的功能性原因仍然「撲朔迷離」，但這是癌細胞另一項特質，是一種「誘導增殖的致癌基因進行的程序」。雙方都同意瓦爾堡效應很重要，但在發生原因上，兩人見解完全不同。

Chapter 5

Watson Reconsiders

華生改變想法

二〇〇九年八月，在燠熱酷暑中，華爾街正處於百年一遇的金融危機，人們這時才真正感受到再一次大蕭條的恐懼，低迷的焦慮籠罩這座城市。但分子生物學家詹姆斯・華生感受不到，事實上，這位年屆八十一歲的指標性人物似乎充滿了樂觀情緒。

當時華生不知受了什麼鼓動，正為《紐約時報》撰寫「要對抗癌症，先認識敵人」的專欄。他在文中誇口：「戰勝癌症是真實可實現的野心。」他更大膽冒進定下時間表，宣稱研究人員正在努力開發「十年之內必定出現的終身有效療法」。是什麼讓華生轉眼之間一反常態，突然冒出這種樂觀情緒？他之前從不抱持樂觀。抗癌戰爭中，他歷經過人生僅見希望昇華的時刻，但潮流似乎在轉變，一切的希望都被疾病堅不可摧的力量斷然擊垮。總是盛大宣告某種療法即將問世，就像他剛做的，但這種廢話在癌症治療的歷史弧線上沿路皆是。

在文章的一半，這位「DNA之父」提出了一個令人驚訝的建議。他特別指出，建議全世界的研究人員應將重點從基因學轉到癌症代謝理論。

雖然標靶化療藥的組合是一大進步，但我擔心我們仍未掌握「奇蹟藥物」，沒有找到能阻止多數轉移性癌細胞發展的奇蹟藥，無論單獨使用或組合藥物都沒有。為了找到它們，我們必須將主要研究重點從解碼癌症背後的基因指令，轉向理解癌細胞內的化學反應（新陳代謝）。

癌症基因體圖譜計畫揭露的基因混亂是刺激華生轉變的部分原因。即使研究人員確信癌症完全是由基因引起的，但驅動突變因子的隨機性（更不用說腫瘤內異質性）使得藥物設計就算不是不可能也變得異常困難。華生一定有某種頓悟，要求大家回到過去的時代——那段生物化學家如瓦爾堡、萊寧傑、佩德森等人仍處高位的時代。

華生繼續說：

在一九四〇年代後期，當我攻讀博士學位時，生物學的領頭羊是生化學家，他們試圖弄清楚代謝的中間分子是如何產生又是如何分解的。在我和同事發現DNA的雙螺旋結構之後，生物學的領頭羊就成了分子生物學家，分子生物學家的主要角色是發現DNA序列與編碼信息，了解這些資訊如何用於製造細胞核酸和蛋白質成分。聰明的生化學家必須再到前面領路，幫助我們不僅從基因上了解癌細胞，也能從化學上理解它。

研究人員忍不住想知道是什麼激發了華生的頓悟，是基因體圖譜計畫還是其他？時間說明一切。那時高英熙才將3BP的數據資料傳給他，華生發表這番言論幾乎與氣氛緊張的曼哈頓午餐同一時段。某種讓他信服的東西一定引起了他的注意，否則他不會把戰略重點突然放在新陳代謝上，還做出大膽宣告：「可治癒大多數、甚至所有癌症的療法……十年內就會出現。」（尤其這十年還要經歷一段陣痛期，當時政府正以最大努力推出了解癌症基因起源的計畫。）

文章加了一段敘述，宣稱路易斯・坎特利（就是華生把高英熙3BP資料拿去交給的科學家）和他的團隊已發現瓦爾堡效應的重要性。華生從瓦爾堡直接跳到坎特利，完全無視佩德森一生的付出。

華生寫道：

癌細胞可能共同擁有一組普遍存在的分子，這是在我們身上其他多數細胞裡沒有發現到的。首位提出此觀念的人是德國偉大的生化學家奧托・瓦爾堡，在一九二四年，他觀察到所有癌細胞，無論它們在有氧或無氧條件下生長，都會產生大量的乳酸。但是直到一年前，瓦爾堡假說的意義才被揭露：癌細胞的代謝特性直指葡萄糖分解產物構成的細胞合成，而此特性的確存在於所有增生擴散的細胞中。此一發現顯示，我們需要大膽致力於藥物開發，特別針對參與葡萄糖分解的激酶，看看這種抑制相關激酶的藥物是否具有抗癌活性。

對於那些了解佩德森研究主幹的人來說，華生聲稱坎特利最近才發現瓦爾堡效應背後的含義似乎是錯誤的。佩德森花了三十多年才把瓦爾堡效應的原因和過程拼出詳盡細節，代謝路徑只是瓦爾堡效應的一部分，絕對不是全部。華生呼籲「讓聰明的生化學家再到前面領路」，這是佩德森一直以來的看法，但華生已經如此宣告。對於那些關注者來說，華生要所有部隊改變戰略的呼籲格外讓人震驚。任何倡導把原來放在標靶藥物的資源轉向別處的聲音，尤其還來自華生這樣的大老，都代表著癌症史上的重要時刻。

其他人則不同意華生的樂觀態度。也就是在華生二〇〇九年寫專欄的那幾年，癌症重新回到公眾的視線。蘋果電腦創辦人史蒂夫・賈伯斯（Steve Jobs）於二〇一一年去世，使癌症又成為媒體關注的焦點。科技進步的代表人物因癌症喪生，像在宣稱癌症具有無法摧毀的破壞力，並嘲笑我們為了控制它所做的一切努力。在賈伯斯去世後，治療他的著名腫瘤醫生大衛・阿格斯（David Agus）甚至在演講中當場被噓，當時阿格斯表示，我們也許要在不了解癌症的情況下學習治療它的方法，這顯然是對疾病複雜性的屈服。有挫敗感的不只阿格斯一人，一切似乎已達到集體沸點，部分原因是記者挖出的數字太糟糕了。

記者持續關注抗癌戰爭，這場自尼克森在一九七一年發起的抗癌計畫以失敗告終。統計數據無處不在。據說，女性一生中有三分之一機會被診斷出患有癌症，男人罹癌的機會則是二分之一。根據國家癌症研究所和疾病管制預防中心（CDC）的預測，在未來十年內，癌症很有可能取代心臟病成為人類主要死亡原因。克利夫頓・利弗（Clifton Leaf）在二〇〇四年的《財富》（*Fortune*）雜誌刊載一篇題為〈我們為什麼會輸掉抗癌戰爭〉的文章，其中寫道：

> 癌症已是七十五歲以下人類的頭號殺手。在四十五歲至六十四歲的年齡區間中，因癌症而死的人數，比因為心臟病、意外事故和中風這三者加起來的死亡人數還要多。它也是兒童、三十歲世代及上述兩類世代間所有人的主要死因。

最重要的統計數字，也是最能清楚交代這個故事的統計數字，是當前癌症的死亡率仍然與一九五〇年的死亡率相同。

二〇一〇年，辛達塔．穆克吉發表了《萬病之王》，該書被《時代》雜誌列為一九二三年（雜誌創刊年）以來最重要的一百本書之一。二〇一三年夏天，前《紐約時報》特約編輯，著名作家利弗，以癌症倖存者的身分發表《小劑量的真相：我們為什麼輸掉抗癌戰爭，又要如何戰勝它》（*The Truth in Small Doses: Why We Are Losing the War on Cancer and How to Win It*）。同年夏天，科學作家喬治．約翰遜（George Johnson）發表了《癌症探祕：揭開最深沉的醫學謎團》（*The Cancer Chronicles: Unlocking Medicine's Deepest Mystery*），他在愛妻被診斷出轉移性癌症後寫了這本書。這些書的作者都在探究人類抗癌史上蘊含的各個細微意義和我們在抗癌上做的努力，成書靈感多半來自我們對癌仍不清楚的部分及各種治癌嘗試的無效。進入二十一世紀已經十年，很明顯，癌症基因體圖譜計畫所承諾的一切只是我們不自量力的希望，猶如被癌症訕笑。此時出現一個主旋律，以癌症為主題的每篇文章、每本書，都將讀者帶往與基因體圖譜計畫相同去向的路，在這條路上癌症把突變打亂成無法破解的密碼，結果終將失敗。

二〇一三年冬天，癌症年報（一份集結全美各頂尖癌症組織資料，再經癌症協會統整而成的數據報告）向全國公布後的一天，華生在《開放生物學》（*Open Biology*）期刊上發表文章，標題為〈氧化劑、抗氧化劑和目前轉移性癌症的無法治癒性〉，這是他這幾個月工作的高潮集結，他描述為「自雙螺旋以來我最重要的工作」。這篇文章反映美國人的心態，是對目前抗癌戰況的殘酷評斷。它沒有迴避嚴厲的批評，並再次呼籲癌症研究方向需重新確定。華生寫道：

> 儘管我們即將對各種癌症生成有全面性的了解，包括在基因和生化層面上的功能運作。但今天若提到「治癒癌症」，對許多經驗豐富的科學家來說，這個目標遠比尼克森總統在一九七一年十二月發動「抗癌戰爭」時更為艱鉅。

它讀起來像沮喪爆發，但引發當時全民共鳴。這篇文章與大量書籍、文章和新聞報導合流呼應，重新審視抗癌戰爭的失敗，這種悲觀情緒似乎迎合了人們的集體意識。為科學網站 redOrbit.com 撰文的傑迪戴亞・貝克（Jedidiah Becker）寫道：「這種說法無疑在研究界各單位都不受歡迎，而且當華生發布文章那時正是氣氛最低迷的時刻，就連癌症研究機構中最熱心的奉獻者也越來越對當前治療法的微薄進展感到沮喪。」

進展有多微薄？仔細觀察下一代標靶藥物就知道，這些自癌症基因體圖譜計畫推出、歷經數十年努力構思而成的藥物，看它們敗得有多慘。大家都發現原來說好的保證沒有兌現。華生也承認這一點，他說：「根據基因組設計出的個人化癌症療法在今日廣受吹捧，但它也許不像報紙讓我們相信的那樣，可能不足以成為未來醫學的重要工具。」

看看數字就能確認華生的評估。自賀癌平啟動標靶藥物革命以來，客觀觀察，治療結果描繪了令人沮喪的畫面。美國國家癌症研究所腫瘤醫學部資深研究員，也是實驗治療科主任安東尼奧・蒂托・弗霍（Antonio Tito Fojo）表示：「在過去十年中，在癌症患者身上測試的標靶療法保守估計約有七百次，在這段時間內，沒有一位實體固態腫瘤的患者是被標靶療法治癒的。與傳統療法相比，可將生存期延長一年的標靶療法病例為零。」科學作家拉夫・摩斯（Ralph Moss）注意到食藥局批准藥物的奇怪標準，竟然讓數十種無效藥物獲得批准上市：

如果可以在二十八天之內將腫瘤縮小五十%或更多，就符合食品藥物管理局對活性藥物的定義。這就是所謂的「藥物反應率」（response rate，RR），因此你的藥就有了一個反應率了……但當你查看採用這種療法是否有延長生命的可能時，則會發現各種各樣鬼話，在無病生存的議題上又是這個、又是那個，盡是些繞來繞去的廢話。最後，在絕大多數案例上都沒有標靶與化療藥可以延長壽命的證據。在某種程度上，將縮小腫瘤與延長患者壽命間連上某種相關性，這是標靶化療的**瞞天大謊**。

舉個例子，現階段有一個癌症標靶藥叫做「貝伐單抗」（bevacizumab，藥名為Avastin「癌思停」）。它於二〇〇四年被美國食藥局批准用於治療轉移性結腸癌，後來又通過其他適應症的用藥核准，其中包括乳癌。一般乳癌患者若要以貝伐單抗治療，每年要花九萬零八百一十六美元，還無法延長整體餘命。但由於它在少數情況下能縮小腫瘤，因此食藥局批准了，完全顯露藥物批准的荒謬標準。更糟糕的是，若用了紫杉醇（paclitaxel）又用貝伐單抗治療，會有兩倍機率讓患者經歷更高毒性。醫生在推薦貝伐單抗時，必須意識到這一矛盾。但醫生是否真的會告訴患者，他們應該進行的一整套療程用藥比正常藥物毒兩倍半？這種藥物的價格將近十萬美元，卻根本無法延長壽命，那麼腫瘤醫生為什麼要開這種處方？醫學博士羅伊．瓦格洛斯（Roy Vagelos）在二〇〇八年「國際醫學出版專業者協會」（International Society for Medical

Publication Professionals，簡稱ＩＳＭＰＰ）的年度大會上說：「在價值與價格之間存在驚人差距，並且效果無法長期維持。」

這些藥物幾乎每一種的成本效益在最好狀況下都是低空掠過，最壞狀況則是沒有最壞只有更壞。癌症藥物花費，二〇〇〇年之前是平均每療程花費五千美元，到二〇〇五年則是每療程四萬美元。到了二〇一二年，在美國幾乎每種新藥的定價都超過十萬美元。總體而言，美國在腫瘤醫療保健上的花費是其他任何國家的兩倍，但得到的存活率卻一樣；除了乳癌和淋巴瘤外，不過也僅是一到二%的改善。

四年來，華生從宣布「十年之內必有終身有效的療法」，走到承認今日比四十年前尼克森發表著名宣言時「還要艱鉅的目標」。這些數字支持了他所說的話，科學也做出解釋。即使科學家仍然堅持癌症純粹是一種基因疾病，癌症基因體圖譜計畫揭示的腫瘤間異質性和腫瘤內異質性也迫使他們承認，癌症將了標靶療法一軍。從基因學的角度來看，似乎研究者對癌症的了解越多，就覺得癌症越難治癒。華生一定知道這一點，因為他就像沃格斯坦，向眾人宣布，前進的時刻到了。「雖然我一開始支持把大筆資金撥給癌症基因體圖譜計畫，但我不再如此了。每年挹注一億美元，花這麼多錢卻無法產生我們迫切需要的、真正具有突破性的藥物。」華生寫道。

如果前進的時刻到了，什麼時候才要前進？如果一直據稱是癌症起源的ＤＮＡ突變無法給出治癒癌症的希望，那什麼又能給？沃格斯坦繼續前進，但他不再開發癌症療法了，他轉向癌症的早期診斷。如果癌症將了藥物設計者一軍，讓製藥陷入困境，沃格斯坦認為也許醫生應該做的是「先行控制」癌症，早期檢測仍能為確診患者提供最好的預後可能。

華生還有其他想法，誠如他在二〇〇九年發表的專欄內容，他繞了一大圈轉回癌症的代謝理論，他說：「我們必須將更多更多的注意力集中在〔癌細胞〕廣泛的代謝和氧化脆弱性上。」然後他在文中提到3BP：「三溴丙酮酸，這是一種強大的己糖激酶雙重抑製劑，同時具有氧化磷酸化作用，可以殺死極度危險的肝癌細胞，因此具有真正治癒癌症的能力——至少這能力已在大鼠實驗中看到，這些大鼠得的是一種極難治癒的癌症。」看來他已經準備好離開自己的分子研究，花更多時間在研究瓦爾堡八十多年前就闡明的癌細胞生化學。

一旦過了最高峰，癌症基因體圖譜計畫宣布進入最後一章，應該提出對癌症的完整了解，接著發展出永續有效的療法了。現在計畫已進行十多年，似乎只是激起了一片混亂，留下無法兌現的許諾。華生和沃格斯坦應該是最能體驗這項計畫精神的兩人了，但這兩人已經把它拋在腦後。

Chapter 6

Mitochondria: An Old Theory Is New Again

粒線體，舊理論再次翻新

粒線體和葉綠體一直很小、保守和穩定，這對整個事業體都是好事，因為從根本上講，這兩個細胞器是地球上最重要的活物。兩者合作，產生氧氣，安排其應用方式。實際上，是粒線體和葉綠體在管理這地方。

我的粒線體占了我很大一部分，我無法算出來，但假設把它們晒乾了，它們的體積應該和剩下的我差不多。如此看來，可把我看成一顆很大的菌落，會呼吸、會移動，操縱著由細胞核、微細管和神經元組成的複雜系統，為細菌之家的和樂歡愉和糧食營養工作著，就像此時的我正在操縱著一台打字機。

我和我的粒線體密切結合，有義務替我的粒線體做大量重要的工作。我的細胞核按照編碼造出每個粒線體的外膜，大量附在粒線體皺褶上的酶必須由我合成。從各方面來看，每一個粒線體都只造出僅夠自己撐下去的一點物質，剩下的都要由我來提供，我才是那個需要擔心的人。

現在我知道了這種情況，就有各種各樣讓我煩心的事情。例如病毒，如果我的細胞器真的是與我共生的細菌，在我身上殖民，是什麼能防止它們被病毒感染？或是它們果真具有溶原性[11]，而能阻止它們把噬菌體傳給其他細胞器？然後是我的產權問題，難道我死了，我的粒線體就全都跟著我一起死了嗎？還是我的孩子既從我這裡拿到一些、又從母親那兒得到一些；我知道，我不該擔心這些事，但就是會擔心。

——路易斯・湯瑪斯（Lewis Thomas），《細胞生命的禮讚》（*The Lives of a Cell*）

11｜譯註：溶原性（lyogeny）是一種病毒複製方法，會逐漸將噬菌體核酸整合到宿主細胞的遺傳物質中，隨著細胞分裂，原噬菌體就會傳到宿主子代細胞中。

粒線體的重要性凌駕一切，早於人類、哺乳動物、爬行動物、兩棲動物或恐龍。如果不是因為偶然事件使粒線體存在，演化不可能踏上複雜的階梯。

要了解粒線體，我們必須了解共生，這是生命不可或缺的另一特徵。所有生命都在做「我擦你的背，你擦我的背」的行為，就如我們吸入植物呼出的氣體，而反之亦然。我們需要彼此，無法沒有對方而存在。人體腸道細菌的數量是整個人體細胞的十倍，它們製造維生素，訓練免疫系統，並將不受歡迎的細菌阻隔於外。我們在地球每一處看到的生命都在合奏這曲合作的交響樂章。有位科學家曾經描述生命對共生的偏好，他說：「生命不是通過戰鬥而是通過互聯網絡來管理地球。」粒線體沒有什麼不同，它們曾經以自由細菌的形式在細胞外作為獨立實體而存在，後來，也許是命運的轉折，細菌進入另一個細胞內部，作為共生菌一起運作。

這種關係證明對雙方都是有利的，隨著時間過去，曾經各自獨立的實體開始合作。細菌發現自己最好集中精力生產能量，並同意將大部分基因組轉移到宿主細胞的DNA中，讓宿主細胞專注資訊儲存並組織整體細胞的運作。這種關係經過幾千年來精心發展，兩者間的區別已經模糊了。如今，細胞核基因組已經整合、或說發展了大約三千個粒線體基因，而粒線體僅負責自身DNA中的二十四個基因——DNA保留了細菌DNA相同的環狀結構，反映了粒線體的細菌起源。

粒線體變得很擅長製造細胞能量的「貨幣」ATP（三磷酸腺苷），無論何時人體都有九盎司的ATP散布在全身各處數萬億個細胞中，而這只是一般數量。ATP的交貨量十分驚人，一天後，粒線體會製造出相當於人體重量的ATP，這是非常驚人的化學合成效率。細胞為了回報粒線體的高效產能，幾乎照顧了粒線體的大半需求，就像轉錄蛋白質，讓分子進進出出穿梭。兩者的運作互相應和，緊密相連。

粒線體對生物體的保真度是如此重要，以致出現了一派主流的理論，稱為「粒線體老化理論」，這是在說粒線體的狀況決定了細胞在時間進程中的運作能力。粒線體減少，細胞的活動也隨之減少（就像切斷電力和燃油，經濟就停滯不前），若粒線體失去有效運作的能力，身體也開始功能衰退的程序，也就是開始老化。

氧氣是一把雙刃劍，既是維持生命的必需，同時也慢慢侵蝕粒線體。粒線體是透過用電子傳輸鏈鞭打電子而產生能量，這個內在反應的過程需要氧氣，結果也伴隨產生自由基。為了對抗自由基，粒線體發展出重要的抗氧化網絡，其中分子包括穀胱甘肽、維生素C、維生素E、硫辛酸、尿酸和抗氧化酶，這些成分協同工作，一個不足就由其他的來彌補。但是隨著年齡增長，抗氧化的網絡退化，讓粒線體容易受到自由基的攻擊。俄勒岡州立大學萊納斯．鮑林研究所（Linus Pauling Institute）的研究人員已經證明老舊粒線體是如何受到撞擊。平均而言，隨著年齡增長，粒線體會損失一半以上重要的結構性脂質、能量轉換化合物和抗氧化劑。因年齡增長的身體衰老都是因為粒線體「生鏽」而造成的；當粒線體走了，我們稱為自己的部分也消失了。

佩德森已證實癌細胞的粒線體被破壞、數量也較少，也就證明了瓦爾堡的論點——癌細胞為什麼要改採發酵途徑？因為它們必須，它們正在補償「不可逆轉的呼吸損傷」。於是出現了一個問題：粒線體一開始是怎麼受到損傷的？更重要的是，瓦爾堡是對的嗎？粒線體受損會導致癌症嗎？為了回答第一個問題，科學家必須從最終要解決的問題開始，逆向解題。他們必須探查導致癌症的成分因素，以及它們如何做到的。就是在這裡，癌症的體細胞突變理論和代謝理論變得糾纏不清。但有實例，有些科學家解開了兩者的糾纏，讓人一窺這絕不是簡單的疾病。

波特在一七七七年發現第一種致癌物，把癌症研究人員送上第一次十字軍東征，去尋找其他潛伏在我們四周的致癌外因。從那時起，似乎出現一股不斷發現致癌環境因子的潮流。而後這張清單緊緊黏上漢澤曼一八九〇年代的觀察報告，他看到癌細胞有混亂的染色體，這也導致癌症體細胞突變理論的發展。隨後幾十年的研究，揭露癌症是病理學版本的跳房子遊戲，理論上要經過好多步驟過程，也就是一連串的基因序列突變才會引發惡性腫瘤。致癌物會讓DNA突變，導致細胞機制缺陷，進而引起癌症，這一切完全合理。但是在一九四八年，有個英國人觀察到一個奇怪的現象，結果正好相反。

英國遺傳學家西里爾・達林頓（Cyril Darlington）在一九〇三年出生於英國棉花小鎮。從他出生的那一刻起，關於他的一切都是反常與矛盾的。他的童年很窮，過得很不快樂，但是他長成格外英俊的男人，又高、又有氣魄，女人都迷上他。他想當農夫，但那時他做不成農夫，卻陰錯陽差踏進遺傳學，成為研究成果豐碩、受人尊敬的科學家。工作中，他堅持理性邏輯，但又從非常規的角度處理問題。他是能力獨特的傑出科學家，可忽略教條並用嶄新視角看待問題。

達林頓的世界觀使他從問題外圍而不是站在問題中心來看癌症。當他檢查致癌物的運作方式時，他注意到，最精於破壞nDNA（nuclear DNA）的致癌物不一定是最會引起癌症的致癌物。低劑量的X光會破壞染色體，但不會引發癌症。只有在給予高劑量的X光，而且高到會損害細胞質時才會引發癌症。這個觀察結果讓達林頓提出另一個問題：「實驗證據到底要做到多麼明顯不同，才能使我們區分哪一個才是〔會引起癌症的〕突變的位置，是細胞核的位置？還是細胞質（粒線體）的位置？」

即使在一九四八年，這個問題仍是異端。在發現DNA之前，染色體仍然是頭號嫌疑人，但達林頓的發現卻做了一個非常微妙的區分，認為研究人員遺落了重要的細節，認為癌症起源始於細胞質。有鑑於他曾受過遺傳學的訓練，而且時代環境早已習慣相信所有細胞變化都始於染色體，所以當他注意到這件事有點蹊蹺時，也著實令人訝異。X光和其他致癌物都能破壞粒線體和nDNA，但需要前衛的思想家才能找出其間的差異，釐清細節。狀況似乎是：越容易破壞粒線體的化合物，就越容易引起癌症。這想法本來可以毫不費力地與瓦爾堡假說相結合，但沒有人建立起關聯，而達林頓的觀察也就逐漸被人淡忘了。

一九七八年，佩德森在他開闢新局的論文中做出了引人好奇的觀察，並且對致癌物如何「引發」癌症這議題，進一步攪亂一池清水。醫生作家路易斯・湯瑪斯在《細胞生命的禮讚》一書中開玩笑說，他擔心自己的粒線體會感染病毒，而佩德森提供了真會如此的確切證據。達林頓的研究顯示有一大串化學致癌物可直接損害粒線體，而佩德森表示病毒也可以。佩德森提供證據顯示病毒是如何利用粒線體機制進行複製，還附上活在粒線體內的病毒顆粒照片。

諷刺的是，佩德森提供了證據，證明勞斯肉瘤病毒能夠感染雞細胞的粒線體。但那是在瓦穆斯和畢夏普以勞斯著名病毒證明體細胞突變理論，提出他們的病毒癌基因說之後的兩年。這套理論從病毒偷竊基因開始，扣住基因當人質，再把人質放回去當作致癌基因。自他們發現此理論後幾十年過去，src 基因的突變形式除了勞氏病毒的轉換能力外，還未在任何癌症發展中找到確定意義。就像著名的悖論「先有雞還是先有蛋」，問題在於癌症是誰先啟動的：是勞氏病毒的 src 基因（就如瓦穆斯和畢夏普的主張）？還是勞氏病毒感染了粒線體，破壞了粒線體的能力（就如佩德森的看法）？科學家知道，很多病毒都有引發癌症的能力，但並非所有病毒都像勞氏病毒一樣把致癌基因直接插入DNA中。就如佩德森和達林頓告訴我們的，有三種常見轉化介質既能破壞粒線體、也能破壞 nDNA，它們是化學致癌物、輻射和病毒，這一事實使得瓦爾堡的理論和體細胞突變理論混為一談，從而模糊了兩者之間的界線。

隨著二十世紀最後十年過去，癌症基因起源的證據不斷積累。當癌症基因體圖譜計畫開始對癌細胞的整個基因組進行定序時，就已經看到盡頭了。很快地，癌症每一個細微差異都將被闡明。但事情從來不是那麼簡單，癌症還有另一隻手在操弄。

對於專注於癌症起源的科學家來說，沃格斯坦提出暗物質的存在，暴露了我們在理解上的空洞，並且為引發癌症原因的新理論打開了大門。但夜間新聞或任何大型媒體都沒有宣布這個消息，若是與研究中心的那些人離得越遠，對癌症生物學的急劇變化就了解得越少。對於大多數了解定序數據的科學家來說，他們的標準反應會像是：「天啊！癌症真複雜，我想我們永遠都不可能了解這種疾病有多複雜。」檢查新數據的結果，並不是質疑癌症的體細胞突變理論，反而是屈服於從未想過的複雜程度。也有另一種狀況，這些奇怪數據影響某些人走上不同方向——與其讓自己順從這種複雜性，不如一起質疑癌症基因起源。

湯瑪斯．賽弗瑞賽弗瑞博士屬於後一類。「當我查看數據時，我立刻覺得，突變與癌症的起源無關。」大約在二〇〇〇年，賽弗瑞的意外發現，讓他的研究方向轉到癌症代謝理論。他挖得越深，越覺得驚訝，為什麼除了佩德森和其他少數人有這個認識外，怎麼會沒有人意識到有這麼多數據支持瓦爾堡當初的假設呢！「我學到的越多，我就越這麼想，『這太荒謬了，我們還在搞這種基因理論做什麼？為什麼沒有更多的人知道這些？』」

賽弗瑞於一九四六年出生於紐約法拉盛，在皇后區北邊以文化多元和宗教多樣化聞名的社區。賽弗瑞的父親之前是跑船的海員，然後做油漆裝潢生意，最後有了自己的五金雜貨店。一家人住在城區北端，環境不好不壞，鄰居多是愛爾蘭人和義大利人。賽弗瑞十七歲時，父親帶著全家搬到麻州的布羅克頓。當時布羅克頓是美國的製鞋之都，因此年輕人到了工作年齡，最後多會在製鞋廠找到位子。「我也必須把鞋墊板從烤箱拿進拿出……這是苦差事。」賽弗瑞回憶說。

高中畢業後，賽弗瑞進入新英格蘭大學主修生物學。畢業後，越戰正打得如火如荼，他覺得自己沒什麼出路。他說：「年輕人找不到工作，沒有公司願意冒險聘用年輕人，因為他們認為就算投注全副心力去栽培，這些年輕人也只會待到從軍。」

賽弗瑞也沒多少選擇，只好從軍去。他被送到奧克拉荷馬州接受野戰砲兵的訓練，然後又去德國受訓一年，最後派往越南擔任砲兵觀察員。他談到自己的戰爭經歷時說：「我負責大砲瞄準，我們當時在叢林裡，什麼都看不見，我收到的還是一堆錯誤的目標定位，所以我最大的成就是沒有誤殺我方的人。在我之前的那個，就開火誤殺了十八個自己人。」在越南期間，賽弗瑞聽了他系上教授的建議，填寫了伊利諾州立大學研究所的申請表。「我記得我把申請書放入信封，紙上全沾滿叢林的泥土灰塵。」

他在越南的日子在一九七一年中斷，上面叫他回家。「我在八月才打了一場仗，三週之後我就坐在教室裡。」他承認這種轉換有難度。「第一年很難，我的成績不算最好。」拿了遺傳學碩士學位後，他就轉到伊利諾大學拿到古典遺傳學的博士學位。

他對生物化學很有興趣，把研究方向放在油脂上。他專門研究一類叫做「神經節苷脂」（gangliosides）的脂質，這類脂質由一條長碳鏈連著碳水化合物的環狀結構。如果畫在紙上，神經節苷脂看起來就像一朵盛開的花，漂亮的分子傾向一邊，集中在細胞膜外層傳遞信號的區域，由於它們像花一樣的頭端基團延伸到細胞表面之外，也就參與了細胞間的通訊。但因為神經節苷脂像花一樣的分子拓撲結構很複雜，所以也有一定的代價：它們很難清除乾淨。

通常，大多數大分子在一個叫做「溶酶體」（lysosomes）的專門細胞器中分解，溶酶體是一個充滿酸的桶狀「垃圾桶」，會有效並連續地分解、回收細胞成分。但因為神經節苷脂的尺寸大小和形狀太笨拙了，需要特殊的酶才能加以分解。如果這些特殊的酶發生了一個基因突變，那神經節苷脂可能只會部分分解，開始在溶酶體裡累積、堵塞，最後溢出去，積累過多而產生極大殺傷力。結果就會造成一類罕見的脂質貯積疾病（lipid storage diseases），比如戴薩克斯病（Tay-Sachs disease）就是其中一種，此病的患者通常活不過四歲。

賽弗瑞覺得相較於他在伊利諾實驗室研究的缺陷溶酶體酶，他對神經節苷脂這個化合物更感興趣，於是搬到康乃狄克的紐黑文，在耶魯大學傑出的神經節苷脂專家于寬仁博士[12]手下完成博士後研究。于寬仁的實驗室擁有分離、純化和闡明複雜分子結構的最新技術。於是賽弗瑞就開始做神經節苷脂的基礎研究了，直到一天偶然觀察到一件怪事。

當時，英國有一家新成立的製藥公司發現一種獨特的化合物，是一種分子，可以抑制部分神經節苷脂形成。藥廠非常興奮，覺得這個分子有望製成藥物，說不定可用來治脂質貯積疾病，所以送出樣本給各單位進行測試。賽弗瑞拿到了這種藥物的樣本，計畫測試它如何影響大腦發育，他認為若用這個藥抑制發育胚胎的神經節苷脂產生，或可描繪出神經節苷脂對大腦發育的影響，從而了解此分子的功能。賽弗瑞和他的學生拿了樣本就開始研究。他們把藥打在得癌小鼠身上，要說是為了科學研究，好奇的成分可能還多些，但出乎意料的是，這種藥物似乎減緩了腫瘤生長。

「我們打電話給那個藥廠，告訴他們這個藥看起來可能對癌症有效，對方樂到快瘋了。」賽弗瑞說。對於一家剛起步的製藥公司，一種抗癌藥物的潛力遠遠大於治療抗脂質貯積病的藥物，市場由小眾到大眾。因為藥廠對這個藥的潛力興奮不已，寫了一張二十萬美元的支票給賽弗瑞，用於進一步調查。他的實驗室直接動工，馬上注意到服用這種藥物的老鼠體重不斷減輕。賽弗瑞指示學生調整對照組小鼠的飲食，讓對照組小鼠的體重也要減到和實驗組小鼠相同。結果讓每個人跌破眼鏡，對照組小鼠的腫瘤生長也開始變慢。這種藥物只是使小鼠失去食欲，類似熱量限制。賽弗瑞說：「我必須

12｜譯註：于寬仁博士，中央研究院院士，東海大學校友，伊利諾大學有機生化博士，八〇年代曾在美國耶魯大學執教，專精複合糖脂質的研究。

回電給製藥公司，告訴對方他們的藥物無效。當然，他們就把資金抽走了——如果只要少吃就能得到相同效果，他們為什麼要為這東西提供資金呢？」

奇怪的結果引出另一個問題：為什麼限制卡路里會減緩腫瘤的生長呢？這個觀察結果讓賽弗瑞納悶，不知道其他已知的抗癌藥是否也有相同的作用機制，說不定製藥者都還不知道有這種事。他開始測試其他藥物，結果發現其中很多藥都具有相同機制，包括著名生技公司 ImClone 生產的「西妥昔單抗」（Erbitux，這個藥因為名流瑪莎・史都華（Martha Stewart）的內線交易案聲名大噪）。「其中很多藥除了使小鼠食欲不振外什麼都沒做，減少卡路里似乎具有抗腫瘤效果。」但是為什麼減少卡路里會影響腫瘤生長呢？這個問題讓他脫離神經節苷脂的研究，轉向癌症的代謝理論。他承認：「在二〇〇〇年前，我甚至沒有聽說過奧托・瓦爾堡。」

賽弗瑞朝向癌症研究，但以各種衡量標準看，此舉都是落後的。他的開始，是因為好奇藥物實驗的觀察，然後轉了一圈又回到基礎科學領域。他急切想了解為什麼腫瘤的生長會受到代謝的影響，這種強烈衝動讓他走進迷人的偵探故事，故事將他帶回瓦爾堡，讓他了解到佩德森的巨大成就。特別是佩德森在一九七八年的論文，佩德森勾勒出癌症每一個嚴重破損的粒線體，甚至它們的細微差別，賽弗瑞稱這篇論文為「大師傑作」。他對此議題的探索讓他認識其他見解獨到的科學家，例如勞斯和達林頓。他對塔夫茨大學的免疫學教授卡洛斯・索能山恩（Carlos Sonnenschein）和安娜・索托（Ana Soto）的研究給予極大讚譽，稱他們對「癌症基因理論進行猛烈抨擊，研究工作非常宏大傑出，他們爬梳所有舊論文，整理出基因理論中前後不一的矛盾。」賽弗瑞表示，他自己的現代版癌症代謝理論融合了佩德森一九七八年的論文、索能山恩和索托的研究工作；還有他自己對腫瘤粒線體脂質受損的研究、飲食對腫瘤生長影響的研究；經過大量的文獻搜尋，且依據他在遺傳學的背景，使他能評估癌症基因體圖譜計畫的數據。在賽弗瑞之前，沒有人能完成瓦爾堡開宗立業的大事：提出一個有頭有尾的理論，一個始於瓦爾堡有氧發酵的首次觀察，並以溫伯格癌症六大特徵為終點的理論。「人們用各種形式訴說它，但是沒人說得像我一樣頭尾通暢。」

賽弗瑞用他二〇一二年的著作《癌症代謝療法》總結他的研究，雖然人們花了一些時間才注意到這本書，但終究是注意到了。他的電話開始響，電子郵件信箱也塞滿了信。即使該領域的學術界大老或國家癌症研究所的同行沒有注意到他，癌症患者和醫師團體也注意到了。他接受廣電節目及高人氣部落格的訪談，他接受邀請在醫師會議上演講，多次受到起立鼓掌。他用讓人信服的案例賦予癌症完全不同的印象，讓人覺得有理由對癌症抱持希望。一些應用代謝療法的患者小故事開始出現，有些人出現令人震驚的結果，超出所有人預期，使醫生感到困惑。如果賽弗瑞帶來的癌症印象無法自上而下地滲透到學術研究領域，那就自下而上地通過患者、醫生和少數注意到的學者來實現。就像任何新事物剛出現時，總會有人批評。「當我對科學家說話時，你知道，他們通常會直接批評你。科學家對一切都要有批判性，我們必須如此，你知道這就是我們工作的一部分，我們不會對人起立鼓掌。」

賽弗瑞對瓦爾堡理論的最大貢獻是，從佩德森離開的地方承接下去，重要的問題仍亟待解決：受傷的粒線體如何引發細胞失控增生？佩德森一直是謙虛的實用主義者，他在一九七八年的論文中也承認此點。「儘管我們已經了解很多腫瘤粒線體的特性以及它們對癌細胞能量生物學的整體關係，但我們仍未能回答那些最基本的問題。首先我們還沒有確定粒線體功能是否對正常細胞轉化到腫瘤的過程是重要的。」

當沃格斯坦推測有暗物質存在時，他認為最明顯的候選人是「表觀遺傳驅動因子」（epigenetic driver），「表觀遺傳學」（epigenetics）說的是在固定的基因密碼之外一切會影響DNA的因素。與基因密碼不同，表觀遺傳驅動因子是不固定的，是影響基因表達的瞬間力量。它們會對營養狀況、荷爾蒙和疾病等狀態做出反應，從而適應不斷變化的環境。表觀遺傳的信號發送是非常重要的環節，這是瓦爾堡無法確定的過程，或因如此，也讓他的癌症理論綁在單一且一致的解釋。

對於呼吸受損與失控增生兩者關係的觀察，賽弗瑞提出，細胞有氧呼吸能力長期且慢性的損害，觸發了表觀遺傳信號，這個信號從粒線體傳到nDNA，改變很多關鍵致癌基因的表達——這就是最典型的表觀遺傳系統。沃格斯坦倒也爽快承認表觀遺傳學對癌症的影響可能比預期的要大得多，他說，問題在於「表觀遺傳因子不會好好地放在那裡讓你實驗。」儘管如此，賽弗瑞還是做了基礎研究，顯露從受損粒線體傳送到細胞核的重要表觀遺傳信號，補齊癌症代謝理論那段消失的連接。

為了構建自成一系的癌症代謝理論，賽弗瑞把最後剩下的幾個點連起來。他將受損的粒線體與失控增生聯繫在一起，這是維蕭在一百多年前就記下的癌症病理特徵，也虧得是賽弗瑞，粒線體和細胞核之間的糾結關係才得以解決。粒線體除了供給細胞能量需求外，還可以調節許多細胞功能，包括鐵質的代謝、血紅素和類固醇合成，還可以安排細胞凋亡、細胞分裂和分化的程序。為了執行這些功能，粒線體不斷與細胞核「通話」，來回傳遞信號和物質。

佩德森已經證明了，單只是己糖激酶轉化到己糖激酶II就會大幅度改變細胞的代謝態勢。藉著與粒線體外膜結合，己糖激酶II將細胞變成永生的瘋狂發酵罐。二〇一二年，賽弗瑞的書出版，其中有大量實驗證據顯示受損粒線體向細胞核發出求救信號，要求「逆行反應」（the retrograde response）。這個信號要求細胞核轉錄一串基因，必須讓細胞發酵葡萄糖，用以補償氧化產能的衰減。

響應粒線體求救訊號的各種蛋白因子包括：MYC，TOR，RAS，NFKB和CHOP（每一個聽來都很陌生），當它們共同作用一起開啟時，影響深遠複雜。就以MYC而言，它是一組統合運作的蛋白質，可作為轉錄因子。僅僅是它就控制整個基因組的十五％，它會影響大範圍的基因組排序，會開啟某些基因，又會使其他基因進入睡眠狀態，但最重要的是，它啟動了腫瘤發生的程序。狀況是，位於信號中心的粒線體受損了，大多數基因就會啟動，指揮各種運作，包括細胞分裂和血管生成，長出供應腫瘤的新血管。賽弗瑞認為，如果逆行反應的信號長期處於「開」的狀態，例如，當粒線體被破壞到無法修復的狀況時，信號就會一直開著，麻煩就隨之而來。

除了增加必需蛋白質以發酵來大幅增加能量生產外，持續的逆行反應還會引發副作用，就如細胞的失控增生。如果逆行反應一直不停，甚至會帶來更可怕的後果。當反應逆行一直作用變成慣性狀態，基因組信號也逐漸把細胞轉變為不同的細胞結構，此時原本設定應該保護和修護DNA的蛋白質大軍就開始退守了——護城河乾涸，城堡也無人看守。達林頓早在一九四八年就注意到了這一現象，並寫道：「腫瘤中細胞核的失衡發展在任何活組織中都沒有先例，這意謂著身體放寬對細胞核的嚴格控制也是沒有先例的，如此，反過來說，細胞核自身並不對這些事情負責。」

粒線體受損後，自由基的生產率就增加，染色體沒了保護，很容易發生突變。在這裡，時間次序最為關鍵：逆行反應首先出現，然後才是基因組不穩定。時序這一個細節之所以重要，在於它意謂著向來被認為是引發癌症的基因突變僅僅是一種副作用。這對解釋癌症基因體圖譜計畫的神祕數據大有幫助，也解釋了洛布注意到的矛盾現象：為什麼自發突變率很低，癌症發生率卻很高？如果癌症是由逆行反應驅動的，這就說明了突變在患者與患者間本就各自不同，也說明為什麼有的腫瘤樣本只有一個或兩個突變。這一切在在顯示，突變不是致癌因素，而是癌症個性的表徵。

根據賽弗瑞的說法，體細胞突變理論的核心「突變」，只是真正原因的下游。真正原因是受損的粒線體，突變僅是副作用，是一種偶發現象。結果，突變到ＤＮＡ「出現的是副作用，而不是引發腫瘤的原因。」賽弗瑞這樣說。癌細胞中看到的ＤＮＡ突變是轉移注意力的事件，令研究人員徒勞無功。

最明顯的證據是賽弗瑞挖出一系列在一九八〇年代後期各研究室做的實驗：這些實驗很簡單，但結論不簡單。不是所有實驗都做得一樣，有些就是比較好。實驗技術多半不難，但實驗設計未必，因為這些實驗都意圖回答大問題，希望在此領域留下永久紀錄。

有兩個獨立研究小組進行實驗，一個在佛蒙特州，另一個在德州，他們做的是一系列精細的換核實驗，兩組都取得了令人震驚的結果。實驗內容是一個簡單的移植，佛蒙特大學微生物與分子遺傳學教授華倫·薛弗（Warren Schaeffer）的研究小組想知道，細胞質（粒線體所在的位置）對於腫瘤發生過程有多少控制權。為了找出答案，他們想出一個精美的實驗。簡而言之，他們拿走癌細胞的細胞核，然後把它植入細胞核已經拿掉的健康細胞中，現在這個重組細胞（又叫「重組子」〔recon〕）裡面有癌細胞的ＤＮＡ，和所有可能的驅動突變，但也保留了非癌細胞的細胞質和粒線體。

重組子現在擁有強大力量，單憑它就能回答誰是對的：是瓦爾堡？還是瓦穆斯和畢夏普？如果是DNA的突變引發且驅動癌症，那無論粒線體是否健康，重組子都該是癌性的。但如果是像瓦爾堡、佩德森和賽弗瑞所主張的，是粒線體引發且驅動癌症，而基因突變與癌症無關，重組子就會是正常健康的細胞。

佛蒙特州的研究小組發現，當他們將重組子植入六十八隻小鼠身上後，只有一隻小鼠在實驗過程的一年時間長出腫瘤。原本認為突變會致癌，但含有致癌突變的細胞憑藉健康的細胞質（粒線體）都沒有發作。但在實驗當時，癌症代謝理論還沒就位，也沒有任何理論能解釋這些結果，薛弗的研究小組不確定該怎麼解釋這現象，只知道他們的發現與公認的教條相抵觸，但是他們努力尋找合理的解釋。

正當佛蒙特州的研究小組琢磨著奇怪的實驗結果，位於達拉斯的德州大學西南醫學中心也有一個小組在做研究，細胞生物學教授傑瑞·謝伊（Jerry Shay）的研究團隊證實了薛弗的結果。他們進行了相同的移轉實驗，然後把重組子注入十隻小鼠身上。沒有一隻小鼠長出腫瘤，證實了佛蒙特組的驚人結果。但就如薛弗的小組一樣，德州的小組也難以理解實驗結果。為了確保實驗結果不是實驗假象，謝伊的德州小組又做了一組算是找碴的控制實驗。他們取出癌細胞的細胞核，把它植入另一個癌細胞的細胞質中，想確保實驗程序本身與重組子轉成正常細胞無關。當這樣的重組子轉移到小鼠中時，八隻對照組小鼠有七隻仍然癌變。然後，他們反轉控制，並將正常細胞核轉移到正常細胞質中，這樣的重組子就沒有讓小鼠致癌，證實了驚人的實驗結果不是出於實驗假象。

薛弗的研究小組下一步也進行反向實驗。這次他們不把癌細胞的細胞核移到正常細胞的細胞質中了，而是先去除了腫瘤細胞的細胞核，再將正常細胞的細胞核移到腫瘤細胞的細胞質中。如果是DNA突變引起癌症，那麼重組子就是健康正常的細胞。但如果癌症起源於粒線體受損後對細胞核的逆行反應，那麼重組子就是癌性的。再一次，實驗結果打臉所有癌症知識，直接和體細胞突變理論產生矛盾。當他們將含有惡性細胞質和正常細胞核的重組子移植到新生小鼠身上時，有九十七%的小鼠得到腫瘤。

兩組都證明有正常粒線體的正常細胞質可以抑制癌症生成，這也罷了，但另一組獨立實驗可能把支持體細胞突變理論的人另一邊臉也打腫了。當薛弗團隊無可辯駁地證明僅憑腫瘤細胞的細胞質就可引發癌症，這是無法忽略的結果。薛弗宣稱：「在這裡，我們首次提供明確數據，表明細胞質在腫瘤的惡性表達具有影響作用。」但令人驚訝的是，這一主張並未動搖癌症生物學的基礎，它被忽略了，這甚至比反對還要糟糕。

精美的實驗充滿理論意義，有人認為它們應該會改變國家癌症研究所的部分預算分配。但是癌症研究所決定，即使實驗具有驚人的含義，也沒有必要進一步探索。如果賽弗瑞沒有把這些實驗刨挖出來，它們很可能被遺忘了。賽弗瑞重新省思實驗的重要性，他說：「總而言之，致癌作用的根源在細胞質中的粒線體，而不在於細胞核中的基因組。」

在癌症領域，怎麼可能有這麼多專家學者不知道這些支持代謝理論的證據？怎麼可能有這麼多人在忽略這些發現的同時轉而擁抱基因理論？也許勞斯是對的，他觀察到「對相信體細胞突變理論的人來說，它就像鎮定劑一樣」。這些精心進行且可重複驗證的實驗結果似乎證據確鑿：正如瓦爾堡宣稱的，癌症是由細胞質驅動的。

薛弗回憶說：

到現在為止，我唯一的想法是，我們獲得的結果是基於表觀遺傳的影響。很明顯，因為細胞核是不帶一點細胞質的，再把這樣的細胞核融入拿掉細胞核的細胞中，因此粒線體的作用就必須列入考量。這就像創造一種「細胞核／細胞質的不兼容性」。這也是當時德州謝伊團隊的博士後研究員林純一（Junichi Hyashi）的想法，我和他討論了很多。不幸的是，以國家衛生研究院的智慧（或缺乏智慧）當時沒有接受這種想法。

薛弗認為實驗值得更多的關注和資助，但是國家衛生研究院專注於遺傳學，並不會改變方向。

薛弗本能地相信實驗揭露癌症基本性質的重要線索，但他對國家癌症研究所假裝沒看到的結果感到沮喪。他透露另一個原因，解釋為什麼實驗結果最後就像被吸塵器吸走：「我必須承認，我們的研究也被制約了，我們也卡在基因突變起源上，一直在想如何使我們的發現與體細胞突變理論一致。」對於重現江湖的癌症代謝理論了解更多之後，他忍不住回想起自己有些諷刺的職業生涯：

此外，在那個時候我也不了解癌症的代謝研究，即使我對瓦爾堡很熟，想起我在念博士時，還用瓦爾堡儀器做我大部分的研究工作。然而，把我們的研究整合在一起看，是應該讓我們回頭再鑽研粒線體的最早研究。賽弗瑞呢，我們需要他的時候，他在哪裡？

後來謝伊好像就轉做其他研究了。

雖然謝伊和薛弗曾做過實驗，但他們沒有理論框架評判實驗結果的意義。那時候賽弗瑞版本的癌症代謝理論尚不存在，瓦爾堡被遺忘，佩德森還在孤軍奮鬥。賽弗瑞說：「這有個好處，這些研究人員沒有一個是專門做實驗去測試瓦爾堡假說的，卻在不知不覺中對它進行了測試，所以沒有預期偏見。」

22 事情可能不如他們預期

二〇〇三年，圍繞在曲妥珠單抗（賀癌平）的炒作逐漸退燒後，一種新藥「伊馬替尼」就搶走聚光燈焦點。與曲妥珠單抗一樣，它瞄準特定的突變。這個突變是在一類罕見的白血病「慢性骨髓性白血病」（chronic myeloid leukemia，簡稱CML）中發現的，這個病傾向攻擊中年人。與曲妥珠單抗不溫不火的效用不同，伊馬替尼的功效顯著，它是第一個能與「解藥」同義的標靶抗癌藥。

二〇〇〇年，在伊馬替尼通過食藥局批准的一年前，有兩千三百人死於慢性骨髓性白血病。到了二〇〇九年，因為使用伊馬替尼，數字已降至四百七十人。儘管他們在戰爭總人口中只是一小部分，每年少於百分之零點三三，但他們並沒有被忽略。《時代》雜誌的封面展現了橙色藥丸的照片和圖解：「抗癌戰爭有新彈藥，這些是子彈。」除了作為藥物之外，伊馬替尼代表對一場勝利的迫切需要，是一個信號，告訴我們科學家在藥物設計上正在追求正確概念。正如一位研究人員所說，伊馬替尼的意義在於「證明一種方法的合理性」，好像被壓抑了數十年的挫敗感爆發，一下就在媒體上誇張地炸開了。一位經驗豐富的癌症研究人員在《紐約時報》上將伊馬替尼描述為「即將開始天翻地覆改變我們癌症醫療的應用，這是我保守的說法。」

瓦穆斯為伊馬替尼寫了一篇評論文章，題為〈癌症研究的新時代〉。對此議題，他可能比任何人都更重要，因為他負責繪製藥物設計的藍圖，他一定在某種程度上覺得需要為這個藥說說話。身兼醫生與科學家身分的布萊恩・德魯克（Brian Druker）在伊馬替尼還在發展的嬰兒期曾經參與改良過程，並努力將這個藥物推入臨床實驗，他寫道，伊馬替尼是「癌症藥物開發的典範轉移」。最常在此藥物上看到的短語是「證明原理」，意謂著建立在體細胞突變理論的科學基礎是設計療法的正確起點。伊馬替尼的故事不僅是抗癌戰爭的勝利之一，更是一場辯護，證明研究人員並沒有白費力氣。

伊馬替尼的故事始於一九六〇年，當時有位醫生彼得・諾威爾（Peter Nowell）帶著研究生在費城的小型實驗室工作。他們看著慢性骨髓性白血病患者的細胞載玻片，注意到有些奇怪，細胞中有一條染色體看起來比它同對的另一條要短一些，但他們不確定，因為差別很小。所以又檢測了另一位患者的細胞，再一次，他們再次看到較短的染色體，就像是雙胞胎裡一個較高，另一個較小。他們又檢測了另外五名患者的細胞樣本，所有樣本均有相同縮短的染色體。他們推測這情形可能出現在所有類型的白血病中，是共同的基因異常，因此之後又查看了其他類型的白血病染色體，這次卻找不到較短的染色體，所以這似乎是慢性骨髓性白血病特有的基因異常。

一九六〇年，他們發表了研究結果，認為基因異常可能與慢性骨髓性白血病之間存在因果關係。但當時還沒有技術來驗證諾威爾發現的意義，所以這只是一個讓人好奇的發現，要再過十二年，這個奇怪的基因病灶才會再被檢視。

到了一九七二年，芝加哥的珍妮特．羅利（Janet Rowley）醫生用一種新的染色體染色技術觀察這條較短的染色體，釐清了細節：諾維爾觀察到的較短染色體上有一大塊被截掉了，而且截掉部分被縫到不同的染色體上，從二十二號染色體轉移到九號染色體上。但當羅利看得更仔細後，她注意到這不是轉移，而是交換——九號染色體也轉移了一小塊到二十二號染色體上。就染色體本身而言，交換是沒有意義的，但新基因物質的產物卻具有意義。

基因物質改變後的蛋白質產物帶來非自然結合的危害，九號染色體上的酪氨酸蛋白激酶（Abelson tyrosine kinase gene，簡稱ＡＢＬ）和二十二號染色體上的斷點簇基因（breakpoint cluster gene，簡稱ＢＣＲ）交換後產生了嵌合癌基因BCR-ABL。BCR-ABL這個雜種產物是激酶中的科學怪人。它就像ＳＲＣ一樣，是一種過度活躍的酪氨酸激酶，是一種信號分子，但開關一直按在「開」的位置。因為諾威爾發現它的地方是在費城，所以它暱稱為「費城染色體」。後來它的具體分子細節分析出來了，所以現在的問題是它是否可以被抑制。

伊馬替尼的故事跨過大西洋傳到了瑞士，當時化學家于爾格．齊默曼（Jürg Zimmermann）正為藥廠汽巴嘉基（Ciba-Geigy）做「苯氨基嘧啶」（phenylaminopyrimidines，簡稱 PAPs）的分子研究。附近一所大學的教授告訴齊默曼，某些 PAPs 可能有抑制激酶的功效，很多人都認為這些酶蛋白是癌症原因。但用特定激酶做靶標是不可能的，因為激酶在結構上彼此太相似，而且數量太多了。藥物一定要有顯著的特異性，不然其他激酶也會被抑制，這會給細胞帶來極大傷害。

但是齊默曼並沒有因此沮喪，反而進行大規模的試錯再改，狀況就是隨機切幾個鑰匙看哪一個比較適合鎖。齊默曼經歷繁瑣的程序，最後終於列出一張簡短的化合物清單，證明有一些分子可以抑制某些激酶。不久之後，他就對 BCR-ABL 產生的激酶進行測試。經實驗發現一些 PAPs 被證明能夠熟練地抑制或關閉酶。針對 BCR-ABL 製藥的想法令人著迷，但必須先進行優化。這種藥物必須表現出類似雷射的特異性。

齊默曼的團隊負責人，英國生化學博士尼古拉斯·萊登（Nicholas Lydon）並沒有放過這個發現的意義。他了解到，僅僅是 BCR-ABL 就可導致慢性骨髓性白血病，抑制 BCR-ABL 意味著可能治癒這種較單純的癌症。但就在要進行微調細節前，他們遇到了阻礙。

一九九六年，汽巴嘉基宣布與另一家瑞士公司山德士（Sandoz）合併，成立製藥巨頭「諾華大藥廠」（Novartis）。一般公司在合併後，通常會裁掉多餘的部門，諾華也不例外，萊登的小組被認為績效不良。但就像史萊門和烏爾里希提供必要關鍵技術，讓基因泰克願意冒險壓在曲妥珠單抗上一樣，萊登也遇到貴人，願意幫他挽救這個計畫並推展成最優先業務。萊登有一個裝滿潛在候選人的冰箱，正好可以讓 BCR-ABL 激酶試試口袋深度，看看可對付多少突變，萊登必須進行敏感測試，以判定此化合物對哪個癌症效果最好。

萊登前往波士頓的丹娜法伯癌症研究所（Dana-Farber Cancer Institute），這裡的實驗室已做出能夠測試激酶抑製劑的精細實驗。到了波士頓，萊登與學術單位的年輕人布萊恩．德魯克聯手，他正好對 BCR-ABL 有濃厚興趣，況且德魯克手上還有萊登需要的另個東西：患者。他們建立夥伴關係一展企圖心，一起分離出最佳的藥物候選人，再對慢性骨髓性白血病的患者進行測試，但是他們很難說服諾華的高層投資他們的想法。會計師有合理顧慮：藥物通過臨床試驗的花費可能高達一億美元，還不保證成功。此外，由於這種藥物的目標市場規模很小，也很難獲得投資回報。但是德魯克拒絕放棄，最終他的熱情勝過每個人的保留態度。

第一個接受伊馬替尼治療的人是出身奧勒岡海岸區的六十歲退休列車長。就像高英熙在十年後對伊瓦爾的情形一樣，用藥時德魯克也緊張地坐在床邊，一旦確認這個藥物沒有劇毒，讓高英熙痛哭的情緒也同樣湧向德魯克。「放鬆的情緒難以置信。」德魯克說，但更難以置信的事情即將來臨。

第一期臨床試驗有五十四位患者，其中五十三位在開始用藥幾天後就出現良好反應，疾病得到緩解。用藥一段時間後，很明顯伊馬替尼能夠對抗癌症，癌沒有再復發了。這個結果不但震驚癌症研究界，在世界上也引發迴響。因為伊馬替尼，這種原本在確診後三到五年內就會送命的疾病可以受到控制，甚至患者的壽命可以維持正常。

也許再沒有其他癌症療法會比伊馬替尼（商品名為「基利克」Gleevec）對腫瘤學領域的影響更深。就因如此，它的象徵性力量為治癌歷史劃出一條分界。現在醫生會用「前基利克時代」和「後基利克時代」這兩個詞；腫瘤科醫生焦急地等待伊馬替尼，現在他們的醫療箱終於有了無毒的治療工具。他們可以直視病人的眼睛說：「一切都會沒事的。」

伊馬替尼是夢寐以求的孩子，是化療的聖杯，是無毒療法。但是它帶有隱藏的危險。由於影響太深遠，它鞏固了癌症標靶治療的邏輯，僅僅憑它就能「證明一種方法的合理性」或說明「證明原理」，再次將研究人員鎖在藥物設計的短視格局中。這件事的隱含問題在於，就癌症而言，慢性骨髓性白血症是獨特的，與大多數實體腫瘤不同，有非常顯著的同質性；大多數實體惡性腫瘤都表現出混亂的基因風暴，但慢性骨髓性白血病卻很單純，基因狀態主要由一個單獨的變化控制：費城染色體。作家克利夫頓．利弗是這樣說的：「基利克的故事宛如標靶藥物的革命，但它的危險在於過分簡化了癌症，將這種疾病視為有序走向失序的過程，得癌結果是單一驅動基因的過失，但絕大多數的癌症都不是如此。」

即使在基因學的框架內操作，伊馬替尼指引研究者走上的也是一條險路。絕大多數癌症都太複雜，以致無法應用「基利克模型」。華生承認這是不可能完成的任務，洛布和沃格斯坦也如此認為。

伊馬替尼還帶來另一個危險。除了作為設計標靶藥物的原則證明外，似乎它在表面上驗證了細胞體突變理論。慢性骨髓性白血病的引起與發展，看起來都是由於單獨一個而且普遍出現的基因改變。但是，研究人員深入挖掘後發現，**完全健康的人也有費城染色體，這些人卻永遠不會得這個白血病**——這個細節雖小，但很關鍵。**就是不可能**。如果慢性骨髓白血病僅是因為費城染色體引起的，那些根本不知道自己有費城染色體的幸福人士就應該有惡性腫瘤，但他們就是沒有。事實上，BCR-ABL 基因產生的失控激酶本身並不足以引起慢性骨髓性白血病。此外，當這個病發展到更嚴重時，它也不一定對伊馬替尼有反應，即便用了伊馬替尼治療，即便這個癌症的全部基因樣態似乎只出現一個「基礎」突變，以致標靶藥物可以抓住每個癌細胞裡的每個突變，而不是只抓住一小部分；即便如此，慢性骨髓白血病到了晚期仍有二十%的病例會死。這兩個事實清楚證明，一定有 BCR-ABL 以外的其他因素趨動這個疾病。

佩德森和賽弗瑞除了對伊馬替尼很好奇外，還注意到其他事。他們注意到伊馬替尼的作用機制隱隱然與代謝理論合流。過度活躍的 BCR-ABL 激酶會刺激 PI3K / AKT 信號通訊網絡持續活化，受損的粒線體帶來的逆行反應也會刺激這個通訊網絡。無論是通過逆行反應還是被 BCR-ABL 刺激，這個通訊網絡都會從沉睡中喚醒一組特定基因，誘使它們製造蛋白質網絡，操縱細胞的生化特性，而實現瓦爾堡效應及相關所有反應。PI3K／AKT 通訊網路因此大幅增加葡萄糖的攝取和使用。當慢性骨髓性白血球患者吞下橙色伊馬替尼藥丸時，他們的癌細胞會失去對葡萄糖永不滿足的食欲，並恢復氧化產能，逆轉了瓦爾堡效應。它應該引起大家的注意，七百種標靶藥物中只有它是全壘打，但這支全壘打是利用關閉瓦爾堡的代謝途徑才發揮作用。雖說巧合無法為自身作證，但也不該就這樣被吸塵器吸走。從七百分之一的機會脫穎而出，理應受到尊重。

另外，高英熙和佩德森曾對此做過實驗，他們比較 3BP 和伊馬替尼在多發性骨髓瘤細胞（這個癌細胞沒有費城染色體）中的活性。雖然看到 3BP 在抗癌效果上比伊馬替尼好，但高英熙和佩德森不禁注意到伊馬替尼似乎是以消耗細胞的三磷酸腺苷 ATP 來發揮抗癌作用的。對於公認有卓越特異性的藥物，這是奇怪的現象。高英熙是這樣說的：

> 值得注意的是，基利克透過消耗細胞 ATP 殺死 RPMI8226 癌細胞。因此，推測基利克是一種代謝抑制因子，非特異性地與幾種酪氨酸激酶與 ATP 結合，綁住水解蛋白的 ATP，包括 ATP 的合成因子。重要的是，我們的結果與賽弗瑞博士的觀點一致，癌症是一種能量代謝疾病。

伊馬替尼是一種典範，為癌症界提供一種集體解脫感，在理智上令人滿足，但表面之下卻空空如也。當所有事實結合在一起，即使簡單優雅如伊馬替尼也籠罩在矛盾的面紗下。會不會是瘋狂的激酶驅動單一強大的基因成分造成慢性骨髓性白血病？或者，**BCR-ABL** 會不會只是偶然的開關，而不是白血病的成因？伊馬替尼會不會只是達到目的的一種手段、一種工具，用來關掉一直被受損粒線體打開的信號？

賽弗瑞指出了另一種差異：從歷史上看，基因突變經常被視作支持癌症體細胞突變理論的證據，從表面上看，這似乎是正確的。但基於生殖細胞系（從父母傳給後代）突變產生的癌症僅占總體的一小部分（占所有癌症的五％至七％），絕大多數癌症是而自發性的。當然，某些生殖細胞系的突變會使患病個體更容易得癌，但是就像致癌物和伊馬替尼一樣，又再次模糊了競爭理論間的區別。

致癌基因的蛋白質產物絕不簡單，它們展現了難以想像的複雜和功能多樣化。p53 是被研究得最多的致癌蛋白，保守估計它可與其他一百零五種蛋白質相互作用，協同運作出難以理解的龐大細胞網絡。p53 本質上是神聖難解的，與《聖經》一樣，它的意義取決於解經者。體細胞突變理論的支持者將 p53 視為「基因組的守護者」，具有保護王國的使命。當細胞核壁遭到破壞時，p53 會精心組織大隊工人修復損壞。如果損壞程度太大無法修復，p53 會吹響號角，命令細胞在損壞前先自殺。

支持癌症代謝理論的人認為 p53 的任務對維持氧化產能至關重要。p53 負責粒線體電子傳輸鏈關鍵部分的轉錄，沒有它，粒線體將無法發揮作用。生殖細胞系天生帶有 p53 基因突變的人幾乎一定會罹癌，而這種罕見疾病的患者有五十％會在剛成年時就發展為腫瘤，這種情況稱為「李－佛美尼綜合症候群」（Li-Fraumeni syndrome）。問題在於遺傳的 p53 突變是**如何**讓人更容易得到癌症，或說讓人變成更容易得癌的體質。大多數癌症生物學家說，這是因為這個基因組非常容易受傷害，相對增加突變攻擊其他重要原致癌基因的機會。支持癌症代謝理論的人說，突變的 p53 會慢慢侵蝕細胞氧化產能的能力，導致轉化成瓦爾堡效應，隨後出現逆行反應和失控增生。

BRCA1 基因也是如此，這種遺傳突變讓苦難婦女有更多機會罹患乳癌和卵巢癌。媒體廣泛關注 BRCA1，是因為好萊塢女星安潔莉娜．裘莉（Angelina Jolie），她在二〇一三年投書《紐約時報》專欄，發表〈我的醫療選擇〉一文，宣布要做雙乳切除術。在她檢測出具有 BRCA1 基因陽性後，決定接受手術。醫生估計她患乳癌的機率是八十七％，而這項手術會將她的罹癌機率降低到五％。她可能是從母親那裡遺傳到這個有缺陷的基因，她的母親在五十六歲時死於乳癌。「一旦知道這是我的現實後，我就決定積極主動盡可能降低風險。」裘莉寫道。她將她的決定公開於世，希望讓其他可能處於危險的人也知道，以便她們也能採取主動，人的命運不必被達爾文的必然性封印。

> 我選擇不隱匿自己的故事，因為有許多女性不知道自己可能生活在癌症的陰影

下。我希望她們也能夠進行基因檢測，如果她們有高風險，她們也應該知道她們有強力的選擇。

> 人生有很多挑戰，不應該被這種我們可以承擔控制的東西嚇到。

像 p53 一樣，BRCA1 蛋白有多種細胞功能，也像 p53 一樣，BRCA1 蛋白也是一種負責修復 DNA 損傷的蛋白。BRCA1 不會直接引發癌症，相反地，體細胞突變理論的支持者認為這個蛋白**允許**癌症發生。它搭起舞台，讓那些會阻礙細胞增生的基因**更可能**發生突變。BRCA1 也與粒線體功能有關，已經證明它與粒線體的「生源論」（biogenesis，或稱「生合成」）有緊密連結。缺陷的版本也可能會限制粒線體的繁殖能力，導致粒線體數量大幅減少，出現像佩德森等人在癌細胞細胞質中看到的情形。

其他基因突變也具有相同雙重性，這些基因突變會增加得到某些癌症的風險，例如視網膜母細胞瘤、色素性乾皮病、副神經節瘤和某種形式的腎細胞癌。所有基因突變都顯示會損害粒線體功能，這個關鍵細節很大程度仍然被忽略。

23 超級燃料

賽弗瑞秉持癌症與代謝有關的信念，開始一趟了解原因的朝聖之旅。他把探索圈子逐漸收緊，越收越小，直到回到中心：自成一系的癌症代謝理論。就像恆星大爆炸後會縮回原點，他的研究回到開始時的治療問題。當全面理論到位並建立了理解框架，他的實驗室就以癌症代謝理論為出發點開始設計路線圖，設計治療癌症的療法。

賽弗瑞注意到，單純的限制熱量可以縮小腫瘤，現在他有理論框架可以解釋這個發現。這是有道理的：熱量限制會降低血糖，迫使癌細胞與健康細胞激烈爭奪他們都想要的燃料。但他認為可以做得更好，所以對飲食內容進行些微修改，改以限制總卡路里，剔除碳水化合物，改用脂肪。這種修改可能會給癌細胞帶來更大的代謝壓力，沒有碳水化合物，身體就會從已經習慣的代謝產能狀態脫離，被迫製造名為「酮體」（ketone bodies）的分子來代替葡萄糖，作為循環燃料的來源。一旦將癌症放入代謝疾病的框架，酮體就會發展出有趣的治療潛力。

與葡萄糖不同，酮體以氧燃燒。它們必須在健康、功能正常的粒線體中代謝，賽弗瑞知道，這樣的粒線體在癌細胞中不多。站在代謝的立場，正常細胞還有其他選擇，但癌細胞沒有。如果癌症真是粒線體功能失調的疾病，那麼賽弗瑞提出的「限制性生酮飲食法」（Restricted Ketogenic Diet，簡稱 R-KD），也就是將能量來源從葡萄糖變為酮體，這種飲食方案可能會比簡單的熱量限制產生更大作用。

賽弗瑞的推論可以追溯到古希臘，當時已經發現斷食的治療價值——有人注意到斷食可治癲癇，即便沒有完全停止也可以明顯減少發作。在一九二〇年代，瓦爾堡記錄癌細胞驚人的代謝差異時，芝加哥的醫師兼科學家羅林·伍迪亞特（Rollin Woodyatt）就曾記錄，當健康人斷食或進行低碳水化合物與高脂肪飲食時，他們的肝臟會製造三種水溶性酮體（β－羥基丁酸酯、乙醯乙酸酯和丙酮）。

受到伍迪亞特觀察代謝變化的啟發，梅奧診所的醫生拉塞爾·懷爾德（Russell Wilder）發展出一種可以模擬斷食狀態的飲食方法，讓身體產生酮體，也能長期實施，他認為這種飲食方法可以治療癲癇患者。懷爾德自稱他的療法為「生酮飲食」（ketogenic diet），每天攝食量為蛋白質以體重每公斤一克計算，幾乎沒有碳水化合物，其餘卡路里則來自脂肪。對於那些患有癲癇的人來說，實施結果是很好的。生酮飲食明顯減少癲癇發作的次數或完全消除了癲癇發作。但是，當一九四〇年代開發抗驚厥藥物時，懷爾德的生酮飲食就被歸類為醫學教科書的旁註。

到了一九九〇年代中期，生酮飲食法從隱蔽處一下拉進眾人的目光焦點，原因是好萊塢導演吉姆·亞伯拉罕（Jim Abrahams）。他的兒子查理患有嚴重的癲癇，藥石罔效，生活品質因癲癇不斷發作、發作得太過嚴重而完全被綁架。亞伯拉罕說：「命運比死還糟。」看了五位神經科專家都沒有辦法，被逼得什麼都願意嘗試。「然後我聽說了生酮飲食，執行之後，查理幾天之內就沒有再發作癲癇了。當時我感到困惑又很生氣，大家怎麼都不知道這個方法呢？」他說。

亞伯拉罕推廣生酮之路有如十字軍東征，他想告訴其他可能同樣絕望的人。他上了NBC的談話節目《日界線》（Dateline），製作了一部電視電影《不要傷害我小孩》（*First Do No Harm*），找來好友梅莉．史翠普主演。然後，他成立「查理基金會」（Charlie Foundation），致力培訓醫院營養師協助癲癇患者執行生酮飲食，但他的努力遇到了麻煩。

當我創辦查理基金會時，我以為這是一條直線。只是把這種對癲癇非常有效的飲食法告知公眾，如此而已。不幸的是，事情沒這麼簡單。到今天，許多沒有根據卻一直在貶抑這種飲食法的觀點遭到駁倒，飲食法的效果經過科學驗證，消除了長期使用會有負面影響的恐懼，在口感美味層次也大大提升，執行難度相對得到降低。如今最大的問題，應該是醫院要如何補償接受生酮飲食法訓練的營養師所付出的時間。

國家衛生研究院的理查．維奇（Richard Veech）也許是最清楚生酮飲食背後科學的人。正是一脈相承，維奇也是傳承瓦爾堡學理的科學家。他在牛津攻讀博士，指導老師正是瓦爾堡的學生漢斯．克雷布斯。維奇等人知道酮體幾近神奇的特性。他對一九四〇年代的一份研究報告很感興趣，報告顯示，酮體在其他十六種碳水化合物、脂肪酸和中間代謝產物中顯得非常獨特，它具有提高精子的活動力，同時又減少耗氧量。酮體讓精子變成更快又更有效率的游泳選手。為了確認耗氧量減少的報告是否屬實，維奇將酮體加入含有大鼠心肌的葡萄糖溶液中做實驗，發現酮體的確能增加心肌的活動量，同時大幅減少氧氣消耗。接著維奇注意到其他事，酮體不僅提高效率，還顯出一種奇特能力——它明顯提高細胞內ATP的產量。他發現，酮體可擴大電子傳輸鏈中的關鍵「能隙」（energetic gap），因而改變細胞狀態，有效使細胞增壓，這樣的代謝轉換讓他把這個分子稱為「超級燃料」。

但這燃料似乎晦澀不明，所以維奇仔細觀察，探究酮體一開始是如何出現的。他總結說，這些分子也許是為了讓人類祖先發展出更大、更複雜的大腦而存在的。就生存優勢而言，更大的大腦幫我們超越其他物種；但就嚴格的代謝層次來說，更大的大腦是一個巨大的負擔——它的胃口如無底洞。

大腦無論何時都要消耗我們能量的二十%。更糟的是，人體其他組織可以轉變為燃燒脂肪酸，但大腦受限於只能燃燒葡萄糖，這使得大腦特別脆弱。當食物資源匱乏時（毫無疑問，人類過去經常發生這種狀況），我們最好的朋友就變成最大的敵人。但是演化找到了解決方案：資源匱乏之時，身體便將代謝轉化為高效產能狀態，或稱**「酮症」**（ketosis）狀態。因為大腦從使用葡萄糖的狀態轉變為使用酮體，於是酮體拯救了大腦的代謝困境，提供了備用燃料滿足大腦旺盛食欲。人類在資源貧瘠時期生產的「超級燃料」比其他哺乳動物都要多，讓我們變成更堅忍、更高效的生存機器。正如維奇所說：「生存優勢是顯而易見的。酮體可使體重正常的人在沒有食物的情況下多活兩到三周甚至到兩個多月，肥胖的男人沒有食物甚至可多活近一年。」從演化角度看，酮體與大腦發展無法分開：一開始酮症出現可能就是為了促進或讓我們的巨大大腦進化。

將酮體視為一種演化適應物很合理，但是它如何阻止癲癇發作，就像查理的案例，這問題依然未解。維奇的研究促使人們重新關注酮體的生理效用，激發了其他研究人員研究這種神祕分子，而結果好到幾乎難以置信。

除了一九七〇年代被美國心臟病醫生和營養學家羅伯特．阿金（Robert Atkins）吹捧出的減肥功效為大眾熟知外，酮症還可能影響許多神經系統疾病，包括帕金森氏病、阿茲海默症、漸凍人症和腦外傷。有關酮體具有神奇功效的報導紛紛挑戰維奇的科學懷疑論，他說：「這些疾病看起來截然不同，用某種神奇物質治療所有這些不同疾病是不可能的。」但是，這些分子次次顯示出廣泛的神經保護作用。酮症的好處可以追溯到粒線體，因為酮體的效能很高，它們可減少生產能量時對粒線體造成的氧化負擔。就像燒更乾淨的燃料一樣，酮體似乎可以保護甚至恢復受損的粒線體。但從另一個角度看，酮體近乎奇蹟般的效果可能一點都不神奇，也許人類就該不時地處於酮症狀態。正如維奇在《紐約時報》的文章中所說：「酮症是一種正常的生理狀態，我認為這是人的正常狀態。到處都是麥當勞和熟食店其實是不正常的，人挨餓才是正常的。」也許很多現代疾病都是文明產物，也許正如維奇建議的，挨點餓會帶給我們很多好處。

現在有幾個前提：癌細胞需要葡萄糖；癌細胞中粒線體數量大幅減少，粒線體受損，或兩者兼有。從這些前提開始，賽弗瑞修改生酮飲食法，以使癌細胞盡可能承受更多的代謝壓力。他限制了總卡路里，盡可能降低血糖，藉此剝奪癌細胞的首選燃料。他知道健康細胞因為有完整的粒線體，所以會轉成燃燒酮體，而癌細胞無法做到這一點。賽弗瑞發現，這種「限制性生酮飲食法」大幅減緩了小鼠腫瘤的生長。

這種以限制卡路里影響腫瘤生長的想法讓人回想起勞斯的觀察。一九一四年，勞斯曾想知道飲食是否會影響腫瘤的血管形成，血管不斷長出的網絡讓腫瘤增生和浸潤。勞斯寫過一篇論文〈飲食對小鼠植入腫瘤和小鼠自發性腫瘤的影響〉，其中提供驚人的證據，認為限制食物攝取可使腫瘤的生長能力也陷入飢餓。勞斯寫道：「基於這些事實，可以找到用節食延緩腫瘤生長的方法。如此，也能降低宿主組織增殖的活性，減少血管增生，並能夠消滅大多數腫瘤會賴以生長、至少間接地賴以生長的支持性基質。」因為他的發現在瓦爾堡理論之前，找不到支持的理論，仍歸於一種自由浮動的異常現象。

瓦爾堡也從不同角度將飲食與癌症牽起鬆散的聯繫：

為了預防癌症，首先建議維持高血流速度，以使靜脈血液仍含有充足的氧氣；第二，保持血液中血紅蛋白的高濃度；第三，即使在健康人的食物中也要添加可促進呼吸酶[13]活性的食物。如果已經達到癌前狀態，則要增加這些食物的分量。如果能同時嚴格排除外源性致癌物，那麼今天可以預防許多內源性癌症。這些建議不是一種烏托邦式的空想。相反地，它們可被任何人、在任何地方、任何時候實現。與預防許多其他疾病不同，預防癌症不需要政府的幫助，也不需要很多錢。

誠如在瓦爾堡前後的專家一樣，瓦爾堡認為消除癌症負擔的最佳方法是預防。他的想法是預防癌症就得維持呼吸器官的正常運作，方法包括運動，有助呼吸的維生素（主要是維生素B）和避免致癌物（瓦爾堡本人則採取極端做法，在他的晚年歲月，他只吃自家土地長出的有機食物）。

首次以生酮飲食治療癌症的紀錄出自一九九五年琳達·內貝林（Linda Nebeling）博士的報告。內貝林在選出路時，覺得比起學設計，自己更喜歡營養學，只是不確定想當獸醫還是醫生，她決定先拿到營養學學士學位，保留兩者選項。畢業後，因為當時她在紐約已經成家，就去紀念斯隆凱特琳癌症中心（Memorial Sloan Kettering

13｜譯註：瓦爾堡指的呼吸酶是可與氧直接反應的血紅素。

Cancer Center，簡稱MSKCC）申請營養師實習。她被那裡正在進行的「開創性」飲食法吸引，覺得從昏昏欲睡的學術界進入快節奏的醫院氣氛反而更讓她醉心。內貝林說：「愛滋病流行襲擊紐約當地，作為營養學家，這是充滿挑戰的時期。」

但她更受癌症病房吸引，癌症對她的吸引力遠甚於奇怪新病毒帶來的挑戰。癌症的確給營養學家帶來挑戰，尤其是「癌症惡病質」（cachexia）[14]的問題，惡病質是一種消耗營養的症候群，往往在癌症最後階段讓病患痛苦不堪。供給營養也無法輕易逆轉這些慢性症狀，於是她開始從另一個角度思考癌症的營養層面。也許癌症可以藉由營養減輕副作用，甚至可以改變某類癌症的病程。她的靈感和創造力源源不絕，想去一個能讓她做實驗、探索營養學範疇的環境，這意謂她要先回到學術界。於是她離開紐約，前往俄亥俄州的凱斯西儲大學攻讀博士學位。

到了新環境，內貝林提出一個問題：能夠單靠飲食改變癌症的自然病史嗎？她的問題引發有共同興趣的腫瘤學家一系列的討論，最後達成的共識是生酮飲食法。「我知道這種飲食法對小兒癲癇有效，因此它在神經上有一定作用。」內貝林解釋。一方面腫瘤依賴葡萄糖，她想從改變葡萄糖為主的飲食著手，建立腫瘤與飲食間的關係。她的想法出現的時機正好。當時正子掃描已成為具有判別力的診斷工具，她工作的診所就有這樣的機器，這是理論和技術的完美結合。內貝林覺得正子造影技術可以讓她查看這樣的飲食法是否有效，她說：「正子掃描把營養學與兒科腫瘤學結合在一起。」

14｜譯註：百分之五十的癌症病患在晚期時會出現惡病質症狀，就是營養極端不良。癌症病人會在六個月內體重急遽下降，合併肌肉萎縮、厭食、電解質不平衡，成為皮包骨現象。

所有程序走了一年，一旦批准可以進行，需要的就是患者。「我在二十五名患者中篩選出兩位適合這個計畫的人選。」內貝林回憶道。第一例患者是一名三歲女孩，患有第四期變性星狀細胞瘤，這是一種罕見的腦瘤。在進入內貝林實驗計畫前，這孩子已經接受「一日八種藥」的治療方案，以高毒性的藥物合併類固醇一起給藥，然後對頭部和脊柱進行「高分次放射線治療」（hyperfractionated radiation therapy）。孩子因此癲癇發作，血液和腎臟都有大量毒性。就算如此，腫瘤仍然繼續生長，所以她的治療已經停止。

第二例患者是一名八歲半的女孩，患有三級小腦星形細胞瘤。這個女孩在六歲時確診罹癌，那時還是低級腫瘤，現在她已經因為順鉑毒性導致聽力受損。

兩名患者在接受廣泛治療後，腫瘤依然不小，且預後都不看好。一旦治療失敗，這兩個女孩的預期壽命都不會超過三年。

內貝林決定先做一星期的飲食計畫，她將女孩的飲食調整為輕度的限制性生酮飲食。兩個女孩都有家人照顧，貝內林交代家屬一定要遵守飲食計畫，她會定期測量酮體，就可判斷這些家庭是否嚴格控制飲食。內貝林說，儘管「要他們嚴格遵守，也不一定做得很完美」，但在大多數情況下，他們還是堅持把這個飲食程序走完。「患者的主要限制不是食物攝取量，但是如果我們能開發出符合酮症的 Oreo 餅乾，將會是巨大成功。」這些女孩體重沒有減輕，血糖卻降至正常水平以下，而血酮含量卻增加了二十或三十倍。時間過去，一名女孩在飲食控制前不斷發作的癲癇停止了，整體生活品質開始改善。

臨床結果雖令人鼓舞，正子掃描才會告訴你這樣的飲食法是否拔掉了腫瘤的甜牙齒。內貝林收到造影結果，他們發現葡萄糖攝取量減少了二十二%，這代表葡萄糖消耗量急劇減少。在這個飲食方案執行的九個月中，內貝林費心照顧這些女孩，在她們不舒服時調整飲食，也做了血液檢查，確保她們獲得適當的營養。

內貝林做這項研究的目的不是為了衡量抗癌結果，但她承認，她的確被這種利用癌細胞依賴葡萄糖來餓死癌細胞的飲食法潛力給誘惑了。她沉思說：「從理論上講，影響腫瘤的葡萄糖使用率，可能會影響腫瘤的生長率。」但是她很快恢復了最初的研究使命：「也就是說，做這套飲食法的目的並非在逆轉腫瘤生長或治療特定類型的癌症。」即使這套計畫從未意圖「治療」女孩，但她們的家人卻將希望寄託在飲食法上。怎麼可能不放希望呢？正子掃描結果表明，這是有效的，年紀小的那個女孩已從一般化學療法和放射療法撕心裂腸的副作用中恢復過來，而且兩個女孩都覺得好多了。

一年過去，內貝林從實驗中獲得了足夠的數據完成博士學位。在她為論文總結數據資料時，也準備從營養師的身分轉變為學者。她向國家癌症研究所申請博士後獎學金，希望繼續專注癌症研究。當她得知自己拿到獎學金時，既高興又有些難過，因為這表示她必須離開這些女孩。她說：「她們在克利夫蘭大學醫院治療得很好。」她收拾行裝，搬到華盛頓特區。

內貝林的想法理論上是個很優雅的點子，可以透過飲食法調控癌症的代謝缺陷，這想法也慢慢進入科學家和大眾的想像中。二〇〇七年夏天，《時代》雜誌刊登了一篇文章〈高脂飲食能戰勝癌症嗎？〉。文中主要介紹兩名德國科學家，梅蘭妮．施密特（Melanie Schmidt）博士和生物學家烏爾里克．卡默勒（Ulrike Kämmerer），他們才開始在著名的維爾茨堡大學醫院做癌症患者生酮飲食法的第一階段實驗。此實驗由德國食品公司塔瓦蒂斯（Tavartis）承辦，他們擴展內貝林的研究測試，目的在觀察飲食法是否對癌症的病程有影響。文中引用科學家的話說：「瓦爾堡理論正確與否都無關緊要。」他們認為自己的著名同胞已經鎖定他們希望充分利用的目標。即使他們僅獲准召募那些已經沒有任何醫療選項的重病患者做實驗，他們也在其間看到了正面的結果。

這篇文章同時也提到內貝林的實驗結果。文章發表時，內貝林已經與那兩個小女孩失去聯繫，但透過克利夫蘭大學醫院的同事，她確定年齡較小的女孩在二〇〇五年時還活著，而且狀況良好——這是在女孩被宣告已經沒救、壽命可能只剩三年的十五年後。

即使內貝林很快表示她的實驗規模太小，無法得出任何明確結論，但結果還是很明顯的。兩個女孩是在預期餘命頂多三年的時候開始生酮飲食，但她們超出預期，一個至少活了十年，另一個至少活了十五年。

簡短的維爾茨堡大學試驗證實了內貝林的研究暗示：飲食法似乎可以影響癌細胞的生長。維爾茨堡大學醫院以五名患者做了為期三個月的試驗，所有患者都活著，他們的腫瘤生長不是減緩，就是停止，或在一些案例中腫瘤縮小。

24 剋星

賽弗瑞在二〇〇〇年偶然踏進癌症代謝研究，主要是由一個問題引發的：為什麼限制熱量會減緩癌症生長？這個問題使他深入研究癌細胞的生化內涵。他發現，在表面之下，單純的熱量限制和限制性生酮飲食都會影響大批生化程序。他還發現，與酮體能減輕許多看似無關的神經系統疾病對照看來，熱量限制也可影響癌細胞很多定性特質。和以前一樣，研究結果似乎好到難以置信。

他發現限制性生酮飲食法具有**「抗血管生成作用」**（antiangiogenic），可以不讓供應腫瘤營養的血管再長出來，這就像勞斯在近一百年前觀察到的。限制性生酮飲食還具有**「促進細胞凋亡的作用」**（proapoptotic），可以讓細胞有序死亡。相對化學療法和放射線照射讓細胞死得混亂無序，兩者形成鮮明對比，因為細胞無序凋亡的程序已知會增加炎症並使惡性腫瘤散開。多年來文獻多有記載，對間歇性斷食者或熱量限制者的檢測結果，證明他們的飲食法具有抗炎作用，或許這與引發和驅動癌症的過程有些許關係。

賽弗瑞進一步觀察，發現限制性生酮飲食也具有抗侵入性。在轉移性惡性癌的小鼠身上進行這個飲食法時，惡性癌散播的部位較少。限制性生酮飲食也會影響荷爾蒙，就像它會影響「第一型類胰島素生長因子」（Insulin-like growth factor-1，簡稱IGF-1），這個蛋白質被認為是腫瘤細胞的燃料，限制性生酮飲食可以降低其惡性影響。限制性生酮飲食也可以把PI3K / AKT路徑關小，據研究，這條途徑與伊馬替尼影響的途徑相同。賽弗瑞觀察所及的各種被癌症破壞的生化程序，都可以利用這個飲食法控制它們的發展，將細胞壓回正常狀態。他在書中寫道：「所有腫瘤學家都應該知道限制飲食法是許多癌症的剋星。」

根據賽弗瑞的癌症代謝理論篩選數據，發現將限制飲食轉向高脂肪生酮飲食的做法是具有機制調控和戰略意義的，特別是納入內貝林的試驗結果一起考量。其他研究人員也進行了實驗，促使這個想法更顯重要。在一個實驗中，研究人員將酮體加入不同的培養皿，一個含有正在生長的癌細胞，另一個含有正常細胞。果如預期，癌細胞不是死亡就是在掙扎，幾乎無法生長，而正常細胞毫不費力地轉成使用新燃料。這些指引出該如何理解癌症邏輯的證據，從各個角度衝擊賽弗瑞。

到了二〇〇八年，賽弗瑞覺得他有足夠證據可以對人類患者試做限制性生酮飲食法。至於要選擇哪一種癌症，他覺得越能達到加成積極效果的越對自己有利。腦癌是最佳候選人，不僅因為大腦百分之百依賴葡萄糖作為燃料，還因為它可以無縫轉換到酮體代謝。大腦獨特「非此即彼」的代謝偏好似乎非常適合這個治療計畫。

就在二〇〇八年聖誕節前，新聖母馬利亞醫院放射科的朱利奧・祖克利（Giulio Zuccoli）博士得知妹妹發現母親瑪麗安在教堂祈禱，但神情困惑——她不記得自己為什麼去教堂？如何到達教堂？祈禱些什麼？祖克利聽到這件事，他懷疑母親可能患了和一年前去世父親一樣的疾病，加上她一直有慢性頭痛和噁心。綜合這些症狀，加上她在教堂發作的「類癲癇」小插曲，在在都是父親經歷過的相同症狀，所以更鞏固他心中的診斷。

核磁共振證實了他的直覺是對的。瑪麗安患有膠質母細胞瘤，這是最可怕的腦癌。掃描顯示一團好大的腫瘤，而且是多中心生長，幾乎在每個方向都有浸潤的觸角，所以不可能完全割除。祖克利知道診斷已經有了定論，他深愛的母親就要死了。祖克利和他母親都充分了解標準醫療手段不會提供生存的希望，因此決定以另一種方法補救：執行波士頓大學賽弗瑞研究出來的飲食療法。儘管祖克利的同事質疑他的決定，但代謝療法對他來說還是可行的。經過一系列的對話溝通，他和賽弗瑞確定了執行方案。他們讓瑪麗安在進行正規的醫療護理、放療和化療外，同時進行限制性生酮飲食法。

大型手術一如預期，只是盡可能把惡性腫瘤清除乾淨，但部分像基質的團塊就只能放過。手術六天後，到了十二月十六日，瑪麗安開始進食。祖克利向她解釋這種飲食試驗背後的邏輯。癌症需要糖才能生長，因此飲食中應盡可能除去糖。他告訴母親，如果她願意的話，斷食會是最好的開始。雖然母親仍住在重症病房，她開始只喝水，兒子握住她的手，溫柔地支持她。

斷食二十四小時後，瑪麗安開始進行低熱量飲食；低熱量飲食五天後，再進入只喝水的清水斷食，為時三天。在第三天清水斷食結束時，在營養師協助下進行限制性生酮飲食。飲食計畫是每天總熱量為六百大卡，食物大部分是脂肪類和一些蛋白質，把任何容易轉化為醣類的食物減到最少。瑪麗安的血糖從一百二十 mg / dL 暴跌至六十 mg / dL，但酮體大量增加。一月八日，瑪麗安開始放療和化療。

賽弗瑞說服祖克利先不要急著用典型的類固醇藥物，類固醇的目的在抵抗輻射引起的組織損傷，但它會大幅度提高血糖，並且會抵消他們希望這個飲食法能達到的效果。放療和化療在二月十七日停止。

一星期後進行第一次核磁共振。祖克利說，瑪麗安對成像結果並不緊張，「她只是在沉思。」他告訴母親：「沒有任何腫瘤的證據。」她進入醫院第一天做的核磁共振與二月的核磁共振相比，兩者區別驚人。曾經出現怪異團塊的地方，現在什麼也沒有。根據核磁共振，只隔兩個半月，她大腦的癌症消失了。到了四月二十一日，瑪麗安進行正子掃描，結果顯示出相同的奇妙空白——看不到有代謝性的活性腫瘤。

春天到夏天，瑪麗安的身體恢復一些，但仍然虛弱。除了繼續做限制性生酮飲食之外，她人生的常規生活又回來了，一切似乎恢復正常。她的可怕癌症似乎更像是別人生命的一部分，是一個消逝的惡夢。另一次核磁共振計畫在七月二十二日進行，這次檢查將揭露被治療擊退的癌症是否只是躲起來。像之前做掃描一樣，這次的核磁共振仍然找不到她的癌症蹤跡。瑪麗安決定該好好放鬆七個月的飲食控制了，她覺得生酮飲食削弱了她的體力，讓她沒有體力對抗疾病。所以在七月二十二日做了檢查後，她就停止了限制性生酮飲食。

停止限制性生酮飲食不到三個月，到了十月九日，瑪麗安又進行一次核磁共振，這次她收到了壞消息，她的癌症又回來了。「這個結果沒有燃起恐懼或焦慮，她只是傷心要離開家人。」祖克利說：「她知道失去家人是什麼感覺，她的父親被送入納粹手中時，她才三歲。」她知道膠質母細胞瘤復發是沒有希望的。

他們討論了她的選擇，如果願意，她可以再嘗試飲食控制。但是那太累了，她沒有能量了。「可能她不再有戰鬥的動力，可能她已經決定離開，她覺得自己的病給家人帶來太大壓力。」祖克利說。他開了標靶藥「貝伐單抗」（藥名是「癌思停」），這是讓他後悔的決定。「現在我們知道癌思停不會延長生命，它確實改變腫瘤的外觀，但它不會阻止腫瘤生長，而是讓癌以浸潤性模式生長。」標靶療法對瑪麗安的癌症效果不大，她在幾個月內就死了。

瑪麗安的癌症復發與她放鬆飲食控制的決定相吻合，這可能是偶然，也可能不是偶然。即使該試驗僅由一名患者組成，也產生驚人結果。在這項研究之前，賽弗瑞等人從沒有見過只用標準療法就可以在兩個半月內讓膠質母細胞瘤消退的報導，這表示限制性生酮飲食切斷腫瘤唯一的能量來源，因此對腫瘤有強大影響。瑪麗安的膠質母細胞瘤是最難治、最頑強的癌症之一，而癌細胞已從她的神經元網絡中消散解開。儘管結果令人信服，但此議題仍需要更大的實驗來證明。

到了二〇一〇年，之前試驗已有了結果，如維爾茨堡大學醫院的試驗、內貝林試驗和賽弗瑞的個案研究，限制性生酮飲食以治療角度看似乎是一種可行的抗癌方法。它的效果如何？適合對治哪種癌症？要如何進行微調？這些都是有待解決的問題，而只有大型的臨床試驗才能做到這一點。當賽弗瑞的實驗室繼續瘋狂地探索，希望找出以代謝理論對付癌症的方法時，一個主題浮現了。雖然到目前為止，這些試驗使研究人員有充分理由認為限制性生酮飲食法在治療上是可以獨立存在的，但是越來越明顯的是，合併使用才能讓生酮飲食法發揮真正的力量。當與其他治癌療法合併使用時，限制性生酮飲食以一種包容宏大的態勢為各種治療法做好準備。它就像可以提高立體聲輸出的擴音器一樣，似乎可以提高其他各種療法的功效；它似乎還可調節正常健康的細胞，抵抗傳統癌症治療的毒性副作用。

限制性生酮飲食法的雙重好處得到了一系列研究的支持。其中一個研究顯示在基因層次是如何達到這個二元性。經歷千古演化的一場場硬仗後，正常細胞利用「酶促反應機制」（enzymatic machinery）需要飲食轉換的原理，機巧編排出往生酮代謝的轉向。癌細胞想要的燃料被替換成它們無法消耗的燃料，無法轉向酮症狀態，因而承受巨大壓力。賽弗瑞認為，粒線體的缺損就是癌細胞的阿基里斯腱，讓它們在代謝上受阻。他的實驗室從零開始探究這種弱點，利用細胞缺乏靈活性的特質，從各個代謝角度好好把細胞翻查一番。

維奇曾繪製一張生化路線圖，顯示進入酮症狀態後，正常細胞和癌細胞各自如何分化。正如他所展示的，生酮飲食能使正常細胞滿載能量，朝向充滿活力的健康狀態。除了讓細胞注滿高效燃料外，酮體還可以做其他事情：它們為正常細胞備戰，讓正常細胞可對付自由基；自由基是個過度活躍的破壞球，是百病根源，從癌症、神經退化性疾病，到所有疾病之母——衰老，幾乎都和它脫離不了關係。仔細觀察每家賣場上的標籤，就會發現自由基的威脅——食品公司裝好富含抗氧化劑的食物，並在包裝上大肆宣傳。

抗氧化劑是自由基的對立物，因為它們具有中和自由基的能力。除了人們吃下肚的抗氧化劑之外，細胞還生產「穀胱甘肽」（glutathione）這種抗氧化物質，僅此一項就可中和掉大部分自由基的攻擊。對於這場從遠古時代就開打的氧化大戰來說，穀胱甘肽的「好處」太多太重要，因此研究人員稱其為「主要抗氧化劑」。而維奇注意到，在有武裝穀胱甘肽（抗氧化劑形式）和非武裝的穀胱甘肽間，酮體明顯偏向產生武裝形式的那方，當細胞轉向酮體的代謝模式，健康細胞的防禦能力就會增強。正常細胞轉向酮症，便有利它的抗氧化；反之，癌細胞若是轉向酮症，則是不利它的抗氧化。就如之前所說，這樣一來一往便拉開了治療差距。癌細胞因為無法進行代謝轉換，必須依靠另一種途徑來武裝穀胱甘肽對抗自由基攻擊，這條路徑需要依賴葡萄糖。隨著身體轉向酮症狀態，血糖降低了，癌細胞的能量來源和武裝穀胱甘肽的能力都被消除了。

當癌症患者執行限制性生酮飲食法，可使健康細胞更健康，並使癌細胞更虛弱。這就支持其他療法，讓其他療法更有效且毒性更低。

25 城裡最重要的比賽

限制性生酮飲食為各種療法備戰的能力不可小覷。它能達到獨特的雙重療效，一方面使正常細胞抵抗氧化攻擊，同時又使癌細胞更容易受到氧化攻擊。實際上，從治療的角度來看，自由基和抗氧化劑之間的相互作用可能是城裡最重要的比賽。華生當然已經相信了，他在二〇一二年的宣言〈氧化劑、抗氧化劑和目前轉移性癌症的無法治癒性〉中，將此研究稱為「自雙螺旋以來最重要的研究」，文章標題凸顯了他認為這個新發現在這場決鬥的重要性。這篇文章的大部分內容都在釐清自由基與癌細胞的關係，包括治療法和抗氧化劑，華生表示，它們之間的重要性被大大地低估了。

這種關係很重要，原因有二。首先，殺死癌細胞最重要途徑是透過細胞凋亡，細胞凋亡看起來在許多情況下是利用自由基的快速爆發而觸發的。第二，當前許多癌症療法之所以有效，都是藉著誘導自由基爆發，從而觸發細胞凋亡。

自由基稱為「活性氧物種」（Reactive Oxygen Species，簡稱 ROS），研究顯示癌細胞有異常大量的 ROS。多數 ROS 是粒線體代謝的副產物，因此癌細胞中受損的粒線體可能會「漏出」更多的 ROS，從而使癌細胞處於氧化混亂的不穩定狀態。

華生認為，比起之前，目前有更多治療方法是讓癌細胞的ROS超負荷，刺激癌細胞超過氧化邊界。他認為，各種各類的化學治療藥物極有可能是因為刺激產生多到無法忍受的ROS才有作用，從而殺死癌細胞。生技製藥公司Synta Pharmaceuticals開發出市場首見，所謂「first in class」的創新粒線體藥物「elesclomol」，作用就在促進ROS的產生進而殺死癌細胞。這種機制很容易獲得證明，只要誘使癌細胞產生更多的抗氧化劑穀胱甘肽，就可以停止藥物「優先殺死癌細胞」，華生寫道。

對於華生來說，這個頓悟是他發現DNA以來最重要的發現：「所有看似無關的事實都可以在一個假設下具有說服力，那就是假設游離輻射不僅會透過ROS讓細胞凋亡，也是當今最有效的抗癌化學藥劑。」

但是華生的頓悟帶有一個悖論：如果他是對的，那些健康專家說會讓我們健康的抗氧化劑就會使大多數的化療藥物無效。華生指出，事實上，抗氧化劑甚至在一開始還有助引發癌症。這個悖論刺激他寫道：「有鑑於最近的研究數據強烈暗示，晚期癌症之所以無法治癒，可能是因為身上有過多的抗氧化劑造成的，現在是時候認真探究抗氧化劑是否更可能促發癌症而不在預防癌症。」難道公認是營養救星的抗氧化劑真的**促發**癌症嗎？有證據支持華生的說法。至少，研究人員可以信心滿滿地說，就癌症而言，當醫生用各種療法殺死癌細胞時，抗氧化劑具有救回癌細胞的潛力。

悖論的重要性與癌症代謝療法無縫接軌，送ROS給癌細胞就是判了癌細胞死刑，這與賽弗瑞限制性生酮飲食的生化機制相吻合，既有理論且有證據的支持，這表示我們也可以魚與熊掌兼得。與其讓抗氧化劑經過血液擴散到癌細胞而阻礙細胞凋亡需要的ROC，倒不如用限制性生酮飲食做相反的事。讓限制性生酮飲食切斷癌細胞製造主力抗氧化劑穀胱甘肽的能力，使癌細胞無法抵抗大多數治癌療法。此外，由於限制性生酮飲食對癌細胞和正常細胞的影響不同，生酮飲食會迫使健康細胞製造更多的穀胱甘肽，當促使ROS生成的治癌療法對健康組織造成衝擊時，健康細胞就可做好準備，對抗藥物帶來的侵害。限制性生酮飲食法似乎是一個夢想：它使癌細胞對ROS敏感，逼它們棲身在懸崖邊；也促使身體其他部分做好準備，讓它們可以應付促發ROS生成的治癌法，以最大程度減少治療的副作用。

有兩個問題需要實驗證據來證明生酮飲食的雙重益處。首先，在準備正常細胞以應付ROS方面，限制性生酮飲食是否減輕了副作用，增強ROS生成療法的耐受性？其次，限制性生酮飲食法是否有助**增強**ROS生成療法（例如放射線治療）的作用？實驗證據強烈表明，這兩個問題的答案都是肯定的。

瓦特·隆戈（Valter Longo）是出身義大利的科學家，目前在南加大做研究，他對飲食如何影響癌症和衰老的議題非常感興趣。他是衰老研究領域正在竄起的新星，和賽弗瑞一樣，他的研究也導引他踏上癌症研究的領域。為了回答第一個問題，隆戈試圖說服腫瘤學家讓他們的癌症患者（無論得到什麼癌）在化療前、化療中、化療後進行斷食。斷食與限制性生酮飲食基本相同，它是最快達到酮症的途徑。對於酮症帶來的治療雙重效應，隆戈想出了專有名詞：「細胞抗壓差」（Differential Stress Resistance，簡稱 DSR）。[15]

大家都知道化療會有副作用，隆戈想探討斷食是否可以抑制化療副作用，但他在召募患者時遇到挫折。即使他向腫瘤專家解釋說，斷食會產生 DSR，應該會大幅改善患者的預後並減輕副作用，但他們還是懷疑。隆戈寫道：「我們的假設是，癌症不只可以透過『魔法子彈』來改善，還可以藉著『不是那麼魔法的 DSR 防護罩』來改善癌症。但不出所料，許多臨床醫生對我們的假說表示懷疑。」這種懷疑論被紀念斯隆凱特琳癌症中心的腫瘤科醫生倫納德・薩茲（Leonard Saltz）強調而受到矚目。當薩茲醫生被問道是否要讓病患加入隆戈的斷食試驗時，薩茲回答：「問我是否熱衷讓我的患者加入一個要他們兩天半不吃的實驗，我的回答是：不。」

最終隆戈說服了十位腫瘤科醫生，讓他們的患者在化療前後進行斷食。受試者包括第二期乳癌、第四期食道癌、前列腺癌和肺部惡性腫瘤的患者，在他們接受化療前的四十八到一百四十個小時做清水斷食，在化療後的五到五十六個小時內也做清水斷食。全面而言，斷食的患者在十四種不同類別的化療副作用中反應都較輕。據報告，主觀的副作用如疲倦、噁心、頭痛、虛弱、記憶力減退、手腳麻木、感覺遲鈍和刺痛的嚴重程度都下降，狀況均不如嘔吐、脫髮、腹瀉和口瘡等可測量的副作用嚴重。這

15｜譯註：DSR 的意義在於，斷食對於正常細胞造成的壓力具有保護力，對癌細胞造成的壓力則無保護力，兩者差異稱為「細胞抗壓差」。

個試驗提供了經驗證據，表示斷食讓正常細胞準備好承受化學療法的攻擊。

第二個問題：斷食或限制性生酮飲食是否會使癌細胞敏感，使它們更容易受到產生ROS的化學療法所影響？有幾條證據說明答案是肯定的。亞利桑那州巴羅神經研究所的神經生物學家安卓莉亞·薛克（Adrienne Scheck）領導的研究團隊表示，單獨使用限制性生酮飲食可以減緩小鼠腫瘤的生長，但是當與放射治療結合使用時，結果從好轉為出色，許多小鼠都達到完全治癒。這也暗示瑪麗安·祖克利結合飲食法與放射線治療有出色反應的原因。

賽弗瑞的研究顯示，限制性生酮飲食與一種藥物「二脫氧D葡萄糖」（2-deoxy-D-glucose，又稱 2DG）間有協同作用。這個藥物看起來像葡萄糖，但無法進一步代謝，有效地阻止發酵。單獨使用限制性生酮飲食或這個藥都能減緩腫瘤生長，但是兩者合用時，賽弗瑞發現結果有更深遠的協同作用。

隆戈研究顯示，患有腦癌的小鼠在服用「替莫唑胺」（Temodar）和做放射療法前做斷食，牠們的生存期延長。似乎在各種情況下，酮症狀態都可增強其他療法，同時還能防止有毒彈藥損壞健康組織。調節飲食看起來可以減緩癌症的生長，但這似乎也不是限制性生酮飲食法的強項。它調養治療狀態的方法才是它的獨到之處，就像是畫家用的底漆或園丁施的肥料。它調節癌症存在的環境，增強其他療法，同時減輕副作用。

26 美妙的概念（更多相同處）

二〇一一年，美國食藥局批准了「伊匹木單抗」（ipilimumab，商品名 Yervoy 益伏）用於晚期黑色素瘤的治療。它是首批新型癌症免疫治療標靶藥物，我們對這一類藥物的希望如此之高，《科學》（*Science*）雜誌還將這個新興療法標記為二〇一三年的「年度突破」。經過多年微調，卻竟然用到「突破」這個詞，如果不是之前治療晚期黑色素瘤的嘗試完全失敗，就是意謂著這個藥一定具有某種意義深遠的影響。

在這些新藥背後的理論概念非常美妙，它們是利用免疫系統的潛能來運作。伊匹木單抗的效用不是刺激免疫系統，而是利用解放「細胞毒性 T 細胞」（cytotoxic T lymphocytes）來發揮作用，這種免疫 T 細胞能殺死癌細胞，解放它們就像放出武力強大的細胞傭兵隨意在身體內巡邏。對於晚期黑色素瘤患者，依匹木單抗平均可以延長四個月的生命，但是解放細胞毒性 T 細胞也必須付出代價。伊匹木單抗的作用是切斷攻擊性免疫細胞的剎車線，這些細胞有時會到達目的完成攻擊，但有時也會撞到旁觀者。除了會擾亂內分泌，還會胃痛、腹瀉、發燒，引發呼吸及小便方面的問題，更有導致死亡的風險。在一項有五百四十名患者的試驗中，三名患者看到自己的癌症消失，但有十四名患者死亡，患者死亡的風險是治癒的五倍。這是一場俄羅斯輪盤遊戲，不但高風險，賭金也高，在三個月內要施打四次藥物，每次價格為十二萬美元。

27 施壓──脈衝

當你看到多明尼克．迪亞戈斯提諾（Dominic D'Agostino），你不會認為他是科學家。這位南佛羅里達大學教授對營養和健身充滿熱情，在一次慈善募款活動中，他打破金氏世界紀錄，成為二十四小時內蹲舉重量最重的參加者，不到六小時就舉了十七萬五千五百磅，比之前的紀錄多了五萬磅。

就像賽弗瑞一樣，迪亞戈斯提諾是癌症代謝理論的虛擬百科全書，而且就像全世界優秀的科學家一樣，他並不打算研究癌症代謝理論，只是因為觀察而發現了它。迪亞戈斯提諾表示：「我一點也不想研究癌症，似乎很多人正在研究它，那是因為沒有辦法掌握它才研究它的。」

在完成博士學位後，迪亞戈斯提諾獲得了「海軍研究辦公室」的研究經費，要做「細胞氧中毒及分子效應」的研究，氧中毒對於使用閉路呼吸器的海軍海豹部隊潛水員來說是個麻煩。迪亞戈斯提諾的團隊造了一個非常有創意的工具，他們在高壓氧艙內放了原子顯微鏡，以便能及時查看氧氣壓力對不同細胞類型的影響。實驗工具很厲害，迪亞戈斯提諾和學生興奮地記錄氧氣壓力升高對不同類型細胞的影響。有一類特定細胞吸引了迪亞戈斯提諾的注意，這些細胞似乎特別容易受到高濃度氧氣的破壞。「細胞先開始冒泡，然後爆炸，」他表示：「我甚至不知道這種持續增殖的細胞是從哪來的？」當他研究細胞的來源時，他發現，「它們是膠質母細胞瘤的細胞，那是一個四十四歲第四期癌症患者的細胞樣本。」

這個觀察使他的職業生涯踏上新的軌道。他那時候已經對營養性酮症有深入研究，因為海豹隊員可能因為氧中毒而癲癇發作，酮症狀態可以緩解癲癇及其他副作用。他知道這種飲食法可以保護神經元免受各種傷害，因此很容易將落失的點連起來。他說：「我們進行了一項實驗，顯示酮可以自己殺死癌細胞。」這個兜了一大圈的觀察讓他被賽弗瑞放在研究論文中，賽弗瑞二〇一〇年在期刊發表的論文〈癌症是代謝疾病〉中，就提出一個綜合理論把迪亞戈斯提諾親眼目睹的一切統合在一起。

當時賽弗瑞在波士頓做限制性生酮飲食法的研究，注意到飲食調控如何與促發ROS生成的治癌法產生協同作用，此時他看到迪亞戈斯提諾的研究，發現高壓氧艙有產生ROS的能力而讓癌細胞爆炸。高壓氧除了可能讓缺氧的組織袋飽和外，它還會產生ROS——根據華生的說法，ROS是大多數癌症療法的關鍵要素。只要打一通電話就解決了，賽弗瑞和迪亞戈斯提諾了解這件事的潛力，兩人進行合作。

他們設計的實驗很簡單，在高度轉移性腦癌的小鼠中，他們測量了生酮飲食法加高壓氧的作用，實驗結果於二〇一三年夏季發表，證明兩人結盟的力量。不管是限制性生酮飲食或高壓氧，個別使用都有減緩腫瘤生長的效果，但若是一起作用，則是發揮挖除腫瘤的效力。與對照組的小鼠相比，只用飲食法可使平均存活率提高五十六・七%，若飲食法與高壓氧結合使用，平均存活率躍升至七十七・九%。

賽弗瑞和迪亞戈斯提諾相信癌症代謝理論，並從不同的角度構想癌症治療方法。他們的想法幾乎是烏托邦式的——這種治療方法，不像戰鬥，反而更像是溫和的恢復健康和調養身體。他們想像可以用一種包括「營養性酮症、癌症代謝藥物（如3BP、DCA和2DG）和高壓氧療法（HBOT）的整合療法」來治療患者。他們的願景並不是玉石俱焚，不是早期開拓者戴維塔和平克爾所採用的「不受苦就無收穫」。他們把這套治療法比作「施壓－脈衝」的狀態，類似導致大滅絕的生態現象。他們將癌症描述為「生態系」，這是對於這個疾病複雜度的忠實呈現。癌症**是**一個生態系統，具有相互交織的關係和達爾文式的選擇壓力。正如任何生態學家都會告訴你的，改變生態系的最佳方法是改變整個環境，而不是瞄準單一變數。這就是賽弗瑞和迪亞戈斯提諾所設想的方法，他們致力改變癌症試圖生存的整個環境。

生酮飲食法會輕柔地對癌症「施壓」，弱化它，最後讓它變得孱弱。代謝療法提供「脈衝」，將弱化的細胞推向邊緣。他們將整套方法稱為「粒線體增強療法」（mitochondria enhancement therapy）。

對於癌細胞，帶著高壓氧的生酮飲食會將晴朗無風的好日一下刮起颶風，一時間狂風暴雨、洪水氾濫。他們的願景很容易讓人興奮，「你能想像做完化療出去時比進來前更健康嗎？本來就應該是這樣子！這個治療過程應該是恢復健康！」賽弗瑞說。儘管他們很快就降低期望，但當賽弗瑞和迪亞戈斯提諾講話時，很容易發現他們對自己的方法充滿信心，且對它的意義感到興奮。也許有一天，限制性生酮飲食與高壓氧聯合使用可以完全替代放射線，尤其是考慮到高壓氧能讓人體任何部位的癌症都成為目標，這一點放射線做不到。他們表示，限制性生酮飲食法與高壓氧合併使用「可以像放射線一樣有效地殺死腫瘤細胞，而不會對正常細胞造成有毒的附帶損害。」

賽弗瑞和迪亞戈斯提諾是對的嗎？生酮飲食與高壓氧合併治療是否和標準的放射線治療一樣有效、或更有效？是否可以在臨床試驗中毫無疑問地證明它的效果？如果做到的話，世人將有更好的選擇，按照時間慢慢做治療，患者就會恢復健康。另一個優點是，與放射線相比，這樣的療法便宜太多。這將是轉折點，是朝向廉價、無毒、有效的醫療保健的巨大跨步。對於最賺錢的醫學分支——腫瘤放射科來說，這意謂著世界各地癌症中心的「裁員人潮」將達到空前的規模。期待這樣的火花並非不切實際。

對 3BP 也寄予同樣希望，如果 3BP 能夠不負眾望實現治療多種癌症的能力，那麼它將徹底改變癌症的治療法。就像結合高壓氧的限制性生酮飲食法一樣，3BP 似乎是一種無毒療法，凡是正子斷層掃描呈陽性的癌症，它都有治療潛力，而這相當於所有癌症的九十五％。3BP 也好，限制性生酮飲食與高壓氧療法也好，它們並沒有將癌症視為兩百種不同的疾病，而是將癌症視為一種疾病。消除伊瓦爾身上癌症所需的 3BP 費用不到一百美元；生酮飲食法本質上是免費的，只是癌症中心必須重新培訓營養師；而高壓氧療法相對便宜。在賽弗瑞和迪亞戈斯提諾的想法中，癌症中心將是一處診所，患者可以在那裡恢復健康或「增強」受損粒線體，並以無毒有序的方式殺死生病的細胞。不需要倒嘔吐桶，也沒有了無生趣、丟失自我模樣的禿頭病人。不會有醫療破產的病人或家屬千辛萬苦地到處籌錢，只為一劑超過十萬美元的藥物，而這些藥幾乎沒有好處。沒有輻射燒傷，沒有因為做治療而讓健康細胞轉向癌性細胞的反覆，也不再有因為把戰爭毒氣滴入靜脈而在餘生致癌機率大增的情形。

當癌症定義為一種代謝疾病，整個治療模式就會徹底顛覆。醫生面對的病就是單一一種病，他們治療「生病的」細胞，而不是對付出自基因理論永生不死的超級細胞。這個願景會實現嗎？這些療法尚在嬰兒期，只是將癌症視為代謝疾病來治的第一步。一切只待時間證明。

到目前做的前臨床實驗、案例研究和療法試驗在在顯示無窮的希望，各地出現的康復小故事也是如此。但問題出在錢。說來諷刺，就因為代謝療法的治療太過便宜，因此很難獲得資金贊助。想到曲妥珠單抗之類的藥物，僅僅只能治療一種癌症的一小部分，而且優點微小，卻能激起病患倡議團體的支持與好萊塢和大公司的資金贊助；諸如限制性生酮飲食、高壓氧和 3BP 之類的療法，具有幫助這麼多人的潛力，卻只被放在一邊。想想，不覺得有點不對勁嗎？為什麼人們不要求透過試驗推廣這些療法？

亞伯拉罕在嘗試讓醫院成立極度有效、價錢極低的小兒癲癇治療法方面有第一手經驗，他說：「諷刺的是，我們面臨的最大障礙是這個飲食法不用花錢。」

Chapter 7

Where Do We Go from Here?

該往何處去？

穆克吉的《萬病之王》內容豐富詳盡，是一部關於癌症的真實傳記。長篇論述起於一個問題：癌症有可能終結嗎？這個疾病有可能從我們的身體和社會根除嗎？

這個問題比以往任何時候都更加重要。癌症正昂首闊步加速前進，即將超越心臟病成為人類的頭號殺手[16]。正如穆克吉的解釋：「事實上，在某些國家，受癌症影響的人口比例無法阻擋地從四分之一爬升到三分之一，再到二分之一，因此，癌症的確成為不可避免的新常態。」二〇一四年，世界衛生組織發布了一份報告，警告癌症「海嘯」即將來臨，宣布每年會有一千四百萬人確診癌症，預計這個數字到二〇二五年將增加為一千九百萬人，二〇三〇年會增加到二千二百萬人，二〇三五年將增加到二千四百萬人。

我們可以戰勝癌症嗎？穆克吉的結論是嚴峻的，他把這個病形塑為某種無情的東西，硬生生織入我們生命的結構。

> 癌症縫入我們自己的基因組中……只要我們能擺脫人生必經的生理過程——衰老、再生、復原、繁殖，只要我們能甩得掉，我們就可以擺脫癌症……尚不清楚有無可區分惡性和正常生長的干預措施。

他說，戰勝癌症「就是戰勝我們自身的必然性——戰勝我們自己的基因組。」

16｜譯註：根據醫學期刊《刺胳針》（*Lancet*），癌症已於二〇一九年超越心臟病，成為富裕國家的主要死因。

就像當今大多數癌症研究者，穆克吉相信，癌症是純粹的基因性——基因隨機突變，這種事在我們的DNA中不可避免會發生，它已和我們生命脈絡緊緊交纏，無法解開。這樣的詮釋，引領我們直奔必定逃不掉的死胡同。但他的結論是基於描述癌症特性的科學**詮釋**。**如果**，問題的最核心是這個疾病真是由DNA突變所引發驅動，那癌症就只能扮演這個不可避免的角色。問題答案取決於這隻野獸的天性，這是一齣還未揭開的科學偵探故事。

對於癌症的基礎生物學來說，現在是奇怪的時刻。癌症基因體圖譜計畫公認是我們最終歸宿——條條道路都通向它。在人類歷史上，我們從未有如此精良的癌症觀察工具。在過去，想拼湊複雜懸疑的謀殺案，科學家還要用雜音嘎拉響的老式收音機，它本來就不適合長時間收聽，只能短時間打開，讓你稍微知道一下故事。而時至今日，至少在基因突變方面，科學家可以有高解析度的儀器，從頭到尾觀察這個故事。結果顯示癌症是一種如《聖經》般複雜的疾病，讓很多人都裹足不前，迫使癌症的傑出研究者沃格斯坦用一種尚待發現的東西，所謂無常的「暗物質」，填補理解的空白——這是「我們還不清楚」的優雅說法。同時間，朝向代謝理論的證據現身，在新的亮光照射下，這些證據將可行性的極限推得遠遠，超出瓦爾堡的單一觀察。

我將華生的故事作為本書的共同線索有很多原因，部分是因為他發現了DNA，這個分子被視為癌症的中心；還有部分原因是他在癌症研究界的指標地位；但最重要的原因是他對癌症研究方向應往何處去的思考：從基因學轉向代謝和ROS療法。我希望我能夠採訪他，或至少要感謝他，但是我的嘗試沒有得到回應。我不知道他會對3BP說些什麼？他對事情的解釋是否和佩德森和高英熙不同？但從他的文章可清楚看出，他認識到該分子的巨大潛力。

大多數科學家都堅信，癌症在幾十年前就確定是一種基因病。這個觀點在現在看來是在一維的，它忽略了從二維或三維的相交維度觀察癌症的證據。一些科學家逐漸意識到癌症可能是一種代謝疾病，不是因為有人去說服他們，要他們特立獨行，而是因為科學引領了他們來到這裡。走到這裡，癌症單純由關鍵基因突變引起的說法越來越難以維持，不一致處太多也太明顯。今天，沒有任何研究人員可以自信滿滿地說，某某癌症只是因為某個單一突變或任何突變組合造成的；也沒有任何研究人員可以指著一系列功能失調的細胞系統，拍胸保證說這一定是突變造成的。

癌症被認為是趨向混亂宇宙的某種可預見的表現形式——這個宇宙朝向失序而不是秩序。即使癌症起源也許肇始於混亂，但這個病本身絕對無關於混亂；所以只是偶然。然而，癌症做到的事需要大量的協同工作才能完成，要一次一次完美無暇地走完細胞週期的複雜功能；為了轉成用發酵產生能量，代表細胞必須有序地徹底改變酶促特性；為了要引出新血管來餵飽不斷長大的細胞團塊，需要進行一系列非常複雜的運作。癌症是一種有序的疾病，每一步都是如此，一定是從某個地方去指揮協調的。

兩派科學家明顯感覺不同，比起擁護癌症代謝理論的科學家，支持癌症體細胞突變理論的科學家點滴在心。基因陣營遭到擊退，就像走到盡頭，無法否認光環退散了——「我們該往哪裡去？」形成鮮明對比的是支持癌症代謝理論的科學家，就如賽弗瑞、佩德森、迪亞戈斯提諾、高英熙和其他科學家，他們難掩興奮。他們的實驗室像矽谷新創公司一樣冒出來，覺得自己正在做一件偉大的事。當我向大多數科學家詢問基因理論前後矛盾的地方時，科學家通常會古怪地看我一眼，然後說：「嗯，癌症比我們想的要複雜。」大多數人仍然對癌症體細胞突變理論深信不疑，大多沒有意識到干擾這個理論的難解矛盾。

當瓦穆斯和畢夏普觀察勞斯肉瘤病毒，發現裡面含有我們某基因的輕微變形版時，似乎找到一個關鍵。病毒真的會捕獲單個基因，然後把惡毒分身直接重新插入DNA，從而引發這個複雜到不行的疾病？僅是從單個激酶蛋白中刪除幾個胺基酸就會生出一種病，不但會長出新血管供應養分，還會發生明顯的生化轉變，變成以葡萄糖代謝？這個概念似乎不太可能。

勞斯不相信癌症體細胞突變理論，而且是強烈反對。但是當瓦穆斯和畢夏普秀出這個以他名字命名的病毒犯了叛國罪，藉以證明體細胞突變理論不容辯駁時，勞斯就變得像個傻瓜。勞斯在談到癌症玩的花招時說：「大自然有一種諷刺的幽默感。」他錯了嗎？當證明勞斯病毒的病理集中在粒線體後，一個新的問題出現了。是什麼在改變細胞：是勞斯病毒 src 基因單一、變異的蛋白質產物，還是一通從嚴重受損粒線體打到海量信號中心的求救電話，刺激出協同反應，表現出癌細胞的複雜操作？一個是單個突變，可能是同一種疾病中成千成萬的突變之一；另一個是不管組織類型為何，都會活躍在每個癌細胞中的程序，就像在正子造影中看到的。

如果時間能證明癌症代謝理論比以前所想的更重要，或許是因為積沙成塔，或許是因為我們一直拚命追逐的「大爆炸」出現。也許那天到了，就會如勞斯講的，大自然又再騙了我們一次。無論它來自上帝、大自然、進化論，或出自塑造我們生存世界的任何造物主，我們必須承認，在疾病領域，癌症是祂的傑作。這個病是天才棋王巴比．費雪（Bobby Fischer），是一代軍神巴頓將軍，是神童莫扎特，是逃脫大師胡迪尼，是愛因斯坦。它用理解誘使我們，但多理解只會讓我們更退縮，這太可怕了；甚至我敢說，這太美了。癌症是病理學的藝術極致，就算神探福爾摩斯都會尊重他無法抓到的犯罪主腦。

我們有沒有可能誤解了癌症的真實特性？如果是這樣，大自然就該負責。祂騙我們，機關算盡地騙我們，憑藉精妙的欺騙手段，用一個理論蓋上另一個理論，精心地變裝，以致這兩個理論看起來很像。祂將某些疾病歸為整齊的一類，清楚展示疾病潛在的機制供我們查看，但不包含癌症，它不屬這類。癌症包含欺瞞、使絆、詭計和誤導，癌症是所有難題中的難題。歷史上多的是高人能人答錯大議題的例子，儘管他們都依循證據並且根據當時的知識得出結論。縱觀歷史，偉大的科學家一直都是這種情況的受害者。

勞斯認為癌症不是由DNA突變引起的斷言似乎是完全錯誤的，但他如果活得夠久，就可能看到自己得到平反。理論起，理論落。理論因時而聚、隨勢流變；它們是會變形的實體，就像我們也各從不同角度看待大自然。在它們穿越時空迴圈到此一遊時，它們踮起腳尖舞動轉圈，轉到一面讓某人看來傻，轉到另一面就讓人成了英雄。所有優秀的科學家都必須同意，時機、環境、運氣在職涯中扮演重要角色，而歷史將對他們的成就下定論。如果華生和克里克在闡明DNA結構時稍微磨蹭一下，他們的諾貝爾獎可能就被美國科學家鮑林搶走了（鮑林也在實驗室建立了模型，幾乎就快確定DNA的結構）。如果鮑林再快一點，今天沒人會知道華生和克里克的名字。賽弗瑞也承認：「十年後，說不定有些科學家就會證明我完全錯了。」關於這點他是對的，科學的連續性不會替個人的自我留一點餘地。

這不是一種理論與另一種理論間的僵持。大自然沒有義務將癌症僅限於基因疾病或代謝疾病，更可能是癌症的細胞體突變理論和代謝理論相互交織在一起——變成一種穿越兩邊的拼接怪物。大自然沒有必要使答案簡單，由於代謝理論是從灰燼中重生的，它與體細胞突變理論重疊後看起來就類似一種設定調整。這些理論並不存在鮮明對比，而是有點色差。它們躲在彼此身後，互相掩護，就像頑皮的孩子開心地一起玩遊戲。

如果某些疾病是單格畫面，那麼癌症就是一部長片。通過科學的迭代交替過程，研究人員已經能夠從電影中擷取單格畫面，並以兩個維度來觀察。即使基因體圖譜計畫填補了很大空白，我們目前還沒有辦法從頭到尾地看這部電影。科學家必須猜測中間的空白是什麼。他們必須推理整部電影的情節為何。愛因斯坦最會用思想實驗來解決物理問題，在他十六歲那年，大概有數小時，甚至連續幾天，他都一直想著物理定律，他說他乘著光束遊覽宇宙。從獨特角度觀察，才能描繪出相對論的基本原理。我不禁要問，如果把癌症電影從頭到尾看完會是什麼樣子？坐在那裡等所有畫面空白補上又會是什麼樣子？

無論癌症的精確本質是什麼，代謝理論和基因理論提出截然不同的治療方案。瓦爾堡、佩德森、高英熙、賽弗瑞、迪亞戈斯提諾等人召喚出來的癌症形象不是畫在掛毯上的必然性，他們將癌症視為單一疾病，它的缺陷可理解。代謝理論闡明癌症的缺點，也揭露了它的阿基里斯腱。癌細胞不是永生、堅毅、適應力強的超級細胞，那些詞彙是對健康細胞的描述，健康細胞歷經幾千年嚴酷挑戰才能永生、堅毅、適應力強。賽弗瑞曾指著一張正常細胞的幻燈片說著：「這些細胞已經獲得了進入地球的權利！」又指著癌細胞說：「這些細胞還沒有！」我們體內的健康細胞是絕對的倖存者。它們從多數化學療法的有毒污泥中逆勢反彈活了下來，而許多癌細胞都死了。健康的細胞可以轉換適應酮症，而癌細胞因缺乏彈性而就爆裂了。

我們根本沒有花太長時間對付癌症。第一次化療是二戰中期時發展的，讓劇毒物質流過患者靜脈，癌細胞優先（以極小的程度）被殺死，這表明它們比健康細胞更易受傷害。如果科學家把癌症起源描述錯了，那麼我們已經丟掉三十年，把時間花在瞄準實際上只是副作用的突變靶標，而未能瞄準驅動疾病的馬達。如果癌症是代謝性的，那麼我們才剛開始，真正的進展應該很快就追上，我們將找到更多的方法，把患病細胞逼到極限。

癌症治療的未來是什麼？癌症體細胞突變理論告訴我們，癌症是我們的致命連結。它告訴我們，要戰勝癌症，我們必須瞄準複雜無比的敵人，它們一直在演變，永遠比我們領先一步。研究人員必須開發出大量的標靶藥，才能治療數百種不同的驅動突變。經驗告訴我們，只是針對那些可能引發惡性腫瘤的創始突變有時是不夠的。它告訴我們，如果治療像下棋，腫瘤內異質性就將了這盤棋一軍。即使是距離原始腫瘤很遠的地方，也會產生其他驅動因子，必須將它們也當成目標。如果醫生很幸運手上有一種可以對付這個新突變的藥，那麼他和病人在這場仗中就能領先一步。但如果在看不見的角落有新的驅動因子，隨著時間過去，它會自己在那兒悶燒，所以現在還是必須對它做定序和及標靶治療。這是一場的「有本事就來抓我」的長期遊戲。治療方法包括先做基因定序，再進行化療，然後再進行定序，確定有無在逃敵犯——這是在做假設，假設驅動突變不斷啟動疾病，而且這疾病永遠長存。

如果瓦爾堡是正確的，癌症是因為粒線體呼吸作用損傷引起的，就該重新配置治療策略和藥物設計。與其攻擊一個模糊、移動、本質上無法直接擊中的目標，不如向科學家提供一個可貫穿疾病全局的單一目標。這種腳本暗示癌細胞不是由一個全知全能的大魔王以超能力編排出的細胞突變版，它們是受損的細胞，只是用被誤導的方式努力活下來，它們可以被圍困、引導、操縱，也被殺死。

這裡重點介紹的代謝療法是一些科學家從新視角對抗癌症的首次嘗試。因為是第一次，所以讓人期待。這些方法與過去截然不同，基於代謝的癌症治療可能是溫和康復。正如賽弗瑞說的：「你走出去的時候應該比進來時健康。」

在臨床試驗證明確切功效之前，科學家有責任降低期望。他們很快都說：「我們拭目以待。」但是在伊馬替尼進入臨床試驗之前，只有一份刊物支持它，報導總結了五個簡單實驗，實驗都在小鼠和培養皿中進行，藉此推測它在人體中的作用。而3BP遠遠超出了前面實驗所做的，它在動物身上顯示了驚人的結果，甚至令資深的癌症研究人員都感到驚訝，並且在人類案例研究中展現出消滅癌症的決斷能力。它曾身陷於爭論中，所幸那一切已經結束了。高英熙博士進行3BP的小規模試驗所需的全部費用約為三百萬美元。限制性生酮飲食合併高壓氧的試驗也需要三百萬美元。

限制性生酮飲食合併高壓氧的美好之處在於它們無毒，可以用為輔助療法。當常規治療結束後，患者送回家體驗煉獄場景時，這個飲食法就可以派上用場。病人的疑問不會停的：「我的癌症還在嗎？它復發了嗎？」合併高壓氧的限制性生酮飲食會讓他們在這個辛苦階段保持戰力。這個組合治療甚至可能比其他多數療法更有效，包括放射線治療，提供給患者更好、也更實惠的無毒選擇。在賽弗瑞和迪亞戈斯提諾「施壓－脈衝」的夢想提案中，治療是一種復健，做限制性生酮加高壓氧，再結合其他治療方法（也許是3BP、DCA和其他已知的代謝標靶藥物）。它可以連續給藥，不像常規化學療法會因為貧血、白血球太低、腎衰竭、肝毒爆發、神經損傷而必須經常停止。然而，研究人員需要支持才能把這些療法推入臨床試驗，要證明這些療法的有效性，需要一個主要捐助者，也許這會提供人類一種更好，經濟上也能負擔的治療形式。

罹癌人數一直在上升，我們的朋友、鄰居和我們所愛之人或多或少都更受壓力。一些先進科學家公開宣布他們要從癌症基因體圖譜計畫往前走了——沒什麼可學的了。國家癌症研究所也是時候該關注一下癌症代謝理論了。即使我們在努力了解癌症本質時會受困於事實，但為時不晚。再做細胞核移植的實驗可能是不錯的開始。癌症生物學可以向物理學學習：「深入理論核心，不再擔心外圍問題。」如果我們要了解癌症並開發治療法，就必須找到沃格斯坦所說的暗物質；代謝理論可能是最好的起點。

後記

自從這本書於二〇一四年十月首次出版以來，癌症與我個人也有了交集。正如一位朋友告訴我的那樣，「統計就是事實」，事實是我們所有人遲早都會受到癌症的影響。

我的母親在二〇一五年七月的一個炎熱下午打電話給我。

「崔維斯？」

「嗨，媽。」

「我做了活體組織切片，報告來了。我得了癌症。」

「妳在開玩笑吧！」我直覺反應。

「沒有。」她說。

她注意到一些血污，預約了婦科醫生的診。超音波檢查和組織切片顯示是惡性的子宮內膜癌。幸運的是，它及早發現。手術進行順利，聽到醫生滿懷信心地說：「已經全都拿掉了。」我們焦慮的心也放下許多。經過多次討論，我媽媽選擇進行非常局部的放射線治療。但是，我們也做了超越正統的事。

我媽高齡七十三，仍然充滿活力，手術後，當她覺得身體比較好了，就興致勃勃地開始做生酮飲食。每天她都會仔細追踪主要營養素比率，每天兩次檢查自己的血酮。她還去做高壓氧治療，每週兩次在小艙中躺九十分鐘。她感覺很好，從放射線治療中很快恢復過來。一段時間後，生活已經回復正常。癌症成為一段褪色的記憶，只有每隔六個月的掃描日到了記憶才會回復。在這片暗黑森林中我們一直手指交叉，期待好運帶我們走出困境，希望整件事只是人生道路上的一個小波折。

自從二〇一四年十月這本書首次出版以來，發生了很多重要的事件、研究和醫療進展。代謝理論和整體治癌界基於代謝概念上的研究都繼續推進。科學記者山姆．艾波（Sam Apple）在二〇一六年五月的《紐約時報》上發表一篇文章，標題是：〈古老想法的復活：把癌餓死〉，強調瓦爾堡的原始理論已經觸底反彈一路往上。文章表示，在二十世紀初期，德國生物化學家奧托．瓦爾堡認為，可以藉由破壞癌細胞的能量來源治療癌症，這個想法被放棄了幾十年，直到現在。艾波在採訪華生時捕捉到他的興趣已經從體細胞突變理論轉向癌症代謝理論，華生說：「如果（他）今天要進行癌症研究，會做癌細胞的生化研究而不是分子生物學研究。」這是一個直率的聲明。

體細胞突變理論轉向的另一個轉捩點是人們越發認識表觀遺傳學的重要性，知道表觀遺傳變數也參與癌症的生成和驅動。二〇一六年八月，史丹佛大學癌症研究者帕拉格．馬里克（Parag Mallick）博士在史丹福大學醫學新聞網上發布文章，他表示：

數十年的研究工作使研究人員確信，癌症是由單個細胞的基因突變引起的。這種理論認為，致癌物（如石棉或香菸煙霧等）會引起細胞DNA的突變，最終導致生癌，導致壞細胞成倍增加並擴散。

但事實證明，大多數致癌因素，包括煙霧和石棉，都不會引起突變。煙霧和石棉並沒有改變基因本身，而是透過一系列「表觀遺傳學」（epigenetics）的調控程序來改變基因的活性[17]。

國家癌症研究所聘請了宇宙學家保羅．戴維斯（Paul Davies），希望能借助他打破對我們對癌症理解和治療方面的僵局，他對體細胞突變理論語帶批評——原因僅在機率。作為專長在機率研究的物理學家，對他來說，僅僅因為每次偶發突變就「重塑」癌症一次，在他看來是不太可能的。教科書說，癌症背後的驅動力是一系列難以想像的意外突變，他語帶諷刺地說那是「夢中的奔跑」。戴維斯對大型基因組定序計畫TCGA和一般的體細胞突變理論並沒有手下留情，他在二〇一五年於Harper Perennial出版社出的《這個觀念該淘汰了》[18]書中寫道：「往前走的最大阻礙是這個有著五十年歷史的典範已深閉固拒，也就是所謂的『體細胞突變理論』……如果說癌症是由突變引起的，以此推理，一定可以從雜亂凌亂、容量以拍位元組PB起跳的癌症定序檢測數據中挑出一些蛛絲馬跡……但科學從來沒有提出這個想法的清楚案例，這是

17｜譯註：表觀遺傳的調控是指以各種手段（如化學）調控基因組的功能或機轉，此程序不會改變基因序列、也無關突變，而是修飾染色質結構或轉錄過程，讓基因表達或蛋白質活性逐漸模式微調，甚至漂移，然後將影響留到後代。

先入為主，一種見樹不見林的心態。」

戴維斯也擁護新興想法，認為癌症主要是由表觀遺傳改變驅動的，特別是早期胚胎基因被重新喚醒。以此觀點，人們可想像，細胞在重啟「胚胎發展」（embryogenesis）的程序時可能偏離了原始格式，所以引起癌症。確實，研究人員早就注意到癌細胞表現得很像早期胚胎細胞，很多特性都很像，包括：高度糖酵解、浸潤、去分化和不凋亡。這不是巧合，第三章（第一三〇頁）描述了「己糖激酶II」，這是癌細胞獨特代謝必需的酶，而它就是胚胎發生的早期形式，生成後某些就休眠到成年期，然後才在癌細胞中重新表達。實際上，癌細胞會重新表達很多早期胚胎基因，重新表達的程度與腫瘤的惡性發展有關。正如戴維斯所說，「胚胎基因被重新喚起的重要性被大大低估了，你會認為這類訊息會一直對著我們狂叫。」

衛命尋找基因體突變的大規模基因定序計畫「TCGA」在二〇一五年一月正式結束。這項計畫對一萬個腫瘤樣本進行定序，在九年時間裡鑑定了近千萬個與癌症相關的突變基因。二〇一五年《自然》雜誌上刊登一篇文章〈癌症基因組計畫終結後的重新思考〉，文中強調這項計畫的難處：

另外一個問題是數據的複雜性。儘管一些特別明顯的「驅動因子」可能是導致癌症發展的重要因素，但大多數突變是令人困惑的怪奇基因大雜燴，腫瘤與腫瘤間幾乎

18｜譯註：科學網站 Edge.org 每年都會集結當年最具前瞻性的文章出版成書，二〇一五年的年度專輯為《*The Idea Must Die: Scientific Theories That Are Blocking Progress*》，台灣將它出版為《這個觀念該淘汰了》。

沒有共同點。在測試瞄準驅動因子的標靶藥時，很快發現了另一個問題：癌症通常很快就有抗藥性，通常藉著刺激活化不同基因來繞過被治療阻斷的細胞程序。

這個計畫集結了龐大的數據資料庫，容量高達二十PB，位元數比銀河系全部星星加起來還要多！所得數據如此龐雜難解，只有某些機構因為配備強大計算力的電腦才有辦法一探究竟。現在的問題是要如何處理？大家的共識是：基本上先擱著，先不要把這些數據當成樣本開發新療法，改由聯繫臨床反應與患者個人突變互補的關係——以此方式，確定目前藥物會對何種病患有最佳反應。

福克斯蔡斯癌症中心（Fox Chase Cancer Center）的尚皮耶・伊沙（Jean-Pierre Issa）博士的主要研究項目是針對表觀遺傳變因的藥物研發。他在二〇〇七年接受科學專業頻道NOVA採訪時說：「癌症是基因疾病的認知最近已經改變。就基因本身看，它的結構變得異常。在過去幾年中，我們已經認識到要刨根究柢也不只有一種方法，可能有基因之外的其他變異因素可以解釋癌細胞的怪異行為。而這些就與表觀遺傳學相關。」

有趣的是，研究人員發現一種非常重要的DNA：甲基化的DNA（methylation of DNA），它是經過「表觀遺傳修飾」（epigenetic modification）的DNA，會因為年紀增長，朝向某種特殊可預測的型式「漂移」（drift）。重要的是，某些基因會因為年齡增長而在幹細胞中逐漸甲基化，就如某些負責引導幹細胞分化的因子和負責抑制腫瘤基因的啟動因子。很容易想像這一點有多重要。基因啟動因子的高甲基化會降低基因表達。結果，因為參與幹細胞分化的基因遭到關小或關掉，老化的幹細胞就這樣被鎖在自我永存的迴圈中，如此也奠定生癌的基礎。

當科學家仔細觀察癌細胞中的甲基化模式時，他們發現癌細胞裡的重要基因甲基化的程度非常高，甚至高過患者生物年齡該有的甲基化程度。正如伊沙所說：「如果你覺得一個六十歲患者的癌症表觀遺傳變異應該反映這個患者DNA的實際年齡，但依據癌症在此特定病人上的不斷分裂，它可能已經兩百歲或三百歲了。」

與年齡有關的表觀遺傳變異也與癌症有關是有道理的。到現在為止，年齡還是最重要的癌症危險因素，危險程度甚至比吸菸還要大。儘管「表觀遺傳漂移」（epigenetic drift）在癌症生成過程中似乎很重要，但研究人員仍然不知道為什麼會發生這種漂移，但他們已經注意到一種誘人的相關性。

這仍是一個謎，但統一特徵可以解釋表觀遺傳損傷（也就是漂移）來自細胞分裂的次數。隨著年齡增長，幹細胞為了彌補組織損傷，分裂次數越來越多。這些組織細胞只能存活數週，某些情況只能維持數個月。它們需要補充。事實證明，從表觀遺傳學的角度來看，我們的細胞並不完美。如果它們的分裂次數超出既定次數（例如，假定它可分裂數百次），那麼這些表觀遺傳模式將隨著年齡增加而略微出現細微變化。

實際上，老化的意義建立在我們幹細胞的分裂次數，因為幹細胞每分裂一次，基因的表觀遺傳特性就有一定程度的損傷，我們知道的是，在老年人的DNA中很容易找到表觀遺傳傷害的累積。

因此，人們慢慢認知癌症受到表觀遺傳成分的影響，這樣的認識是好的。與基因突變不同，表觀基因組（epigenome）是有彈性的、動態的、可以改變的。相較於傳統癌症治療法（對準靶標並殺死癌細胞），基於表觀遺傳學的療法就能把癌細胞加入討論。伊沙是這樣描述的：

表觀遺傳療法的想法是遠離癌細胞而不是殺死細胞。相反，我們試圖做的是外交工作，想要改變癌細胞的指令。你想，癌細胞最初是正常細胞。我們身上的每個細胞都存在一組指令。

在變成癌症的過程中，很多指令都忘記了，因為調控細胞行為的特定基因被表觀遺傳因素關閉了。表觀遺傳療法的真正目的是提醒細胞：「嘿，你是人類細胞，你不應該這樣做。」我們試圖重新刺激活化基因，恢復癌細胞中已沉默的基因表達，並讓這些基因替我們做事。

最近美國食藥局批准了幾種表觀遺傳藥物，目的在延長患者生存期，因為它們與常規使用的化療毒性相比，它們的毒性更低。此類藥物包括 azacitidine（藥名為 Vidaza）、decitabine（藥名為 Dacogen）、vorinostat（藥名為 Zolinza）和 romidepsin（藥名為 Istodax）。這些藥物都是利用阻斷 DNA 的甲基化和組蛋白（histone）的修飾而起作用，以此減緩（或逆轉了）癌症中侵襲性的表觀遺傳模式。其中組蛋白是幫助 DNA 保持構象的蛋白質；除了 DNA 的甲基化外，DNA 被組蛋白修飾也是表觀遺傳變化的原因。科學家開始合併使用這些可對不同表觀遺傳基因作用的藥物，包括 DNA 甲基化抑製劑和組蛋白去乙醯酶抑制劑（histone deacetylase inhibitor，簡寫為 HDAC inhibitor），跟據報導，它們在臨床試驗上有值得期待的結果。

關於表觀遺傳新藥與常規癌症療法之間的對比非常鮮明，伊沙是這麼說的：「腫瘤學開發藥物的標準方法是，給患者藥且給到不會殺死患者的最高劑量。要了解真正關鍵是基於表觀遺傳模式作用的藥物就不需要這樣做，你只要把劑量給到足夠改變癌細胞的表觀遺傳模式就好，只要有治療效果就夠了。因此，我們現在可以把這些藥的高毒性劑量降低到……我們可以很高興地說，降低到最小副作用的劑量。」

也許並不意外，代謝療法和表觀遺傳療法的作用方式經常重疊。例如「β－羥基丁酸酯」（beta- hydroxybutyrate，簡稱 BHB）是酮體的一種，目前發現它除了是參加生化反應的能量受質（substrate）外，還能抑制組蛋白去乙醯酶。這解釋了BHB的能力，在體外實驗時，不管葡萄糖濃度如何都可以減低癌細胞的生長能力。此外BHB的表觀遺傳修飾能力也能說明它為什麼可以改變很多癌症途徑。

酮的力量在各方面持續使研究人員驚奇。二〇一四年的研究發現，BHB除了能抵抗多種疾病侵襲外，它還可以使秀麗隱桿線蟲（Caenorhabditis elegans）的壽命延長約二十%。目前確定壽命延長是因為表觀遺傳活性的作用，特別是BHB對組蛋白去乙醯酶的抑製作用，因為有另一個實驗，這個實驗先是阻止酶的表達，讓壽命延長，此時再加額外的BHB，因為酶的表達已被抑制，生命也不會再延長了。

生酮飲食目前正在各個不同地方進行試驗，針對癌症代謝的藥物也在不斷研發。迪亞戈迪斯諾和賽弗瑞的實驗室一如既往地繁忙。他們傳達的獨特信息和專業知識似乎在全球都得到迴響，他們倆個幾乎每天都收到採訪邀請，每天都應邀去做演講溝通，聽眾的分類多元，從哈佛、基因泰克、莫菲特癌症中心（Moffitt Cancer Center）等知名機構，到很多非正統醫療團體，如限制熱量社團或瑜伽工作室。二〇一四年，迪亞戈斯提諾和賽弗瑞共同發表一項研究，再次強化合併代謝療法的功效。在轉移癌VM-M3小鼠模型中，他們合併生酮飲食、高壓氧和酮補充劑作實驗。接受治療的小鼠原發性腫瘤生長減少，轉移癌也減少，對肺、腎、脾、脂肪組織和肝臟等地的轉移都是如此。而且更重要的是，治療組小鼠的壽命比對照組小鼠的壽命長一百零三%，再次證明了代謝療法協同作用的力量。迪亞戈斯提諾和賽弗瑞繼續倡導「施壓－脈衝」策略——首先以生酮飲食對癌細胞施壓，然後再進行代謝療法。目前簡介這個策略的論文正在接受期刊審核。

最近有一個主題又重新回歸討論——組合療法的力量。也就是結合各種化療藥物的協同作用，這種用法出現在一九五〇年代到六〇年代，經過席尼·法伯、艾米爾·弗萊、艾米爾·弗萊萊赫、文森·戴維塔、唐納德·平克爾一路到今。正如第一章所述，當瓦穆斯和畢夏普在一九七〇年代中期以一系列實驗建立體細胞突變理論並贏得諾貝爾獎後，魔法子彈的誘人咒語就束縛了研究人員和臨床醫生的想像。到了一九八〇年代和一九九〇年代，似乎已忘記合併用藥的成倍治療效益，但是這種情況正在改變。過去幾年與我進行訪談的每一位科學家都相信有意義的治療結果都是來自合併治療。國際公認的神經腫瘤學家、杜克大學的亨利·弗里曼（Henry Friedman）說出大家的共識：「我們應該打從一開始就合併使用組合療法。這種疾病有這麼多分子擾動，單一療法不可能在這樣的疾病中奏效。」亞利桑那州巴羅神經研究所的神經生物學家安卓莉亞·薛克表示同意：「毫無疑問，必須以多重療法來治療這種疾病。」

但美國食品藥物管理局建立的臨床試驗框架只鼓勵一次測試一種藥物。這是緩慢而令人沮喪的過程。更糟的是，我們正遭逢腫瘤學的生產力危機。進入臨床試驗的藥物只有六·七%獲得食藥局的批准。戴維塔在二〇一五年出版的《癌症的死亡》（*The*

Death of Cancer）一書中總結了嚴峻情形：

> 要同時攻擊具有多種特徵的〔癌症〕，我們必須進行複雜的新型臨床試驗……計畫新研究需要針對出問題的癌細胞，要以它們的線路圖作為藍圖，而且進行方式也必須與傳統研究完全不同。
>
> 這些研究具有非凡的前景，但實際上，在政府現行法規下卻是不可能實現的。

那麼我們該怎麼辦？慈善機構和基金會可以提供幫助。他們可以資助國家衛生研究院不會進行的研究，就像我的小型基金會就在資助波士頓大學賽弗瑞研究室的某項研究。正如戴維塔建議的，我們從癌細胞的代謝線路圖開始設計方案，採用多種藥物（主要是無毒的）去攻擊失序的癌細胞代謝作用。這項研究永遠也不會得到國家衛生研究院的資助，但賽弗瑞相信，既然我們已經深刻了解雞尾酒療法可以從不同角度攻擊癌症——悶死癌症的首選燃料葡萄糖和穀氨酰胺（glutamine）。最後我們可能不知道哪一種藥效果最好，或合併哪幾個藥有最好的協同效果，但我們不在乎，我們的目標是治癒癌症。

其他人也在從事值得期待的類似方案。倫敦哈利街上、隸屬 SEEK 集團的私人醫院 Care Oncology Clinic 根據癌症的代謝理論，重新擬定藥物計畫，它們用已被批准的藥物重新組合成雞尾酒式的藥物處方。在這個價值與價錢分歧，急切需要新療法卻進展緩慢的癱瘓期，這作法是「老藥新用」（drug repurposing），把已知具有抗癌活性的老藥轉做新的用途，這種做法有時也稱為「藥物重新定位」（drug repositioning），是一種很有潛力能打破僵局的方法。與**從頭**開發新藥的勞心費時相反，「老藥新用」用的都是在臨床上已經用很久的藥，只要重新定位，所以醫生和研究員要收集大量資料，包括藥物代謝動力學、生物有效性、毒性（包括常見和罕見）等相關公開資料，還要整理之前的使用方案和劑量數據等。這家以「Care」為名的診所開發的創新療法就是為了提高「care」標準——這就是「施壓－脈衝」療法的風格。他們的癌症雞尾酒療法由四種藥物重新定位組成，包括：降膽固醇的「史塔汀」（statin），二甲雙胍（metformin），抗生素類的「去氧羥四環素」（doxycycline）和抗真菌藥「甲苯咪唑」（mebendazole）。全部藥物的抗癌活性都「沒有針對靶標」，目前已證明這些藥物具有協同作用。Care Oncology Clinic 在官網上說明他們的做法：「我們提供的癌症治療法是補充式的組合療法，提升關懷治療水準。治療癌症的方法以藥物合併你目前進行的治療，這是一種具有加成效果的療法。所用藥物都是你熟悉的藥，副作用低，讓你維持一定的生活品質。」

二甲雙胍（參見第五章）繼續使科學家感到迷惑。就像山姆．艾波在二〇一六年《紐約時報雜誌》寫的那篇關於瓦爾堡的文章中描述的：「由於二甲雙胍可以影響許多代謝途徑，它是如何達到抗癌作用的？確切的機制仍存在爭議。但是，許多流行病學的研究結果令人震驚。糖尿病患者中，服用二甲雙胍的患者與未服用此藥的患者相比，服用二甲雙胍的糖尿病患者得到癌症的比例似乎要低得多，因癌症死亡的比例也要低得多。」由於這項研究，對二甲雙胍的研究激增，紛紛探究這個化合物是否有預防癌症或治療癌症的能力。華生就服用二甲雙胍預防癌症，我媽也服用它預防癌症復發。

還需一提的是珍．麥克蘭（Jane McLelland），她是關懷療法的不懈鼓吹者。珍在二十一年前被診斷出患有第四期子宮頸癌，五年存活率只有三％。當癌症擴散到肺部時，珍連些微的希望都失去了。但即使在最低潮的時候，她也鼓起勇氣開始反擊。她仔細研讀有關倖存者的文獻和故事，促使她在進行常規治療外，還服用一組經過重新定位的藥物（類似 Care Oncology Clinic 開的處方）。珍活到現在，還在臉書成立社團「珍．麥克蘭的癌症非處方藥」，讓患者及存活者分享他們使用這些老藥的故事[19]。

前對沖基金經理人馬修．德席瓦（Matthew De Silva）也在老藥新用的領域探尋更細緻的應用方法。馬修的父親在二〇一三年收到最糟糕的消息：他有腦癌，更糟的是他得了「多形性膠質母細胞瘤」（glioblastoma multiforme），這也許是目前已知的最惡性的癌。他們說父親只剩幾個月可活。馬修在父親去世後，向 PayPal 的創辦人彼得．泰爾（Peter Thiel）辭去工作，決心替腦癌患者提供比父親能有的更好選擇。德席瓦與他一起跑步的好友，當時還是醫學預科生的彼特．昆西（Pete Quinzio）合作，成

19｜作註：要了解更多老藥新用的資訊，可上網看電影製作人多明尼克．希爾（Dominic Hill）拍的紀錄片《絕症餘生》（Surviving Terminal Cancer）。這部電影在說加州大學聖地牙哥分校實驗心理學名譽教授班．威廉斯（Ben Williams）不平凡的故事。一九九五年，威廉斯被診斷出患有醫學上最致命的癌症，

立醫療服務公司 Notable Labs。它以客製化的設備與軟體發展出自動化流程，分析一百種食藥局已批准具抗癌活性的藥物，將它們與患者腫瘤細胞互相搭配測試，為每位患者找到最適合他的抗癌老藥組合。好處是，因為用的都是已經批准的老藥，醫生可以立即開藥，目前這種做法在急性骨髓性白血病的臨床試驗已近完成。我在二〇一六年一月於佛羅里達坦帕市舉行的代謝治療學會上遇到馬修，在他莫名魅力和謙遜舉止下，看到他敏銳的智慧。一點也不訝異馬修會得到舊金山創投孵化器 Y Combinator 的資助，這家已孵化出不少美國新創公司的創投王牌也看上 Notable 的潛力。就像 Care Oncology Clinic 一樣，Notable Labs 的開拓性方案有可能改變腫瘤學在價格和價值上的走向。

3BP 的命運（參見第三章）持續走在紛擾不斷的道路上。這個藥自從發現起就有激發人性至善與至惡的能力。當年高英熙還在約翰·霍普金斯大學佩德森實驗室工作時就發現這個藥物，它的發現是一個有關精深科學、辛勤工作和希望的故事；但也有醜陋的一面，訴說著貪婪、自我，也許最重要的是溝通不良。社會學家休·馬凱（Hugh Mackay）曾說：「完美不存在，生活很糟糕，關係很複雜，結果未確定，人是非理性。」這也許是對 3BP 無盡傳奇的最好結語。

最近你可能聽說過一起悲劇新聞，三名接受 3BP 治療的患者不幸死亡，發生在德國布魯根一家生物癌症中心 Biological Cancer Centre，這家照護所做的是替代療法，

一種「多形性膠質母細胞瘤」（glioblastoma multiforme）的原發性腦瘤，他被告知只剩幾個月可活。但是作為一個絕不屈服又嚴謹的科學家，不戰而降不是他的選項。十九年後，他的故事啟發世界各地的患者，他的案例被醫學界視為極少數的統計異數。

負責人是克勞斯．羅斯（Klaus Ross）。沒有人確切知道這三個人發生什麼事，但有很多猜測。出錯的地方可能很多：可能是和其他藥物產生不良的交互作用，可能是劑量問題，也可能是跟 3BP 完全無關的事。但無論事情如何，對 3BP 都造成傷害，對藥物開發前景百害而無一利。當然，這個悲劇對任何人來說都不應該用意外二字了結。儘管未經批准，3BP 已進入全球幾家以另類療法為主的照護機構。伊瓦爾的父親弗伍芬立刻跳出來為 3BP 辯護，在荷蘭媒體頻道上說：「誤用藥物都是危險的……它是一種不穩定的物質，必須在嚴格的監護管控下才能使用。」在親眼目睹 3BP 的效用後，弗伍芬仍是它的堅定擁護者。

在有明確判決下很難對這個案子多加置喙些什麼，而這件事看來更像環境惡劣造成的，逼得毫無選擇的絕望患者終局如此。我想，大多數人不會把這種情況當成非黑即白，而能體會此事有模糊的灰色地帶。當然，這些以替代醫學為主的養護中心用了許多未經證實的療法，有些做法或許既不負責任又不道德。但是這件事不應掩蓋 3BP 的潛力，只有通過負責任的臨床試驗才能認證這種藥物的真正效用。沒有臨床試驗，許多重要問題是不會得到解答的，包括：最佳劑量、毒性、最有效的給藥途徑、最適合哪種類型的癌症，還有可與哪些藥物合併使用作為互補提高療效？最重要的是，它作為化療藥物的最終價值。為什麼 3BP 還沒有進入臨床試驗？沒有人知道。高英熙一直在找私人投資者，但談判進展令人沮喪地緩慢。

我們應該記住，醫學不僅是科學，也是一門藝術，這就是為什麼我們把醫生「physicians」視為「**執業**醫學用藥的人」（practicing medicine）。毫無疑問，診斷患者是一項微妙細緻的技巧，取決於醫生一輩子累積的知識、直覺和本能。治療操作如此，對應患者也如此。某個病人可能用這個藥有反應，但另個人可能就沒有。腫瘤學的大多數決定都和權衡判斷有關，以有限資訊推測可能結果。換言之，治療是一個有根據的猜測。像許多醫學分支一樣，腫瘤學也是出自有限的知識領域。例如，我媽媽的腫瘤非常罕見，罕見到**沒有**既定的護理標準。當腫瘤委員會討論她的病例時，她收到三種完全不同的意見。一位腫瘤科醫生覺得應該要做全盆腔的放射線治療，另一位想要進行無輻射化療，第三位覺得做局部放射線治療就好。

對於癌症醫生而言，最常見的癌症標準治療方案是一套防具、一副安全面罩。守在標準治療防線內通常是阻力最小的途徑，但是從患者的角度來看，這種防護面具有多好？當腫瘤委員會開會時，成員通常對治療手段已有共識，幾乎所有治療手段都是醫學上認可的護理標準，它已經過商榷、被批准，引起醫療糾紛的可能性極小。但是我們都知道，對於大多數轉移性癌症，治療標準多半要求不高。那麼，腫瘤學家應該怎麼做？他們應該冒險嘗試更多的實驗方法嗎？不管就個人或專業來看，腫瘤科醫生這樣做只是吃力不討好，但根據希波克拉底醫師誓詞，他們有義務為面臨高死亡風險的患者進行決斷。

所以腫瘤科醫生能做什麼?很多。一個例子是「氯喹」(chloroquine),一種奎寧,是非常安全且廉價的瘧疾藥物。目前已有證明,將氯喹加入標準治療後,可以增加腦癌患者的生存率。有充分的證據表明它可能有助預後。但因為沒什麼錢可賺,「大型製藥公司」沒有動力將其推向市場,且未經美國食藥局批准,腫瘤學家也無動機把它開成處方。更糟糕的是,如果腫瘤科醫生真的開了這個藥又出了點問題,即使問題可能與氯喹完全無關,也可能因為這個療法未經食藥局批准而被告。只是考慮到這個藥幾乎沒有副作用,非常便宜,且數據真的不錯,不用氯喹也很難說得過去。

還有很多像這樣的例子。那生酮飲食呢?生酮飲食也有大量前臨床數據和一些臨床證據,在在說明它能減緩腫瘤生長並提高放療和化療的功效,同時還可以減輕副作用。當然,這個飲食法很難執行,但正如吉姆.亞伯拉罕說的:「他們在醫學院都上過一門課,什麼是對重症患者來說太難的事?」

這是非常困難的問題,我對腫瘤科醫生表示同情,他們的處境艱難。再說一遍:「完美不存在,生活很糟糕,關係很複雜,結果未確定,人是非理性。」我認為,在多數情況下,人只是盡力做能做的。

讓我們提醒自己,當今批准的多數化療藥都是由一群不屈服的開拓者開發的,他們本著幫助患者的精神,不斷把治癌技術往前推越當時的治療標準(例如手術和放射治療)。這需要勇氣,必須保持信念,才能抵抗醫療界的人身攻擊和頑強抗拒。「沒有對應特定癌症的治療處方，因為過程中我們一直在改正。慢慢地，日復一日，一週接著一週，我們想出救治更多人的方法。」戴維塔回憶說。患者死了嗎？是的。患者是否受到不可挽回的傷害？是的。但也有很多人被治癒了。這是一個充滿灰色地帶、嚴酷且醜陋的過程。前進的道路是黑暗的，無畏的人被妖魔化了，但至善終會掩蓋至惡。

可以確定的是，腫瘤學的調節鐘擺已經盪向相反方向，甚至許多人認為它盪得太遠了。想想戴維塔說的：「我們**想出**救治更多人的方法。」如果我們信任少數幾位聰明、有德、大膽的腫瘤專家，今天可以取得多少進展？那時候，他們手上只有極少數劇毒藥物，即使彈藥庫如此局限，他們本質上也治癒了許多癌症。而如今，有更多藥物可取用，**以及**對癌細胞有更好的了解。如果能幹的腫瘤學家有機會把它「弄清楚」，能治癒多少癌症呢？

「希波克拉底誓詞的最精華是：我將竭盡所能幫助向我諮詢的病人。」這是弗萊萊赫在開創性紀錄片《絕症餘生》中說的話。那時弗萊萊赫被問道，如果**不**在癌症絕症患者身上施用實驗性藥物是否違反醫生誓詞。弗萊萊赫回答：「當然違反。只要這個病人覺得可能有辦法幫助他從疾病康復活下來，但情況卻不准他做，答案當然就是違反醫生誓詞。我們在六〇年代做的事在今天是否還有可能做？毫無疑問，N、O，NO，不可能。」

愛滋病在十年多的時間裡從致命疾病變成可受控的疾病，腫瘤學界可能從這樣的過程中學到東西。愛滋病運動的參與者立即意識到，安慰劑對照研究的設計目的並不考慮這個病是否是絕症。他們了解到，在食藥局強制單一藥物測試的規定下，這個致命病毒永遠沒有治癒可能；一次只能測一個，臨床實驗又費時花錢。因此，大膽的醫生和絕望的患者開始將現有藥物合併使用，因為只有一個目的——活下來。這是法規制度的終結。今天用來救命的雞尾酒療法從未得到美國食藥局三期臨床試驗的批准。「他們學到的就是該權衡利害，在利益與風險間找到平衡。如果你有九種可以治療膠質母細胞瘤的藥，而你的患者百分之一百會死……那我們就給他九種藥，這時誰又會反對呢？」弗萊萊赫說。

不幸的是，為了保護患者，管理規範變得越來越嚴格，嚴到與它原始好意相反。弗萊萊赫簡單說明了這種情況：

> 不存在毫無風險的事。連過馬路都有風險；很可能早上就醒不來了……我的意思是，盡力去做很好，但是不能太過分，現在我們就太過分了。管得太嚴、太過分了。努力保護人民，卻反而陷入致人於死的情形……但這不是他們的原意。不幸的是，我們只是人……很明顯，如果食藥局允許我們合理對待癌症患者，我們會進步得快一百倍，就像我們對待愛滋病一樣……

癌症的異常代謝有無任何可能作為癌症治療的優先法則？如果讓聰明大膽的腫瘤學家有機會試著**找出答案**，又會如何？本書所討論的代謝療法是否有機會可在限制較少的環境中進行測試？如此又將會有多少進展？最近我在一場在倫敦舉辦的研討會中得到了這些問題的答案，這場研討會由癌症慈善機構 Yes to Life 贊助。在我早上演講後的中間休息時段，阿杜爾・斯洛克姆（Abdul Kadir Slocum）博士來找我，他才二十六歲，目前在土耳其伊斯坦堡的癌症研究中心 ChemoThermia Oncology Center 工作，擔任土耳其腫瘤學家布倫特・伯卡達（Bulent Berkarda）和穆罕默德・薩伊・伊克希吉（Mehmet Salih Iyikesici）的研究助理。斯洛克姆充滿熱忱，很有魅力，口才很好，渴望分享他們在癌症中心做的事情。「我們正在使用代謝療法。」他一面興奮地告訴我，一面伸手去拿一疊出版論文。

大約二十分鐘的中場休息，斯洛克姆分享了他的故事。他的父母都是美國人，兩人於一九八三年在加州認識結婚，一九八八年搬去伊斯坦堡，兩年後阿杜爾在伊斯坦堡出生。他的父母對替代醫療有濃厚興趣，當他年紀還小時，就看過父親的想法被保守醫學界拒絕的情形。「父親告訴我，如果我想學醫，最好在體制內。」聽從父親建議，斯洛克姆考上醫學院。「上了六年的學校教育，認識到大多數腫瘤學家多半有點傲慢，認為自己無所不知。但之後，專家也必須接受知識不足的事實；對於大多數腫瘤學家來說，這就像是被一拳打在肚子上。」斯洛克姆說，他開始實習時，就覺得當前癌症治療並不完備。他覺得病人應該有更好的治療：「如果有心且真正關心病人，那你就會開始尋找其他治療方法。」這就是斯洛克姆發現的問題所在：如果腫瘤醫生在治療病人時都用超出標準之外的療法，他們多半不會發表他們的治療結果。「即使他們的治療結果很好，也沒有人會知道。」斯洛克姆決心改變這一狀況。

斯洛克姆尋求改善護理標準，先認識了瓦爾堡的研究以及癌症治療的代謝做法。在接下來的幾年中，斯洛克姆和癌症中心的同事一起擬定了一套方案，稱為「代謝支持性化學療法」（Metabolically Supported Chemotherapy，簡稱MSCT）。斯洛克姆認為，此療法的大原則是「無所不用其極地利用各種方法，以癌細胞的代謝紊亂來干擾癌細胞。」碰巧的是，在土耳其，晚期癌症患者的護理指導原則比美國和歐盟寬鬆得多。允許腫瘤學家有一定自由度，可以在合理範圍內，嘗試他們認為可能有幫助的方法，換句話說，允許他們找出上述連串問題的答案。

具體而言，代謝支持性化療法的進行如下：患者收院立刻做某種生酮飲食，然後在化療前斷食十四小時，然後再給予胰島素及糖酵解抑製劑2DG和DCA。接下來，患者達到低血糖後（血糖值為五十－六〇mg／dL），就進行正常劑量的化療。患者除了進行此療程，還提供高壓氧及熱療。

「在過去兩三年中，我們已經能熟練掌握這個方法。」斯洛克姆說。而他們的成果如何？斯洛克姆充滿熱忱地遞給我一份ChemoThermia團隊在二〇一六年一月發表的論文，詳細介紹了他們用代謝支持化療來治療胰腺癌患者的情形。他們比較病患執行代謝性支持再接受 FOLFIRINOX 療法（所用藥物包括 fluorouracil、leucovorin、irinotecan 和 oxaliplatin）與只接受 FOLFIRINOX 的病患，他們發現患者在中位存活率得到改善：接受代謝支持再進行化療的患者，中位生存期為一九．五個月，單獨接受 FOLFIRINOX 化療的患者中位存活率為十一．一個月。第一組（FOLFIRINOX 加 MSCT）的一年存活率為八十二．五％，而第二組（僅用 FOLFIRINOX）為四十八．四％。斯洛克姆還指出，研究中五十四％的患者在論文發表時身體仍保持健康、存活且無任何疾病。「我們將在明年重新發表我們的結果，因為還有這麼多的患者還活著，我們的中位生存期將超過二十個月。」斯洛克姆讚嘆地說。

更令人大開眼界的是 ChemoThermia 即將發表的另一份研究結果，一份在肺癌上使用代謝性支持化療的研究報告。「請記住，」斯洛克姆謹慎地說，「我們只將第四期患者納入研究，這些實驗使用的都是標準化療，參加的人都是癌症已到第三期和第四期的患者。」即使這樣，結果還是很明顯。斯洛克姆快速翻著總結五項大型試驗的研究論文，和我說明如果只是使用標準化學療法，患者的平均存活率為：「十一．三個月、六．三個月、九．六個月、八．〇個月和八．一個月。」當他說到合併使用代謝性支持的試驗結果時，他的聲音揚起：「再次，僅僅〔召募〕第四期肺癌患者，我們的平均存活率仍為四十三．四個月。」進行加值運算後發現，與只進行單純標準化療相比，合併代謝性支持的化療可使存活率增加四百%，這對肺癌來說是非常有意義的數字：在所有癌症中，肺癌的死亡率最高，二〇一二年全球有一百五十九萬人死亡。

個人經歷總是比統計數據動人得多。斯洛克姆告訴我一個病人的故事，這是一位從倫敦來他們癌症中心就醫的護士，「她的肺癌已到了第四期，什麼治療方法都沒有效果了，所以送回家等死。她來的時候，我們進行正子掃描對她的病情做了客觀評估，看到她的肺、肋骨和臀部都有癌細胞大範圍的擴散。我們讓她做我們的治療方案，在治療三個月後，根據正子掃描，完全沒有反應，沒有測到癌細胞。為了怕復發，我們又繼續治療了三個月，最後，她的正子造影再次乾乾淨淨！目前她很健康，又可以照顧孩子了，我和她約好在研討會結束後就要在倫敦見面喝咖啡，像這樣的故事我還有更多可說。」

斯洛克姆說，他看到很多同行因為灰心就不想嘗試。「每位腫瘤科醫生都知道，肺癌患者中有將近一半確診時都已經到了第四期，其中有九十%的患者會在第一年死亡。他們沒辦法，也只能安於標準治療。」但斯洛克姆的態度正好相反，他看到代謝支持合併標準化療一起使用取得的驚人結果，他熱切希望把訊息傳播出去：「我們只要這樣做就可以有更好結果。我們將繼續改進和完善這種方法，希望把這個方法推廣到全世界的各個醫療單位。」

中場休息快要結束，我們簡單談到將外源性酮補充劑放入代謝性支持化療方案的可能。這些單酯化合物預計將很快上市，這種補充劑能夠明顯提高血酮濃度，潛在增進代謝計畫的功效。確實，ChemoThermia 癌症中心的研究結果激發人們的想像力：該如何進一步完善這個治療策略？它會變得更好嗎？如果加入外源酮補充劑又如何？開發老藥新用以雞尾酒式組合攻擊癌症是否會在代謝和表觀遺傳兩方面都取得更好的結果？

休息時間結束了，斯洛克姆和我就座。每個腫瘤研討會都有各自獨特的氣氛，有的純粹是學術會議，參加者主要是醫學博士和博士。也有像這樣的研討會，由從業者和焦慮患者齊聚一堂，共同尋找答案——像是一種相濡以沫，一種基層集會，大家因為深切的急促感團結起來，都是真正為自己生命奮鬥的人。

正是這種緊要關頭才能改變一切，我們迫切需要更多開拓性的合作夥伴加入，就像 Care Oncology Clinic、ChemoThermia 和 Notable Labs，他們都是被緊迫性推動的新創療法孵化器，有著靈活的特性。就像斯洛克姆博士和他的團隊，一定有科學家和臨床醫生和他們一樣正在設法繞開食藥局傳統試驗的龜速和巨額費用。可以確定的是，傳統、雙盲、安慰劑的對照試驗非常重要，但我們必須記住，目前，絕望的病人沒有時間再等了。

如果你想幫忙實現代謝療法的潛力，請上我們的網站：www.SingleCauseSingleCure.org。

【附錄一】

如何實行代謝療法

根據賽弗瑞和迪亞戈斯提諾的說法，代謝療法的基礎始於限制性生酮飲食法。它用代謝方式讓癌細胞受損，讓癌細胞變弱，讓它們更脆弱。在前臨床和個案研究中，生酮飲食可以減緩腫瘤生長。此外，正如我們之前討論的，生酮飲食為接下來的治療奠定基礎。在前臨床模型中，生酮飲食顯示可與其他多種癌症治療有協同作用，可提高治療效果，同時最大程度地減少標準療法帶來的有毒傷害。

如何做限制性生酮飲食

有很多資源可以幫助想做生酮飲食的患者，最好的是查理基金會。查理基金會最近改名了，從「查理小兒癲癇基金會」（The Charlie Foundation for Pediatric Epilepsy）改名為「查理生酮療法基金會」（The Charlie Foundation for Ketogenic Therapies）。改名的原因是近來有更多癌症患者和神經系統失調的患者增加對生酮飲食的需求。「過去，大多數人都希望用生酮飲食來幫助癲癇患者。如今，與我們聯絡的人中有一半說他們做生酮飲食是為了其他目的。」查理基金會的創始人吉姆·亞伯拉罕說。基金會的網站（www.charliefoundation.org）有大量資訊，從食物建議和食譜，到生酮飲食對癌症影響的最新臨床試驗。（請上國家衛生研究院的網站 www.clinicaltrials.gov，了解生酮飲食的最新試驗資訊。）

生酮飲食療法

貝絲·祖佩克－卡尼亞（Beth Zupec-Kania），專業營養師

查理基金會的諮詢營養師祖佩克－卡尼亞在與許多癌症患者合作後，概括說明罹癌患者若要做生酮飲食的基本指南。

癌症的生酮飲食療法可分為兩個階段：積極治療階段和維持階段。積極階段從斷食一段時間開始，然後發展到熱量控制的飲食計畫。此階段要做數週，但最多兩個月。而維持階段的重點在於提供足量卡路里以維持精瘦的體重。營養師為每個階段制訂飲食計畫，包括制定符合個人需求的脂肪量、碳水化合物量和蛋白質量，也要讓患者服用特定的補充劑，以免營養不足。

開始生酮療法

先做斷食是生酮飲食的準備動作，可以幫忙快速消耗能量儲備（也就是肝糖），讓

你較快達到酮症狀態。一旦儲存的肝糖快沒了，升糖素就會升高，就會刺激脂肪分解生成酮。

這種代謝變化可能在不同人身上有不同影響。有些人有比較大的風險，包括幼兒、太瘦的人和正在接受某些藥物治療的人（他們較有酮酸中毒的危險），酮酸中毒和脫水是斷食可能發生的兩種作用，因此需要在醫療專業監督下進行。患有脂肪酸代謝紊亂的人不宜嘗試生酮飲食。

清水斷食

做清水斷食時不能攝取食品和飲料，只喝水。但可以攝取不含糖分的電解質水防止電解質（特別是鈉和鉀）流失，並防止酮酸中毒。請攝取足量水分，讓自己不要脫水就好，成人每天大約兩升的水。

清水斷食要做多少時間要看你在斷食期間的身體反應，包括體重減輕的程度和血糖標準。成人空腹血糖值通常為六〇－八〇 mg／dL。兒童的血糖範圍通常再低十點，要達到這個目標只需要斷食很短時間，甚至不需要斷食。

開始生酮飲食

因為生酮飲食的脂肪量很高，最好循序漸進，才有較好的容忍度。最好是量少、脂肪含量高且好吞嚥的飲食。進行到比較積極的生酮飲食階段，大多數的成年人一天只吃兩餐或一到兩份高脂點心就夠了（此狀況不適合孩童）。身體進入酮症後會減少食欲，降低大吃大喝的欲望。

要吃多少熱量必須看執行者的體重、活動量，年齡和性別，目標是達到此身高的瘦子體重。脂肪是熱量的主要來源，每餐攝取量會比你想的要多。蛋白質量就要根據個人身體需求而定，但通常少於一般人一天的蛋白質攝取量。碳水化合物（最後一個熱量來源）可以減少到最少可忍受的程度，讓身體進入穩定血糖和酮症狀態就可以。

有幾個工具可以幫助實現這些目標。Keto-DietCalculator（www.ketodietcalculator.org）是我二十多年前就成立的網站及APP，可以讓使用者自己設定數值，設計符合個人飲食需求的膳食、零食和飲料。還允許使用者微調，如果想少量吃一點高碳水化合物食物，也可以算出份量。凡是有執照的營養師都可免費註冊使用這個應用程式，費用由查理基金會贊助。

在談到適合生酮飲食的特定食物前，我先說明大原則，食用完整且未經加工的全食物是生酮飲食法的基礎。除了攝取全食物外，還要求食物營養價值要好要高。低碳水化合物且具有高營養價值的全食物是發芽種子，就如青花椰菜芽、高麗菜芽和蘿蔔芽等。芽菜類在大多數食物賣場都不容易買到，但可以在家自己種，先上網買芽苗種子包，在家用水耕法種植僅需四天就可以長出芽菜。

消化系統健康對於癌症患者尤其重要，這不僅是為了維持腸道規律，還有其他原因，包括：增強免疫功能，優化大腦代謝，還可以改善血糖水平。重要的是吃進有益腸道微生物、也就是細菌的食物，所以飲食中必須添加益生質或益生菌。雖然可以吃錠劑補充，但日常飲食中也應從食物攝取。有益生質的食物如可提供腸道細菌食物的不溶性膳食纖維；或者像低碳水化合物，包括朝鮮薊、蒲公英、大蒜、蘆筍、韭菜、紅蔥頭，菊苣根或是由菊苣纖維做成的菊粉。益生菌食品包括優格（希臘優格的脂肪含量最高）、蘋果醋、泡菜和酸菜，每天食用有益生質和益生菌的食物將有助維持腸道微生物的多樣性。最近有研究證據表示，人工甜味劑可以改變腸道菌叢，容易將食物轉為脂肪儲存而不是轉去生成能量。因此我強烈建議戒掉人工甜味劑，你會發現你的味蕾開始適應鮮鹹的食物，失去對甜食的渴望。我有很多病人之前都有「糖癮」，在做了生酮飲食法後才打敗這個症頭。

在嚴格執行生酮飲食的階段應避免飲酒，在維持階段就沒有那麼嚴格。在酒類飲品中，啤酒含糖量最高，其次是葡萄酒和混合飲料。烈酒類如威士忌、杜松子酒、伏特加酒的含糖量最低而酒精含量最高，且因為喝的量較少，因此這類酒可能是最佳選擇。酒精耐受度要看個人，飲用含酒精的飲料後請檢查血糖值才能了解怎麼做較好。例如，也許在飯後喝三盎司的梅洛紅酒升高的血糖值比單獨飲用要低得多。喝酒會讓血糖上升，但不含殘糖的乾型紅酒（如梅洛紅酒或黑皮諾）比白酒讓血糖上升的程度較低。膳食中的高脂肪含量會降低葡萄酒的吸收率，讓血糖升得比較緩慢且而比較低。

另一個會增加血糖破壞酮症的可能碳水化合物來源是藥物和營養補充品。大多數液體和咀嚼藥物都含有大量的碳水化合物，裡面有麥芽糊精、甘油、玉米糖漿，各種糖醇如山梨糖醇、甘露醇等，也有各種有機酸，如檸檬酸、蘋果酸。用吞的藥，如膠囊和錠劑，碳水化合物含量最低。請檢查每個藥品上的成分標籤，確定你吃下去的糖成分，需要時改為更低的版本。

儘管生酮飲食法可能成效很好，但徹底改變飲食習慣可能會傷了情誼。請和親友討論這種飲食變化，請他們體諒你在做生酮，並請他們支持你。懊悔以前吃得「太放縱」，愛吃什麼就吃什麼，讓自己了解真相，了解這些食物對身體造成的可怕影響，所謂醫食同源，食物確實是醫學。

監測

在斷食和進行生酮飲食期間，監測血糖值和酮體數值非常重要。請準備簡便測試儀器測量血糖值、血酮值和氣酮（呼氣中的丙酮）含量。測量氣酮可能比測血酮更準確，因為血酮可能因為運動或癲癇發作而改變。血糖值高可能表示攝取過多熱量，而血糖值低可能表示熱量不足，但如果消耗太多蛋白質，也會讓血糖值維持高水平，這是試圖自己做生酮控制的人普遍遇到的問題。同樣，體重不足的人體內血糖高也可能表示體內蛋白質被分解產能了，這並不是好事。每隔幾天量一下體重是另一個必要的監測方式，酮症狀態會有利尿作用，可能會排出體重五－十％的身體水分，體重因此會減輕，這就是為什麼需要補充水分的原因。含有電解質的飲料有助平穩血液中的電解質紊亂。（可以找實驗室分析「血中電解質」來確定擾動情形；檢測只需要滴一滴血。）表A.1的食譜配方是我設計用來平緩電解質（也稱為礦物質）的，不管是斷食中、生病或為了緩解輕度酮酸中毒都可以參考。

生酮飲食的注意事項

米莉安．卡拉米安（Miriam Kalamian），營養學家

米莉安是營養學家，替癌症患者規畫限制性生酮飲食，在以生酮抗癌上有非常豐富的經驗。她的熱情直接來自她的個人經歷。二〇〇四年冬天，米莉安發現她的四歲兒子拉菲患有腦瘤。治療的標準程序是每週做化療做十四個月，但未能阻止腫瘤生長，之後三個月換做其他各種

表A.1　零碳水化合物電解質替代溶液，可在生病或斷食間使用

成分	電解質	份量	礦物質	用法指示
莫頓淡鹽	鉀(K)	3/8茶匙	525 mg K	鹽和小蘇打加入水中混合，一天內喝完，不需要冷藏。
	氯(Cl)		1133 mg Cl	
小蘇打	碳酸氫鹽(HCO3) 鈉(Na)	1/2茶匙	1670 mg HCO3 1050 mg Na	
水		1公升		

化療方案也是如此。拉菲隨後做了兩次切除腫瘤的大手術，手術非常危險，破壞性極大，但他的腫瘤開始反撲得更加猛烈（這是很常見的情況）。讓孩子參加抗血管生成的藥物臨床試驗，但實驗藥物也沒有效用，如此也就沒有什麼能做的事了。到了二〇〇七年春天，米莉安迫於無奈，只能在網路上搜尋任何能挽救她小兒子的訊息。她偶然發現到賽弗瑞博士的研究和他獨特的飲食法，然後她去查理基金會收集資訊，去看約翰．霍普金斯大學酮類專家寫的書，也獲得拉菲的兒科醫生和腫瘤科醫生的支持。但支持也伴隨一個警告：為了保護腫瘤科醫生免受責罰，拉菲還必須接受小劑量化療，但這是醫生過去從未做過的方案。反正事情再壞也不可能更壞了，拉菲開始實施限制性生酮飲食。三個月後，他的MRI顯示腫瘤停止生長，實際上，它已經縮小了十五％（這個結果經由癌症中心的三位放射科醫生證實）。拉菲之後做得MRI也是穩定的，腫瘤醫生覺得這種反應不是化療做到的，所以停用化療藥。而拉菲就將生酮飲食作為他的唯一治療方案，持續了三年。拉菲的經歷激勵米莉安的人生志業，她想幫助其他人實踐這個無比強大的代謝療法。你可以看她的書《生酮抗癌》（*Keto for Cancer*）或拜訪她的網站 www.dietarytherapies.com，了解她對這方面的看法與訊息。以下簡短摘要是她認為在執行生酮飲食時，什麼是該做的，什麼又是不該做的。

開始之前

你得先確定自己適合做生酮飲食，因此，請上我的網站查看網上公布的限制因素列表。如果你看起來沒問題，是做生酮飲食的好人選，就要從食物營養素組合中開始制訂計畫。理想情況下，你可以在精通酮的營養專家幫助下進行，或者利用某個線上計算器幫你制定。你必須保持低碳水化合物（十二到二十克），蛋白質要低但必須充足（體重每公斤約〇・八到一・〇克），要攝取多少脂肪則要看你的熱量限制到多少（如果有限制的話）。

開始前預備

盡力把家裡所有不適合生酮飲食的食物通通拿走，並在櫃子和冰箱上放滿適合生酮的東西。

為了採買適合生酮飲食的食物，你一定會逛到超市或有機超商那些你不熟悉的新角落。請專注新鮮及冷凍食品，你無需具備厲害大廚的身手就可以準備一頓健康滿足的料理！如果全食品或調理食品對你是新概念，那就從簡單的開始做起。上網搜尋你喜歡的生酮飲食食譜，採買需要的食材。同時，儘量找一些你比較上手的廚房用具（例如，矽膠鍋鏟或攪拌棒），我們就開始了。

從自己能做到的地方開始！

以下不是完整列表，而是讓你找到開始的地方。你可以利用下方的資訊準備購物清單。你可以選你喜歡的食物，但也要每週多試一兩種新食物，你一定會找到一些新的最愛。

蔬菜

重點是要選非澱粉類的蔬菜，請盡可能選擇有機蔬菜。

- 蘆筍
- 青花椰菜
- 球芽甘藍
- 捲心菜、白菜
- 花椰菜
- 芹菜
- 黃瓜
- 可以煎炒的蔬菜
- 羽衣甘藍
- 蘑菇
- 可以做沙拉的菜
- 菠菜
- 櫛瓜

如果你入酮了（也就是進入酮適應後），你可以有限量地加一點下列食物：

- 大蒜
- 辣椒
- 洋蔥
- 番茄

水果

要達到酮症，必須限制水果和莓果的攝取量。而且要吃也請等到進入酮適應後，再在飲食中添加少量的低糖莓果或水果。即使如此，也一定要混著脂肪類食物一起吃，以降低水果對血糖和胰島素的影響。

蛋白質類

請盡量選擇牧場畜養或放養的動物肉類，與穀飼動物相比，牠們的脂肪更健康，脂肪裡的毒素含量也比較低。儘管大多數動物蛋白不包含碳水化合物，但雞蛋和貝類中含有少量的碳水化合物，它們也是要算入每日攝取量的。請注意，即使是不加防腐劑的培根和香腸也含有「芹菜汁內天然存在的」硝酸鹽，或甜菜粉中存在的硝酸鹽。這並不是說你連這些蛋白質都不能吃，只是不要把它們當成蛋白質的主要來源。

- 牛肉
- 海鮮（例如野生魚、罐頭魚和貝類）
- 羊肉
- 鳥類野味

- 豬肉（但要限制攝取培根和香腸的量）
- 家禽類
- 雞蛋（最好是放養雞生的蛋，或 omega-3 含量高的蛋）

乳製品

牛奶不適合生酮飲食，因為它有很高的乳糖。其他乳製品可以分為高脂肪的或高蛋白的。高脂肪的乳製品（如鮮奶油或奶油）含有雌激素代謝物，對荷爾蒙敏感的癌症患者可能有影響。高蛋白的乳製品（如奶酪或優格）會刺激身體產生胰島素，它也可能含有較高的類胰島素生長因子 **IGF-1**，這種分子會加速多數癌細胞的複製。所以請限制每日乳製品的攝取量，而且要吃也要選產自放養動物的乳製品。

- 奶油、澄清奶油、酥油
- 乳酪（可限量攝取硬乳酪如巧達乾酪、帕瑪乾酪，或高脂肪的軟乳酪如布里）
- 高脂打發鮮奶油
- 奶油乳酪
- 酸奶（經過發酵，不加澱粉或填充品）

堅果

現在，請保留這份簡短的生酮適用堅果清單，且應把每天攝入量限制在二到四盎司左右，因為大多數堅果都有高含量的促炎性 omega-6 脂肪酸。並且所有堅果都含有一些碳水化合物和蛋白質，請看看下面有沒有你喜歡吃的再評估它們的優缺點。

- 杏仁
- 巴西堅果（只能一天兩三顆）
- 不加糖的椰子肉
- 榛果
- 夏威夷果仁（很棒的選擇，因為脂肪含量最高，碳水化合物及蛋白質含量最低）
- 核桃（具有高量的 omega-3，但也含有高量的 omega-6，請謹慎食用）
- 奇亞籽
- 亞麻籽（富含健康 omega-3 和纖維，可磨好放在冰箱冷藏）
- 花生（也是很棒的選擇）

酪梨和橄欖

這兩種食物值得特別討論，它們都富含健康的不飽和脂肪酸，兩者也都可以幫助增加飲食中的脂肪含量。例如，二分之一個酪梨平均可提供兩茶匙（約十克）的脂肪，它的碳水化合物或蛋白質又很少。但有一個警告：如果你對乳膠過敏，很可能對某些食物產生交叉過敏反應，酪梨名列這項清單的頭幾樣。

- 哈斯酪梨（主要是墨西哥或加州產的，比佛羅里達種還要小的酪梨）
- 橄欖（請以調味品的概念使用它）

脂肪和油

生酮飲食的脂肪量很高，因此質量、組成和平衡很重要。請找冷壓有機的油，避免使用經過熱萃取和精鍊的油（因為經過溶劑處理）。請勿使用大豆油或植物油，它們的 omega-6 含量很高。除非這些油使用的是非基改的原料，不然它們都已暴露在除草劑中。當你用油做煎炒時，油溫盡可能地低、烹飪時間盡可能的短。多花一點時間來學習有關油脂的知識還有烹調方法。（我的書花了很長篇幅討論脂肪部分。）

- 動物脂肪和豬油
- 奶油或酥油（如果飲食中包含乳製品）
- 椰子油和從椰子或紅棕櫚提煉出的中鍊脂肪酸油（MCT 油）
- 富含 Omega-3 的魚油，來源可以是新鮮的魚（例如沙丁魚或野生鮭魚）或魚油補充劑（來源如磷蝦和魚油，必須有 DHA / EPA）
- 橄欖油（特級初榨橄欖油可當醬料）
- 沙拉醬和美乃滋——最好用橄欖油自製
- 奶油塗醬，廠牌如 Earth Balance 或 MELT Organic
- 其他個人偏好的油（例如酪梨油或夏威夷果油）

甜味劑

我認為要降低甜味調節。這會幫助你不犯規，因為腦中難改的需求會誘惑你，讓你一直愛吃糖，降低甜味會減少這種需求。此外，阿斯巴甜這種代糖對腸道細菌有負面影響。如果你真的要用甜味劑，只能用赤藻糖醇（erythritol，這是一種不可發酵的糖醇）和甜菊糖（一種天然植物甜味劑）。

香料、增味劑、調味料

這些東西增添飲食的多樣性和趣味性，有些還有消炎作用或有助維持血糖控制，有益健康。

- 羅勒、黑胡椒、卡宴辣椒、辣椒，細香蔥、香菜、芫荽子、肉桂、丁香、小茴香種子、蒔蘿、薑、芥末籽、芥末醬、肉荳蔻、奧勒岡葉、綜合辣椒粉、巴西里、薄荷、迷迭香、鼠尾草、百里香和薑黃（這些是建議，而**不是**完整列表）
- 咖哩、大蒜粉和洋蔥粉（請計算它們含有的碳水化合物）
- 各種鹽（生酮飲食執行者需要在食物或湯裡加鹽）
- 調味醬料（請檢查標籤上的糖分含量與碳水化合物含量）
- 檸檬汁（最多一天一湯匙）
- 醋（蒸餾醋或蘋果醋最好，但義大利紅酒醋和英國麥芽醋不行）
- 純的風味萃取油，如香草精、柳橙油，或薄荷油（只能幾滴）
- 不加糖的可可粉（值得在這裡提出，作為特殊用料）

小心市售的香料混合物，它們經常添加糖、澱粉和助流劑，請仔細閱讀成分標籤。

避免使用任何有味精的調味料，避免使用有水解植物或大豆蛋白的調味料，這些調味料對癌症患者尤其有害。

小蘇打和泡打粉

這兩種都適合生酮飲食，可用於烘焙食物。泡打粉中含有一些碳水化合物（可能還含有鋁），把小蘇打（不含鋁）做成蘇打水在兩餐間飲用，還可能有減少某些癌症轉移的功效。（這可能不適合所有人，請多參考最新的研究資料。）

飲料

生酮飲食會讓身體略微脫水，請喝足量的水補充一天的損失。最好的水分補充品就是清水。一杯或兩杯有鹹味的大骨湯或自家煮的雞湯也可補充損失的電解質。其他飲料只是變換口味，請避免使用人工甜味劑。

- 水
- 清湯
- 無糖的杏仁奶或亞麻奶（碳水化合物含量低，可作為蛋白質奶昔的底）

- 無咖啡因的咖啡和紅茶
- 香草茶（檢查成分確定成分是否有加碳水化合物）
- 無糖的盒裝椰奶飲料（與亞洲烹飪中使用的罐裝椰奶不同）
- 氣泡水（零碳水化合物），蘇打水和少量有甜菊糖的飲料（請閱讀成分標籤以確定沒有有害成分，例如阿斯巴甜或三氯蔗糖）

沉迷咖啡因？開始做生酮飲食前，早上應減少到只喝二分之一杯到一杯咖啡或完全不喝。咖啡因可能會提升某些人的血糖值，但它能幫助生酮飲食的脫水作用。

計畫每餐的食物對生酮飲食的成功非常重要！

我強烈建議你尋求專精生酮飲食法的營養師，請他指導支持，協助你量身訂做飲食計畫並解決可能出現的問題，特別是在剛開始的幾週或幾個月特別需要營養師的支持。

我還建議你先在廚房用秤量過食物，然後把吃下的食物輸入可追蹤營養的APP。我最喜歡的營養追蹤器是CRON-o-meter，請上他們的網站查看功能。老老實實使用工具可為你提供規畫和追蹤營養的多種功能，根據你輸入的營養資訊，它會給你回饋，你就可以根據回饋依照時間制定計畫。但如果規畫營養或輸入營養資訊成為你入門的障礙，只要盡量簡單化就好，把精力放在遵守生酮飲食規範就好，尤其是第一週和第二週。派翠夏・戴利（Patricia Daly）在她的書《生酮廚房》（*The Ketogenic Kitchen*）中設計了幾套專門針對癌症的生酮餐，或者你可以找簡單的照做。這裡列的都只是建議，只要確保在日常飲食時段盡量均勻分配蛋白質、碳水化合物和脂肪即可。

早餐

1. 選擇你最喜歡的蛋白質。蛋？培根？起司？高蛋白奶昔？
2. 想想你可以用在這頓飯的油脂。奶油？椰子油？鮮奶油？
3. 為早餐加一點蔬菜。菠菜？櫛瓜？

例如：早餐是「培根蛋」：蛋兩顆，打蛋時，在蛋裡加奶油一起攪打。再加一條培根和一份用橄欖油稍稍炒過的蔬菜。

午餐

1. 先從二到三杯沙拉蔬菜和二分之一顆酪梨開始。
2. 加蛋白質食物。是雞？鮪魚？沙丁魚？
3. 與橄欖油、沙拉醬或美乃滋一起食用。（請注意：禁止使用大豆油。）

例如：午餐吃「雞肉凱撒沙拉」：沙拉蔬菜三杯，酪梨二分之一顆和一點熟肉或家禽肉，但大小只能是一副撲克牌大小。加橄欖油和醋調味一起食用。（不能使用義大利紅酒醋或英國麥芽醋）。

晚餐

1. 先選蛋白質。牛肉？鮪魚？還是雞？
2. 再選蔬菜和其他食物。青花椰菜？
3. 再選一組補充油脂。奶油？橄欖油？無糖美乃滋？

例如：晚上吃「鮮魚大餐」：魚可烤可煮（份量只能吃支票簿的三分之二大小）。搭配青菜，如青花椰菜或蘆筍（未熟份量為二分之一杯），用橄欖油煎。上菜時搭配無糖美乃滋一起食用。（請檢查美乃滋的成分標籤，如果含大豆油或基改菜籽油，請勿使用。）

點心

杏仁奶油一湯匙和椰子油兩湯匙，可用芹菜莖沾著吃。或者30克夏威夷果仁。

如果你除了癌症外，身體上還有其他問題，如腸胃道受損、營養狀況差、甲狀腺功能低下，請與對生酮飲食熟悉的營養師合作，並考慮改變基本飲食計畫：

• 可添加一份非澱粉類蔬菜或酪梨 • 或在可接受的範圍下調整油脂類攝取，緩慢建立容忍度	• 可增加消化高脂的胰臟酶 • 採少量多餐攝取食物與脂肪

斷食的重要性

間歇性禁食是另一種可以改善身體健康和癌症的重要代謝策略。斷食有很多種變化，但是最事半功倍且最容易遵循的模式是14／10與16／8斷食，每天禁食十四到十六個小時，然後在十小時至八小時內把所有食物吃完。我也建議睡前至少三個小時不要進食。當然，對於斷食還需進行更多研究，但目前研究清楚地表明，就算只執行短期，健康代謝指標都有改善，所以為什麼不做呢？如果做不了生酮飲食，為什麼不養成間歇性斷食的習慣？

血糖／血酮比計算器

湯瑪斯．賽弗瑞，博士

我們最近開發了計算「血糖／血酮比」計算器（Glucose Ketone Index Calculator，簡稱ＧＫＩＣ），它可作為評估各種低碳和生酮飲食抗癌效果的工具[20]。這是一種簡單

20｜作註：Meidenbauer, Joshua J., Purna Mukherjee, and Thomas N. Seyfried, "The Glucose Ketone Index Calculator: A Simple Tool to Monitor Therapeutic Efficacy for Metabolic Management of Brain Cancer," Nutrition and Metabolism (March 2015): 12:12. doi:10.1186/ s12986-015-0009-2.

的工具，可測量血糖與血酮的比（Glucose Ketone Index，簡稱ＧＫＩ）。當治療惡性腦癌或任何癌症，只要它具有有氧發酵特性，這個工具就可以幫忙在臨床試驗上監測代謝療法的抗癌療效。ＧＫＩ值為一．〇或更低被認為有治療性，但治療益處似乎被認為與酮體升高有關而與血糖降低較無關係，但是當血糖值較低時酮體增加的量通常大於血糖值較高時酮體增加的量。因此，ＧＫＩ可以作為一種生物標誌（biomarker）檢測工具，用來評估各種飲食對多種癌症的治療效果。

我們還提出了一種新的治療策略，不但無毒且可能抗癌，稱為「施壓－脈衝」（press-pulse）療法，是對癌細胞一面「施壓」，一面「脈衝」，這是模擬在前演化期發生的干擾力量，被認為是導致前進化時期生物大量滅絕的原因。我們已將此概念用於緩慢清除體內腫瘤細胞。限制熱量的生酮飲食或減少飲食能源會在體內產生慢性代謝壓力，這種能量壓力引發對細胞「施壓」的干擾作用。因為癌細胞依賴發酵進行能量代謝、促進有絲分裂原（mitogen），合成代謝信號，升高氧化還原壓力和突變可能性，所以這種「施壓」對腫瘤細胞的影響要比對正常細胞來得大。除了限制熱量的生酮飲食外，其他造成壓力的技術和輕度運動也可作為壓力干擾，有助於緩解疲勞，減輕焦慮引起的血糖升高。我們將針對葡萄糖和麩醯胺酸利用率的藥物作為促進「脈衝」的干擾物質，這些脈動干擾可讓腫瘤需要的燃料急劇減少。與正常細胞相比，高壓氧治療也被認為是另一種脈衝干擾，可在腫瘤細胞中大幅度地提高氧化壓力。為了抵禦氧化壓力和損傷，正常細胞很容易轉到酮體代謝，但癌細胞沒有辦法。一套成功的癌症代謝治療是根據「施壓－脈衝」制定的治癌策略，方法是量身定做一套以飲食調控、藥物、循環施作的治療程序，以期實現最大程度的協同作用。我們認為，「施壓－脈衝」治療策略將取代當前有毒且價格過高的癌症治療法，最終將成為癌症管理最合理的標準癌症照護法。

【附錄二】

該去哪裡找醫生或專家

熟悉癌症代謝療法的醫生

這些醫生可能願意提供幫助：

Dr. Mark Renneker, UCSF（mark.renneker@ucsf.edu）

Dr. George Yu, George Washington University, Washington, DC（george.yu8@gmail.com）

Dr. Helen Gelhot, St. Louis, MO area（helengelhot@charter.net）

Dr. Simon Yu, St. Louis, MO（simonyumd@aol.com）

Dr. Greg Nigh, Portland, OR（drnigh@naturecuresclinic.com）

Dr. Robert Elliott, Baton Rouge, LA（relliott@eehbreastca.com）

Dr. Kara Fitzgerald, Hartford, CT（kf@drkarafitzgerald.com）

Dr. Ian Bier, Portsmouth, NH（ian@hnnhllc.com）

Dr. Neal Speight, North Carolina（nespeight@gmail.com）

Dr. Ouriana Stephanopoulos, University of Kansas, Kansas City（ostephanopoulos@kumc.edu）

熟悉生酮飲食法的營養師

這些營養師幫助癌症患者執行生酮飲食，他們對如何從飲食管理幫助癌症治療有深入了解。

米莉安．卡拉米安（mkalamian@gmail.com）。米莉安著有《生酮抗癌》一書，強烈建議需要做生酮飲食法的癌症患者都該看一看，也可上她的網站 www.dietarytherapies.com 取得相關資訊。

貝絲．祖佩克－卡尼亞（ketogenicseminars@wi.rr.com），貝絲是查理基金會的營養顧問，查理基金會致力於將生酮飲食推廣到治療癲癇和其他疾病，包括癌症。

艾倫．戴維斯（Ellen Davis），艾倫根據賽弗瑞博士的想法整理了一本簡短的電子書，可以幫助癌症患者根據書中記載實施生酮飲食。你也可以購買她的書《以生酮飲食擊敗癌症》（*Fight Cancer with a Ketogenic Diet*），其他資訊請參考 www.ketogenic-diet-resource.com/cancer-diet.html。

致謝

感謝湯瑪斯·賽弗瑞、彼特·佩德森、高英熙、多明尼克·迪亞戈斯提諾，感謝你們慷慨分享，以及你們的勇氣、創造性視野、熱情和堅毅。當我要求妻子讀這本書時，她說：「不必，我跟這書一起生活著。」親愛的，謝謝妳和我跟這本書一起「活著」。我的孩子，我的小星星，你們只要做自己就好。僅盡我微薄之力說明一項生物的內在程序，它讓分散在全球各地的原子聚在一起，我希望能刻畫出小人物好奇的能力、對理性的追求，也有會心一笑的幽默，即使這項程序仍讓我迷惑。感謝我的編輯貝蒂如此敏銳，不留痕跡地幫我磨掉小錯誤。感謝我美麗的侄女、我的嫂嫂和我古靈精怪的姪子亨利。我的父母，我愛你們。感謝我的好友喬·菲佛，感謝他在寫了一整天東西後還願意來 Independent Ale House 和我碰面，一面喝點小酒，一面耐心聽我嘮叨。

科學和非小說類的創作本質上都在仰仗他人的研究，而本書是一棟不斷改建的房子，科學家們來這裡把牆壁拆了，增加房間，甚至把地基重新灌漿。其他的科普作家還會進來不時整修。以下是造房子的：賽弗瑞的著作《癌症代謝療法》；佩德森的一生研究；高英熙的不懈奮鬥；以及沃格斯坦和查爾斯·史旺頓（Charles Swanton），他們的卓越研究、重要文章和無私時間。還有幫忙裝修的：穆克吉的傑作《萬病之王》，它替癌症創造了最貼切的形容詞。羅伯特·巴塞爾（Robert Bazell）的精采作品《HER-2》；還有克利夫頓·利弗（Clifton Leaf）的《小劑量的真相》，不僅書中洞見讓我受益良多，更謝謝他的建議和好心鼓勵。你們對我都是必修課，我從作品中學到好多。重述他們已經講過的故事是愚蠢的，特別考慮到他們的故事說得比我好（但是為了本書的論述走向我不得不這麼做）。感謝伊洛娜·麥克林蒂克（Ilona McClintick）的中肯建議，以及喬治·游（George Yu）的信任。謝謝哈里·弗伍芬（Harrie Verhoeven）同意讓我講述伊瓦爾勇敢抗癌的故事。最後，我希望這本書有助挽救他人生命。謝謝Chelsea Green 出版社的每個人，我愛你們。感謝艾德和麗莎·恩格勒、蓋伊·瓦林和艾莉莎·巴特菲爾的校對。特別感謝羅伯·沃夫揭開這整件事的序幕。最後多謝布萊迪·克里斯托弗森，我的商業夥伴、編輯、心理醫生、朋友和大哥。

參考資料

緣起

Christofferson, Travis M. "What Is the Origin of Cancer?" *Robb Wolf.* September 19, 2013. http://robbwolf.com/2013/09/19/origin-cancer.

CIA. "Country Comparison: Life Expectancy at Birth." Accessed 2013. https://www.cia.gov/library/publications/the-world-factbook/rankorder/2102rank.html.

Creative Artists Agency. "David Agus." *CAA Speakers.* Accessed 2013. https://www .caaspeakers.com/david-agus.

Frier, Bruce W. "More Is Worse: Some Observations on the Population of the Roman Empire." *In Debating Roman Demography,* edited by Walter Scheidel, 144–45. Brill Academic Publishers, 2000.

Galor, Oded, and Omer Maov. "The Neolithic Revolution and Contemporary Variations in Life Expectancy." Working papers, Brown University, 2007. https://www.brown.edu/academics/economics/sites/brown.edu.academics.economics/files/uploads/2007-14_paper.pdf.

Hall, Stephen S. *Merchants of Immortality: Chasing the Dream of Human Life Extension.* Boston: Houghton Mifflin Harcourt, 2003.

Krebs, Hans, and Roswitha Schmid. *Otto Warburg: Cell Physiologist, Biochemist,* and Eccentric. Oxford: Clarendon Press, 1981.

Leaf, Clifton, and Doris Burke. "Why We're Losing The War on Cancer [And How to Win It]" *Fortune* 149, no. 6 (March 22, 2004): 76–82, 84–86, 88. http://money.cnn.com/magazines/fortune/fortune_

archive/2004/03/22/365076/index.htm.
Marshall, Barry J. "*Helicobacter pylori:* Past, Present and Future." *The Keio Journal of Medicine* 52, no. 2 (June 2003): 80–85. https://www.ncbi.nlm.nih.gov/pubmed/12862358.
——. "The Pathogenesis of Non-Ulcer Dyspepsia." *Medical Journal of Australia* 143, no. 7 (September 30, 1985): 319. https://www.ncbi.nlm.nih.gov/pubmed/4046928.McNicoll, Arion. "How Google's Calico Aims to Fight Aging and 'Solve Death.'"
CNN. October 3, 2013. http://www.cnn.com/2013/10/03/tech/innovation/google-calico-aging-death/index.html.
NIH. The *Cancer Genome Atlas.* Accessed 2013. http://cancergenome.nih.gov.
Nobel Media AB. "Barry J. Marshall—Biographical." *Nobelprize*.org. Accessed 2013. https://www.nobelprize.org/nobel_prizes/medicine/laureates/2005/marshall-bio.html.
Prentice, Thomson. "Health, History and Hard Choices: Funding Dilemmas in a Fast-Changing World." Presentation at Health and Philanthropy: Leveraging Change, University of Indiana, August, 2006.
Rous, Peyton. "Surmise and Fact on the Nature of Cancer." *Nature* 183 (May 16, 1959): 1357–1361. doi:10.1038/1831357a0.
Vogelstein, Bert, in discussion with author. 2014.
Warburg, Otto. "The Prime Cause and Prevention of Cancer." Lecture delivered to Nobel laureates, Lake Constance, Germany, June 30, 1966.

Chapter 1：癌症如何變成大眾認定的遺傳病

Mukherjee, Siddhartha. The Emperor of All Maladies: A Biography of

Cancer. New York: Scribner, 2010. I used Mukherjee's wonderful book as a resource to get the sequence of important events into a story-like format. I indulged in some artistic license with Pott's walk into inner-city London "getting into the head" of Rous on his cattle drive, Warburg after his famous Lindau speech, and adding the pint of beer to the famous Eagle Pub event.

煙囪男孩

Buer, Mabel C. *Health, Wealth and Population in the Early Days of the Industrial Revolution*, 30. London: George Routledge & Sons, 1926.

Dastur, Neville. "Percival Pott." *Surgeons-Net*. March 13, 2005. http://www.surgeons.org.uk/history-of-surgeons/percival-pott.html.

Enersen, Ole Daniel. "Percivall Pott." *Whonamedit?*. Accessed 2013. http://www.whonamedit.com/doctor.cfm/1103.html.

Marx, R. E. "Uncovering the Cause of 'Phossy Jaw' Circa 1858 to 1906: Oral and Maxillofacial Surgery Closed Case Files-Case Closed." *Journal of Oral and Maxillofacial Surgery* 66, no. 11 (November 2008): 2356–63. doi:10.1016/j.joms.2007.11.006.

President and Fellows of Harvard College. "Tuberculosis in Europe and North America, 1800–1922." *Harvard University Library Open Collections Program*. Accessed 2013. http://ocp.hul.harvard.edu/contagion/tuberculosis.html.

Trueman, C. N. "Diseases in Industrial Cities in the Industrial Revolution." *The History Learning Site*. March 31, 2015. http://www.historylearningsite.co.uk/britain-1700-to-1900/industrial-revolution/diseases-in-industrial-cities-in-the-industrial-revolution.

Waldron, H. A. "A Brief History of Scrotal Cancer." *British Journal of Industrial Medicine* 40, no. 4 (November 1983): 390–401. http://europepmc.org/articles/pmc1009212.

混亂的染色體

Bignold, Leon P., Brian L. D. Coghlan, and Hubertus P. A. Jersmann. *David Paul von Hansemann: Contributions to Oncology: Context, Comments and Translations*. Switzerland: Birkhäuser, 2007.

Edwin, George, ed. "Virchow, Rudolf." In *Encyclopedia Americana*. New York: The Encyclopedia Americana, 1920.

癌症會傳染嗎？

Nobel Foundation. "Peyton Rous—Biographical." *Nobelprize.org*. Accessed 2013. http://www.nobelprize.org/nobel_prizes/medicine/laureates/1966/rous-bio.html.

Rous, Peyton. "A Sarcoma of the Fowl Transmissible by an Agent Separable from the Tumor Cells." *The Journal of Experimental Medicine* 13, no. 4 (April 1, 1911): 397–411. https://www.ncbi.nlm.nih.gov/pmc/articles/PMC2124874.

——. "A Transmissible Avian Neoplasm. (Sarcoma of the Common Fowl.)." *The Journal of Experimental Medicine* 12, no. 5 (September 1, 1910): 696–705. https://www.ncbi.nlm.nih.gov/pubmed/19867354.

瓦爾堡的戰爭

"Cancer." *American Journal of Public Health and the Nations Health* 20, no. 8 (August 1930): 860–861. doi:10.2105/APHJ.20.8.860.

Cheatle, G. Lenthal. "An Address on the Problem of Cancer." *British Medical Journal* 2, no. 3522 (July 7, 1928): 1–4. http://www.bmj.com/content/2/3522/1.

Cramer, W. "The Origin of Cancer in Man in the Light of Experimental Cancer Research." *Yale Journal of Biology and Medicine* 14, no. 2 (December 1941): 121–38. https://www.ncbi.nlm.nih.gov/pubmed/21434001.

Horsfall, Jr., Frank L. "Current Concepts of Cancer." *Canadian Medical Association Journal* 89 (December 1963): 1224–29. https://www.ncbi.nlm.nih.gov/pubmed/14084703.

Krebs. Otto Warburg.

National Toxicology Program. "12th Report on Carcinogens." *US DeChapterment of Health and Human Services.* Accessed June 14, 2011. http://ntp.niehs.nih.gov/ntp/roc/twelfth/roc12.pdf.

Voegtlin, Carl. "Present Status of Research in Cancer." *American Journal of Public Health and the Nations Health* 32, no. 9 (September 1942): 1018–20. https://www.ncbi.nlm.nih.gov/pmc/articles/PMC1527302.

Warburg, Otto. "On the Origin of Cancer Cells." *Science* 123, no. 3191 (February 24, 1956): 309–14. https://www.ncbi.nlm.nih.gov/pubmed/13298683.

——. "On Respiratory Impairment in Cancer Cells." *Science* 124, no. 3215 (August 10, 1956): 269–70. doi:10.1126/science.124.3215.267.

生命的祕密

Horsfall, Jr. "Current Concepts of Cancer."

Watson, James D. *The Double Helix: A Personal Account of the Discovery of the Structure of DNA*. New York: Touchstone, 2001.

一個可以略過的問題

"About." *Lindau Nobel Naureate Meetings*. Accessed 2014. http://www.lindau-nobel.org/The_Mediatheque_Project.AxCMS?ActiveID=2373.

Krebs. *Otto Warburg*.

一切仍在迷霧中

Karolinska Institute. "Nobel Lecture by Harold E. Varmus." Filmed December 1989. *Nobelprize.org* video, 51:15. http://www.nobelprize.org/mediaplayer/index.php?id=1682.

Mukherjee. *The Emperor of All Maladies*.

Chapter 2：化學療法與地獄之門

Contents of *John Harvey*: Coningham, Orange.

DeVita, Jr., Vincent T. and Edward Chu. "A History of Cancer Chemotherapy." *Cancer Research* 68, no. 21 (November 2008): 8643–53. doi:10.1157/0008-5472.CAN-07-6611.

Lawson, Siri Holm. "D/S Bollsta." *Warsailors.com*. Last updated February 1, 2013. http://www.warsailors.com/singleships/bollsta.html.

Marx, Vivien. "6-Mercaptopurine." *Chemical & Engineering News*. Accessed October 20, 2012. https://pubs.acs.org/cen/coverstory/83/8325/83256-mercaptopurine.html.

Miller, D. R. "A Tribute to Sidney Farber—The Father of Modern Chemotherapy." *British Journal of Haematology* 134, no. 1 (July 2006): 20–26. doi:10.1111/j.1365-2141.2006.06119.x.

Mukherjee. *The Emperor of All Maladies.*

"Nitrogen Mustard." *Chemocare.* Accessed 2014. http://chemocare.com/chemotherapy/drug-info/Nitrogen-Mustard.aspx#.UysC9FPnbrc.

Rink, Stacia M., Marjorie S. Solomon, Matthew J. Taylor, Sharanabasava B. Rajur, Larry W. McLaughlin, and Paul Be Hopkins. "Covalent Structure of a Nitrogen Mustard-Induced DNA Interstrand Cross-Link: An N7-to-N7 Linkage of Deoxyguanosine Residues at the Duplex Sequence 5'-d(GNC)." *Journal of the American Chemical Society* 115, no. 7 (April 1993): 2551–57. doi:10.1021/ja00060a001.

Saunders, D. M. "The Bari Incident." *United States Naval Institute Proceedings* 93, no.9 (September 1967): 35–39.

Tête, Annie. "SciTech Tuesday: Early Cancer Treatment Discovered During the Aftermath of the Air Raid on Bari." *The National WWII Museum.* December 3, 2013. http://www.nww2m.com/2013/12/scitech-tuesday-early-cancer-treatment-discovered-during-the-aftermath-of-the-air-raid-on-bari.

陰和陽

Frei III, Emil. "Confrontation, Passion, and Personalization." *Clinical Cancer Research* 3, no. 12, Chapter 2 (December 1997): 2554–62. https://www.ncbi.nlm.nih.gov/pubmed/9815656.

Frei III, Emil, James F. Holland, Marvin A Schneiderman, Donald Pinkel, George Selkirk, Emil J. Freireich, Richard T. Silver, et al. "A Comparative Study of Two Regimens of Combination Chemotherapy in Acute Leukemia." *Blood* 13, no. 12 (December 1, 1958): 1126–48. http://www.bloodjournal.org/content/13/12/1126.

Freireich, Emil J., M. Karon, and Emil Frei III. "Quadruple Combination Therapy (VAMP) for Acute Lymphocytic Leukemia of Childhood." *In Proceedings of the American Association for Cancer Research: 55th Annual Meeting, April 9–11, 1964, Chicago, Illinois:* 20. United States of America: The Association, 1964.

Gladwell, Malcolm. *David and Goliath: Underdogs, Misfits, and the Art of Battling Giants.* New York: Back Bay Books, 2015.

Piana, Ronald. "Emil 'Tom' Frei III, MD, Trailblazer in the Development of Combination Chemotharapy, Dies at 89." *The ASCO Post.* May 6, 2013. http://www.ascopost.com/News/3150.

Thomas, Deborah E. "2nd Reading from Making Cancer History—Frei and Freireich Combination Chemotherapy—Video Transcript." *MD Anderson Cancer Center.* June 2009. https://www.mdanderson.org/transcripts/making-cancer-history-2.html.

MOPP

Darnton, Robert. "The Case for Open Access." *The Harvard Crimson.* February 12, 2008. http://www.thecrimson.com/article/2008/2/12/the-case-for-open-access-the.

DeVita, Vincent T., A. A. Serpick, and P. P. Carbone. "Combination Chemotherapy in the Treatment of Advanced Hodgkin's Disease." *Annals of Internal Medicine* 73, no. 6 (December 1970): 881–95. https://www.ncbi.nlm.nih.gov/pubmed/5525541.

DeVita, Jr. "A History of Cancer Chemotherapy."

Neth, R., and A. Zander. "Science for Kids and Students." Poster for Symposium Vienna, January 31–February 2, 2008.

Piana, Ronald. "ONI Sits Down with Dr. Vincent DeVita." *Cancer Network*. February 1, 2008. http://www.cancernetwork.com/articles/oni-sits-down-dr-vincent-devita.

Pinkel, Donald. "Treatment of Childhood Acute Lymphocytic Leukemia." *In Modern Trends in Human Leukemia III: Newest Results in Clinical and Biological Research:* 25–33. Haematology and Blood Transfuion, vol. 23. New York: Springer, 1979. doi:10.1007/978-3-642-67057-2_3.

"A Sense of Urgency: Donald Pinkel and the Quest to Cure ALL." *Roswell Park Cancer Institute. Accessed* 2014. https://www.roswellpark.org/donaldpinkel.

Woolhouse, Megan. "Harvard Faculty Votes to Post Research Online." *Boston.com.* February 13, 2008. http://archive.boston.com/news/local/articles/2008/02/13/harvard_faculty_votes_to_post_research_online.

「那個狗娘養的」

Bailar, III, John C., and Elaine M. Smith. "Progress Against Cancer?" *The New England Journal of Medicine* 314 (May 8, 1986): 1226–32. doi:10.1056/NEJM 198605083141905.

Bhatia, Smita, Leslie L. Robinson, Odile Oberlin, Mark Greenberg, Greta Bunin, Franca Fossati-Bellani, and Anna T. Meadows. "Breast Cancer and Other Second Neoplasms after Childhood Hodgkin's Disease." *The New England Journal of Medicine* 334 (March 21, 1996): 745–51. doi:10.1056/NEJM199603213341201.

Cairns, John. "The Treatment of Diseases and the War Against Cancer." *Scientific American* 253, no. 5 (November 1, 1985): 51–59. https://www.scientificamerican.com/article/the-treatment-of-diseases-and-the-w.

DeVita, Jr. "A History of Cancer Chemotherapy."

Frekvens Produktion AB. "Nobel Laureate Revisiting Lecture by J. Michael Bishop." Filmed May 2004. *Nobelprize.org* video, 59:45. http://www.nobelprize.org/mediaplayer/index.php?id=1542.

"Information on the Chemotherapy Medication *Cisplatin*." Cisplatin. Accessed 2014. http://cisplatin.org.

Leaf, Clifton. *The Truth in Small Doses: Why We're Losing the War on Cancer—And How to Win It.* New York: Simon & Schuster, 2013.

Mukherjee. *The Emperor of All Maladies.*

Nisbet, Robert. "Knowledge Dethroned." *New York Times Magazine,* September 28, 1975. "Nixon Signing the National Cancer Act of 1971." YouTube video, 5:11, from NCI B-roll of President Nixon signing the National Cancer Act of 1971 on December 23, 1971. Posted by "National Cancer Institute – News & Public Affairs," November 8, 2009. https://www.youtube.com/watch?v=E2dzEDnGqHY.

Chapter 3：突破與失望

進入歷史垃圾桶

Krebs. *Otto Warburg.*

星星之火

Bustamante, Ernesto, Harold P. Morris, and Peter L. Pedersen, "Hexokinase: The Direct Link between Mitochondrial and Glycolytic Reactions in Rapidly Growing Cancer Cells." *In Morris Hepatomas: Mechanisms of Regulation:* 363–80. Advances in Experimental Medicine and Biology, vol. 92. New York: Springer, 1978. doi:10.1007/978-1-4615-8852-8_15.

Bustamante, Ernesto, and Peter L. Pedersen. "High Aerobic Glycolysis of Rat Hepatoma Cells in Culture: Role of Mitochondrial Hexokinase." *Proceedings of the National Academy of Sciences* 74, no. 9 (September 1977): 3735–39. https://www.ncbi.nlm.nih.gov/pubmed/198801.

Pedersen, Peter. In discussion with author. 2014.

——. "Tumor Mitochondria and the Bioenergetics of Cancer Cells." *Progress in Experimental Tumor Research* 22 (1978): 190–274. https://www.ncbi.nlm.nih.gov/pubmed/149996.

正子斷層掃描

Alavi, Abass. In discussion with author. 2014.

Pedersen. Discussion.

新時代

Angier, Natalie. *Natural Obsessions: Striving to Unlock the Deepest Secrets of Cancer Cells.* New York: Mariner Books, 1999.

Bazell, Robert. *Her-2: The Making of Herceptin, a Revolutionary Treatment for Breast Cancer.* New York: Random House, 1998.

"Herceptin – Historical Sales." *Genentech.* Accessed 2014. https://www.gene.com/about-us/investors/historical-product-sales/herceptin.

Holtz, Andrew. "Herceptin: An Entirely New Weapon Against Cancer." *HoltzReport.* June 24, 1998. http://holtzreport.com/SHNASCOHerceptin.htm.

Hudis, Clifford A. "Trastuzumab—Mechanism of Action and Use in Clinical Practice." *The New England Journal of Medicine* 357 (July 2, 2007): 39–51. doi:10.1056/NEJMra043186.

Nobel Media AB. "Paul Ehrlich – Biographical." *Nobelprize.org*. Accessed 2014. https://www.nobelprize.org/nobel_prizes/medicine/laureates/1908/ehrlich-bio.html.

Osterwell, Neil. "Ten Years Later, Trastuzumab Survival Advantages March On." *Medscape*. December 7, 2012. http://www.medscape.com/viewarticle/775835.

老標靶的新生

Chen, George G., and Paul B. S. Lai, eds. *Apoptosis in Carcinogenesis and Chemotherapy: Apotosis in Cancer.* Netherlands: Springer, 2009.

DePalma, Angelo. "Twenty-Five Years of Biotech Trends." *Genetic Engineering & Biotechnology News* 25, no. 14 (August 1, 2005). http://genengnews.com/gen-articles/twenty-five-years-of-biotech-trends/1005.

Ko, Young, and Peter Pedersen. In discussion with the author. 2014.

Okouchi, M., O. Ekshyyan, M. Maracine, and T. Y. Aw. "Neuronal Apoptosis in Neurodegeneration." *Antioxidants & Redox Signaling 9,* no. 8 (2007): 1059–96. doi:10.1089/ars.2007.1511.

Pedersen, Peter L. "Warburg, Me and Hexokinase 2: Multiple Discoveries of Key Molecular Events Underlying One of Cancers' Most Common Phenotypes, the "Warburg Effect", i.e., Elevated Glycolysis in the Presence of Oxygen." *Journal of Bioenergetics and Biomembranes* 39, no. 3 (June 2007): 211–22. doi:10.1007/s10863-007-9094-x.

Retzios, Anastassios D. "Why Do So Many Phase 3 Clinical Trials Fail?" San Ramon, CA: Bay Clinical R&D Services, 2009. http://adrclinresearch.com/Issues_in_Clinical_Research_links/Why%20Pivotal%20Clinical%20Trials%20Fail%20-%20Chapter%201_v12L_a.pdf.

Young Hee Ko v. The Johns Hopkins University, 1:05-cv-01475-WDQ (Dist. Court of MD 2005).

好事、壞事和醜事

Ko and Pedersen. Discussion. I did not interview Dr. Dang or Dr. Watson to obtain their interpretation of events. All descriptions of the events came from the memory of Dr. Petersen, Dr. Ko, and the publicly filed court complaint.

Young Hee Ko v. The Johns Hopkins University.

「如果不是親眼看見，我不會相信」

Churcher, Sharon, and Caroline Hedley. "Farrah Fawcett: How My Cancer 'Miracle' Cure Has Turned to Heartbreak." *Daily Mail.* May 16, 2009. http://www.dailymail.co.uk/tvshowbiz/article-1183415/Farrah-Fawcett-How-cancer-miracle-cure-turned-heartbreak.html.

Ko and Pedersen. Discussion.

Ko, Young H., Harrie A. Verhoeven, M. J. Lee, D. J. Corbin, Thomas. J. Vogl, and Peter L. Pederson. "A Translational Study 'Case Report' on the Small Molecule 'Energy Blocker' 3-Bromopyruvate (3BP) as a Potent Anticancer Agent: From Bench Side to Bedside." *Journal of Bioenergetics and Biomembranes* 44, no. 1 (February 11, 2012): 163–70. doi: 10.1007/s10863-012-9417-4.

NIH. "SEER Stat Fact Sheets: Cancer of Any Site." *National Cancer Institute.* Accessed 2014. http://seer.cancer.gov/statfacts/html/all.html.

Verhoeven, Harrie. In discussion with the author. 2014.

Vogl, Thomas. J. Email to author. 2014.

"What Are the Key Statistics About Chronic Myeloid Leukemia?" *American Cancer Society.* Last updated February 22, 2016. http://www.cancer.org/cancer/leukemia-chronicmyeloidcml/detailedguide/leukemia-chronic-myeloid-myelogenous-statistics.

Chapter 4：暗物質

Brown, Eryn. "ACLU Argues Myriad Genetics DNA Patent Case—Again." *Los Angeles Times.* July 20, 2012. http://articles.latimes.com/2012/jul/20/news/la-heb-myriad-breast-cancer-gene-james-watson-20120720.

CNN. "President George W. Bush's Address on Stem Cell Research." *Inside Politics.* August 9, 2001. http://edition.cnn.com/2001/ALLPOLITICS/08/09/bush.transcript.

Danchin, Antoine. "A Rattling Good History: The Story of the Human Genome Project." *The Human Genome Project.* Accessed 2014. http://www.normalesup.org/~adanchin/populus/hgp.html.

Frekvens Produktion AB. "Nobel Laureate Revisiting Lecture by J. Michael Bishop."

Hall. *Merchants of Immortality.*

Kanigel, Robert. "The Genome Project." *New York Times Magazine.* December 13, 1987. http://www.nytimes.com/1987/12/13/magazine/the-genome-project.html.

NIH. "All About the Human Genome Project (HGP)." *National Human Genome Research Institute.* Last updated October 1, 2015. http://www.genome.gov/10001772.

——. "NIH Launches Comprehensive Effort to Explore Cancer Genomics." *The Cancer Genome Atlas. December* 13, 2005. http://cancergenome.nih.

gov/newsevents/newsannouncements/news_12_13_2005.
——. “The White House.” *National Human Genome Research Institute*. June 26, 2000. https://www.genome.gov/10001356.
Pollack, Andrew. “DNA Sequencing Caught in Deluge of Data.” *New York Times*. November 30, 2011. http://www.nytimes.com/2011/12/01/business/dna-sequencing-caught-in-deluge-of-data.html.
Wilmut, Ian, Keith Campbell, and Colin Tudge. *The Second Creation: Dolly and the Age of Biological Control*. New York: Farrar, Straus and Giroux, 2000.

「有可能搞清楚這樣的複雜性嗎？」

“Bert Vogelstein Interview.” *Academy of Achievement*. May 23, 1997. Last updated September 28, 2010. http://www.achievement.org/autodoc/page/vog0int-1.
“Bert Vogelstein, MD.” *Howard Hughes Medical Institute*. Accessed 2014. http://www.hhmi.org/scientists/bert-vogelstein.
Jones, S., X. Zhang, D. W. Parsons, J. C. Lin, R. J. Leary, P Angenendt, P. Mankoo, et al. “Core Signaling Pathways in Human Pancreatic Cancers Revealed by Global Genomic Analyses.” Science 321, no. 5897 (September 26, 2008): 1801–6. doi: 10.1126/science.1164368.
Mukherjee. *Emperor of all Maladies*.
Salk, J. J., E. J. Fox, and L. A. Loeb. “Mutational Heterogeneity in Human Cancers: Origin and Consequences.” *Annual Review of Pathology* 5 (2010): 51–75. doi:10.1146/annurev-pathol-121808-102113.
Sjöblom, T., S. Jones, L. D. Wood, D. W. Parsons, J. Lin, T. D. Barber, D. Mandelker, et al. “The Consensus Coding Sequences of Human Breast

and Colorectal Cancers." *Science* 314, no. 5797 (October 13, 2006): 268–74. doi:10.1126/science.1133427.

Vogelstein. Discussion.

Walker, Andrea K. "Hopkins Researcher Receives New Award to Spotlight Scientists." *Baltimore Sun*. February 21, 2013. http://articles.baltimoresun.com/2013-02-21/health/bs-hs-vogelstein-breakthrough-prize-2-20130220_1_cancer-research-hopkins-researcher-bert-vogelstein.

Wood, L. D., D. W. Parsons, S. Jones, J. Lin, T. Sjöblom, R. J. Leary, D. Shen, et al. "The Genomic Landscapes of Human Breast and Colorectal Cancers." *Science* 318, no. 5853 (November 16, 2007): 1108–13. doi:10.1126/science.1145720.

典範轉移

Cancer Genome Atlas Network. "Comprehensive Molecular Portraits of Human Breast Tumours." *Nature* 490, (October 4, 2012): 61–70. doi:10.1038/nature11412.

Fisher, Rosalie, James Larkin, and Charles Swanton. "Inter and Intratumour Heterogeneity: A Barrier to Individualized Medical Therapy in Renal Cell Carcinoma?" *Frontiers in Oncology* 2, no. 49 (May 18, 2012): 49. doi:10.3389/fonc.2012.00049.

Jones. "Core Signaling Pathways in Human Pancreatic Cancers Revealed by Global Genomic Analyses."

Loeb, First. In discussion with the author. 2014.

Parsons, D. W., S. Jones, X. Zhang, J. C. Lin, R. J. Leary, P. Angenendt, P. Mankoo, et al. "An Integrated Genomic Analysis of Human Glioblastoma Multiforme." *Science* 321, no. 5897 (September 26, 2008):

1807–12. doi:10.1126/science.1164382.

Salk. "Mutational Heterogeneity in Human Cancers: Origin and Consequences." Seyfried, Thomas. Cancer as a Metabolic Disease: On the Origin, Management, and Prevention of Cancer. New Jersey: John Wiley & Sons, 2012.

Soto, Ana M., and C. Sonnenschein. "Paradoxes in Carcinogenesis: There Is Light at the End of That Tunnel!" *Science: Disrupt* 1, no. 3 (May 1, 2013): 154–56, doi: 10.1089/dst.2013.0008.

Swanton, Charles. In discussion with the author. 2014.

——. "Intratumour Heterogeneity: Evolution through Space and Time." *Cancer Research* 72, no. 19 (October 1, 2012): 4875–82. doi:10.1158/0008-5472.CAN-12-2217.

Vogelstein, Bert, Nickolas Papadopoulos, Victor E. Velculescu, Shibin Zhou, Luis A. Diaz, Jr., and Kenneth W. Kinzler. "Cancer Genome Landscapes." *Science* 339, no. 6127 (May 29, 2013): 1546–58. doi:0.1126/science.1235122.

烏龜和野兔

Hanahan, Douglas, and Robert A. Weinberg. "The Hallmarks of Cancer." *Cell* 100, no. 1 (January 7, 2000): 57–70. doi:10.1016/S0092-8674(00)81683-9.

——. "Hallmarks of Cancer: The Next Generation." *Cell* 144, no. 5 (March 4, 2011): 646–74. doi:10.1016/j.cell.2011.02.013.

JP. "Metformin and Cancer." *Healthy Fellow.* Aug. 3, 2009. http://www.healthyfellow.com/308/metformin-and-cancer.

Mukherjee. *The Emperor of All Maladies.*

NIH. "NCI and NIH Mitochondria Interest Group Seminar: Johns Hopkins' Pedersen Addresses Role of Mitochondria in Cancer." *Center for Information Technology.* Video, 1:32:16. Aired March 12, 2009. https://videocast.nih.gov/summary.asp?live=7542&bhcp=1.

Parsons. "An Integrated Genomic Analysis of Human Glioblastoma Multiforme."

Vogelstein. "Cancer Genome Landscapes."

——. Discussion.

Wang, Z., S. T. Lai, L. Xie, J. D. Zhao, N. Y. Ma, J. Zhu, Z. G. Ren, and G. L. Jiang. "Metformin Is Associated with Reduced Risk of Pancreatic Cancer in Patients with Type 2 *Diabetes Mellitus: A Systematic Review and Meta-Analysis." Diabetes Research and Clinical Practice* 106, no. 1 (2014). https://www.ncbi.nlm.nih.gov/pubmedhealth/PMH0067644.

Whitehead Institute for Biomedical Research. "Scientists revisit 'Hallmarks of Cancer.'" *Science Daily.* March 16, 2011. http://www.sciencedaily.com/releases/2011/03/110316113057.htm.

Chapter 5：華生改變想法

Becker, Jedidiah. "Legendary DNA Discoverer James Watson Criticizes Current Cancer Research and Suggests a Novel New Direction." *Red Orbit.* January 10, 2013. http://www.redorbit.com/news/health/1112761440/dna-discoverer-james-watson-criticizes-cancer-research-011013.

"David Agus": http://caaspeakers.com/wp-content/uploads/2013/02/AgusD_CNNArticle.pdf.

Lee, Laura. Interview with Ralph Moss. *Laura Lee Show,* 1994. http://whale.

to/c/moss.html.
Mulcahy, Nick. "Time to Consider Cost in Evaluating Cancer Drugs in United States?" *Medscape*. July 14, 2009. http://www.medscape.com/viewarticle/705689.
Vogelstein. Interview.
Watson, James D. "To Fight Cancer, Know the Enemy." *New York Times*. August 5, 2009. http://www.nytimes.com/2009/08/06/opinion/06watson.html.
——. "Oxidants, Antioxidants and the Current Incurability of Metastatic Cancer." *Open Biology,* January 9, 2013. doi:10.1098/rsob.120144.
Yin, Sandra. "Experts Question Benefits of High-Cost Cancer Care." *Medscape*. December 5, 2011. http://www.medscape.com/viewarticle/754808.

Chapter 6：粒線體：舊理論再次翻新

Alvarez, R. H., H. M. Kantarjian, and J. E. Cortes. "The Role of Src in Solid and Hematologic Malignancies: Development of New-Generation Src Inhibitors." Cancer 107, no. 8 (October 15, 2006): 1918–29. doi:10.1002/cncr.22215.
Chandra, D., and K. K. Singh. "Genetic Insights into OXPHOS Defect and Its Role in Cancer." *Biochimica et Biophysica Acta* 1807, no. 6 (June 2011): 620–25. doi:10.1016/j.bbabio.2010.10.023.
D'Agostino, Dominic, and Thomas Seyfried. In discussion with the author. 2014.
Erol, A. "Retrograde Regulation Due to Mitochondrial Dysfunction May Be an Important Mechanism for Carcinogenesis." *Medical Hypotheses* 65, no.

3 (2005): 525–29. doi:10.1016/j.mehy.2005.03.022.

Hagen, Tory M. "Aging, Stress Response, and Mitochondrial Decay," Linus Pauling Institute. Accessed 2014. http://lpi.oregonstate.edu/research/hap/aging-stress-response-and-mitochondrial-decay.

Harman, Oren Solomon. *The Man Who Invented the Chromosome: A Life of Cyril Darlington.* Cambridge, MA: Harvard University Press, 2004.

Israel, B. A., and W. I. Schaeffer. "Cytoplasmic Suppression of Malignancy." *In Vitro Cellular & Developmental Biology* 23, no. 9 (September 1987): 627–32. https://www.ncbi.nlm.nih.gov/pubmed/3654482.

——. "Cytoplasmic Mediation of Malignancy," *In Vitro Cellular & Developmental Biology* 24, no. 5 (May 1988): 487–90. https://www.ncbi.nlm.nih.gov /pubmed/3372452.

Sagan, Dorion, and Lynn Margulis. *Origins of Sex: Three Billion Years of Generic Recombination.* New Haven: Yale University Press, 1990.

Schaeffer, Warren I. In discussion with the author. 2014.

Seyfried. *Cancer as a Metabolic Disease.*

——. In discussion with the author. 2014.

Shackelford, Rodney. "The Mitochondrial Theory of Aging." *Humanity Media.* October 21, 2011. http://hplusmagazine.com/2011/10/21/the-mitochondrial-theory-of-aging.

Shay, Jerry. In discussion with the author. 2014.

Shay, Jerry W., and H. Werbin. "Cytoplasmic Suppression of Tumorigenicity in Reconstructed Mouse Cells." *Cancer Research* 48, no. 4 (February 15, 1988): 830–33. https://www.ncbi.nlm.nih.gov/pubmed/3123054.

Sonnenschein, Carlos, and Ana M. Soto, *The Society of Cells: Cancer and Control of Cell Proliferation.* New York: Garland Science, 1998.

Majkowska-Skrobek, G., D. Augustyniak, P. Lis, A. Bartkowiak, M. Gonchar, Young H. Ko, Peter L. Pedersen, et al. "Killing Multiple Myeloma Cells with the Small Molecule 3-Bromopyruvate: Implications from Therapy." *Anticancer Drugs* 25, no. 6 (July 2014): 673–82. doi:10.1097/CAD.0000000000000094.

University of Leeds. "'Nature's Batteries' May Have Helped Power Early Lifeforms." *Science Daily.* May 25, 2010. http://www.sciencedaily.com/releases/2010/05/100525094906.htm.

Vogelstein. Discussion.

Wallace, Douglas C. "The Epigenome and the Mitochondrion: Bioenergetics and the Environment." *Genes & Development* 24, no. 15 (August 1, 2010): 1571–73. doi:10.1101/gad.1960210.

Woodson, J. D., and J. Chory. "Coordination of Gene Expression between Organellar and Nuclear Genomes." *Nature Reviews Genetics* 9, no. 5 (May 2008): 383–95. doi:10.1038/nrg2348.

事情可能不如他們預期

Bose, Shikha, Michael Deininger, Joanna Gora-Tybor, John M. Goldman, and Junia V. Melo. "The Presence of Typical and Atypical BCR-ABL Fusion Genes in Leukocytes of Normal Individuals: Biologic Significance and Implications for the Assessment of Minimal Residual Disease." *Blood* 92, no. 9 (November 1, 1998): 3362–67. http://www.bloodjournal.org/content/92/9/3362.

Leaf. *The Truth in Small Doses.*

Mukherjee. *The Emperor of All Maladies.*

Seyfried. *Cancer as a Metabolic Disease.*

Strachan, Tom, and Andrew P. Read. *Human Molecular Genetics* 2, 2nd edition. New York: Wiley, 1999.

Varley, J. M. "Germline TP53 Mutations and Li-Fraumeni Syndrome." *Human Mutation* 21, no. 3 (March 2003): 313–20. doi:10.1002/humu.10185.

Varmus, Harold. "The New Era in Cancer Research." *Science* 312, no. 5777 (May 2006): 1162–65. doi: 10.1126/science.1126758.

超級燃料

Abrahams, Charlie. In discussion with the author. 2014.

Cahill, Jr., G. F., and R. L. Veech. "Ketoacids? Good Medicine?" *Transactions of the American Clinical and Climatological Association* 114 (2003): 149–61. https://www.ncbi.nlm.nih.gov/pubmed/12813917.

Gasior, Maciej, Michael A. Rogawski, and Adam L. Hartman. "Neuroprotective and Disease-Modifying Effects of the Ketogenic Diet." *Behavioral Pharmacology* 17 (September 2006): 431–39. https://www.ncbi.nlm.nih.gov/pmc/articles/PMC2367001.

Harder, Ben. "Ketones to the Rescue: Fashioning Therapies from an Adaptation to Starvation." *Science News* 164, no. 24 (December 13, 2003): 376. doi:10.2307/4019063.

Henderson, S. T., J. L. Vogel, L. J. Barr, F. Gavin, J. J. Jones, and L. C. Constantini. "Study of the Ketogenic Agent AC-1202 in Mild to Moderate Alzheimer's Disease: A Randomized, Double-Blind, Placebo-Controlled, Multicenter Trial." *Nutrition & Metabolism* 6 (August 10, 2009): 31. doi:10.1186/1743 -7075-6-31.

Hippocrates. Chapter 18. *In On the Sacred Disease*.

Hu, Z. G., H. D. Wang, W. Jin, and H. X. Yin. "Ketogenic Diet Reduces Cytochrome C Release and Cellular Apoptosis Following Traumatic Brain Injury in Juvenile Rats." *Annals of Clinical & Laboratory Science* 39, no. 1 (Winter 2009): 76–83. https://www.ncbi.nlm.nih.gov/pubmed/19201746.

Hu, Z. G., H. D. Wang, L. Qiao, W. Yan, Q. F. Tan, and H. X. Yin. "The Protective Effect of the Ketogenic Diet on Traumatic Brain Injury-Induced Cell Death in Juvenile Rats." *Brain Injury* 23, no. 5 (May 2009): 459–65. doi:10.1080/02699050902788469.

Krebs. *Otto Warbug.*

Maalouf, M., J. M. Rho, and M. P. Mattson. "The Neuroprotective Properties of Calorie Restriction, the Ketogenic Diet, and Ketone Bodies." *Brain Research Reviews* 59, no. 2 (March 2009): 293–315. doi:10.1016/j.brainresrev.2008.09.002.

Neal, E. G. H. Chaffe, R. H. Schwartz, M. S. Lawson, N. Edwards, G. Fitzsimmons, A. Whitney, and J. H. Cross. "The Ketogenic Diet for the Treatment of Childhood Epilepsy: A Randomised Controlled Trial." *The Lancet Neurology* 7, no. 6 (June 2008): 500–506, doi:10.1016/S1474-4422(08)70092-9.

Nebeling, Linda. In discussion with the author. 2014.

Paoli, A., A. Rubini, J. S. Volek, and K. A. Grimaldi. "Beyond Weight Loss: A Review of the Therapeutic Uses of Very-Low-Carbohydrate (Ketogenic) Diets." *European Journal of Clinical Nutrition* 67 (June 26, 2013): 789–96. doi:10.1038/ejcn.2013.116.

Rous, Peyton. "The Influence of Diet on Transplanted and Spontaneous Mouse Tumors." *Journal of Experimental Medicine* 20, no. 5 (November 1,

1914): 433–51. https://www.ncbi.nlm.nih.gov/pubmed/19867833.

Seyfried. *Cancer as a Metabolic Disease.*

——. Discussion.

Siva, N. "Can Ketogenic Diet Slow Progression of ALS?" *The Lancet Neurology* 5, no. 6 (June 2006): 476. https://www.ncbi.nlm.nih.gov/pubmed/16739298.

Skinner, R., A. Trujillo, X. Ma, and E. A. Beierle. "Ketone Bodies Inhibit the Viability of Human Neuroblastoma Cells." *Journal of Pediatric Surgery* 44, no. 1 (January 2009): 212–16. doi:10.1016/j.jpedsurg.2008.10.042.

Stafstrom, C. E., and J. M. Rho. "The Ketogenic Diet as a Treatment Paradigm for Diverse Neurological Disorders." *Frontiers in Pharmacology* 3 (April 9, 2012): 59. doi:10.3389/fphar.2012.00059.

Taubes, Gary. "What if It's All Been a Big Fat Lie?" *New York Times Magazine.* July 7, 2002. http://www.nytimes.com/2002/07/07/magazine/what-if-it-s-all-been-a-big-fat-lie.html.

VanItallie, T. B., C. Nonas, A. Di Rocco, K. Boyar, K. Hyams, and S. B. Heymsfield. "Treatment of Parkinson Disease with Diet-Induced Hyperketonemia: A Feasibility Study." *Neurology* 64, no. 4 (February 22, 2005): 728–30. doi:10.1212/01.WNL.0000152046.11390.45.

Veech, R. L. Email message to author. 2014.

——. "The Therapeutic Implications of Ketone Bodies: The Effects of Ketone Bodies in Pathological Conditions: Ketosis, Ketogenic Diet, Redox States, Insulin Resistance, and Mitochondrial Metabolism." *Prostaglandins, Leukotrienes and Essential Fatty Acids* 70, no. 3 (March 2004): 309–19. doi:10.1016/j.plefa.2003.09.007.

Veech, R. L., B. Chance, Y. Kashiwaya, H. A. Lardy, G. F. Cahill Jr. "Ketone

Bodies, Potential Therapeutic Uses." *IUBMB Life* 51, no. 4 (April 2001): 241–47. doi:10.1080/152165401753311780.

Wheless, James W. "History and Origin of the Ketogenic Diet." *In Epilepsy and the Ketogenic Diet,* 31–50. New York: Humana Press, 2004. doi:10.1007/978-1-59259-808-3_2.

Zupec-Kania, B. A., and E. Spellman. "An Overview of the Ketogenic Diet for Pediatric Epilepsy." *Nutrition in Clinical Practice* 23, no. 6 (December 2008–January 2009): 589–96. doi:10.1177/0884533608326138.

剋星

Cahill, Jr. "Ketoacids? Good Medicine?"

Stafford, Phillip, Mohammed G. Abdelwahab, Do Young Kim, Marck C. Preul, Jong M. Rho, and Adrienne C. Scheck. "The Ketogenic Diet Reverses Gene Expression Patterns and Reduces Reactive Oxygen Species Levels When Used as an Adjuvant Therapy for Glioma." *Nutrition & Metabolism* 7 (September 10, 2010): 74. doi:10.1186/1743-7075-7-74.

Veech. "Ketone Bodies, Potential Therapeutic Uses."

Zuccoli, Giulio. Email with the author. 2014.

Zuccoli, Giulio, Norina Marcello, Anna Pisanello, Franco Servadei, Salvatore Vaccaro, Purna Mukherjee, and Thomas N. Seyfried. "Metabolic Management of Glioblastoma Multiforme Using Standard Therapy Together with a Restricted Ketogenic Diet: Case Report." *Nutrition & Metabolism* 7 (April 22, 2010): 33.doi:10.1186/1743-7075-7-33.

城裡最重要的比賽

Abdelwahab, Mohammed G., Kathryn E. Fenton, Mark C. Preul, Jong M.

Rho, Andrew Lynch, Phillip Stafford, and Adrienne C. Scheck. "The Ketogenic Diet Is an Effective Adjuvant to Radiation Therapy for the Treatment of Malignant Glioma." *PLOS ONE* 7, no. 5 (May 1, 2012): e36197. doi:10.1371/journal.pone.0036197.

Aykin-Burns, N., I. M. Ahmad, Y. Zhu, L. W. Oberley, and D. R. Spitz. "Increased Levels of Superoxide and H2O2 Mediate the Differential Susceptibility of Cancer Cells versus Normal Cells to Glucose Deprivation." *Biochemical Journal* 418, no. 1 (February 15, 2009): 29–37. doi:10.1042/BJ20081258.

Marsh, Jeremy, Purna Mukherjee, and Thomas N. Seyfried. "Drug/Diet Synergy for Managing Malignant Astrocytoma in Mice: 2-Deoxy-D-Glucose and the Restricted Ketogenic Diet." *Nutrition & Metabolism* 5 (November 25, 2008): 33.doi:10.1186/1743-7075-5-33.

Raffaghello, Lizzia, Fernando Safdie, Giovanna Bianchi, Tanya Dorff, Luigi Fontana, and Valter D. Longo. "Fasting and Differential Chemotherapy Protection in Patients." *Cell Cycle* 9, no. 22 (November 15, 2010): 4474–76. doi:10.4161/cc.9.22.13954.

Stafford. "The Ketogenic Diet Reverses Gene Expression Patterns and Reduces Reactive Oxygen Species Levels When Used as an Adjuvant Therapy for Glioma."

Trachootham, Dunyaporn, Jerome Alexandre, and Peng Huang. "Targeting Cancer Cells by ROS-Mediated Mechanisms: A Radical Therapeutic Approach?" *Nature Reviews Drug Discovery* 8 (July 2009): 579–91. doi:10.1038/nrd2803.

Watson. "Oxidants, Antioxidants and the Current Incurability of Metastatic Cancer."

Zuccoli. "Metabolic Management of Glioblastoma Multiforme Using Standard Therapy Together with a Restricted Ketogenic Diet: Case Report."

美妙的概念（更多相同處）

Couzin-Frankle, Jennifer. "Immune Therapy Steps up the Attack." *Science* 330, no. 6003 (October 22, 2010): 440–43. doi:10.1126/science.330.6003.440.

Seyfried, *Cancer as a Metabolic Disease.*

施壓－脈衝

D'Agnostino, Dominic P. In discussion with the author. 2014.

Poff, Angela M., Csilla Ari, Thomas N. Seyfried, and Dominic P. D'Agostino. "The Ketogenic Diet and Hyperbaric Oxygen Therapy Prolong Survival in Mice with Systemic Metastatic Cancer." *PLOS ONE* 5, no. 8 (June 5, 2013): e65522.doi:10.1371/journal.pone.0065522.

Seyfreid. Discussion.

Seyfried, Thomas N., Roberto E. Flores, Angela M. Poff, and Dominic P. D'Agostino. "Cancer as a Metabolic Disease: Implications for Novel Therapeutics." *Carcinogenesis* 35, no. 3 (March 2014): 515–27. doi:10.1093/carcin/bgt480.

Chapter 7：該往何處去？

Mukherjee. *The Emperor of All Maladies.*

Rous, Peyton. "The Challenge to Man of the Neoplastic Cell." *Cancer Research* 27, no. 11 (November 1967): 1919–24. https://www.ncbi.nlm.nih.gov/pubmed/6073492.

——. "Surmise and Fact on the Nature of Cancer." *Nature* 183, no. 4672 (May 16, 1959): 1357–61. https://www.ncbi.nlm.nih.gov/pubmed/13657123.

"WHO Warns of 'Tidal Wave' of Cancer." *The Wall Street Journal* video, 3:17. Posted February 4, 2012. http://www.wsj.com/video/who-warns-of-tidal-wave-of-cancer/00B6831E-8D99-4CD0-9166-7FF8DDB7A09B.html.

後記

Abrahams, Jim. In discussion with the author. 2014.

Apple, Sam. "An Old Idea, Revived: Starve Cancer to Death." *New York Times Magazine,* May 12, 2016. http://www.nytimes.com/2016/05/15/magazine/warburg-effect-an-old-idea-revived-starve-cancer-to-death.html.

Broadcasting GLD. "Bioloog Wageningen Strijdt Voor Onderzoek 3BP, Medicijn Van Omstreden Kankerkiniek." *Omroep GLD.* August 23, 2016. http://www.omroepgelderland.nl/nieuws/2115436/Bioloog-Wageningen-strijdt-voor-onderzoek-3BP-medicijn-van-omstreden-kankerkliniek.

Davies, Paul. "Cancer from a Physicist's Perspective: A New Theory of Cancer." YouTube video, 2:12. From a lecture at Beyond Center for Fundamental Concepts in Science, June 5, 2013. Posted by "New Scientist." June 19, 2013. https://www.youtube.com/watch?v=yoQYh0qPtz8.

de Grey, Aubrey. In discussion with the author. 2016.

Dusheck, Jennie. "An Emerging View of Evoution Is Informaing Cancer Research." *Standford Medicine News Center.* August 19, 2016. https://med.

stanford.edu/news/all-news/2016/08/an-emerging-view-of-evolution-is-informing-cancer-research.html.

Edwards, C., J. Canfield, N. Copes, M. Rehan, D. Lipps, and P. C. Bradshaw. "D-Beta-Hydroxybutyrate Extends Lifespan of *C. elegans.*" Aging 6, no. 8 (August 2014): 621–44. doi:10.18632/aging.100683.

Hill, Dominic. "Surviving Terminal Cancer." A Waking Giants Production video, 1:38:09. 2016. http://www.survivingterminalcancer.com.

Issa, Jean-Pierre. "Epigenetic Theory." Interview by Sarah Holt. *NOVA.* October 16, 2007. http://www.pbs.org/wgbh/nova/body/epigenetic-therapy.html.

İyikesici, Mehmet Salih, Ayshe Slocum, Engin Turkmen, Ovunc Akdemir, Abdul Kadir Slocum, Turgut Ipek, Erhun Eyuboglu, and Ferhan Bulent Berkarda. Long-Term Outcomes of the Treatment of Unresectable (Stage III–IV) Ductal Pancreatic Adenocarcinoma Using Metabolically Supported Chemotherapy (MSCT): A Retrospective Study." *Journal of the Pancreas* 17, no. 1 (January 8, 2016): 36–41. http://pancreas.imedpub.com/longterm-outcomes-of-the-treatment-of-unresectable-stage-iii--ivductal-pancreatic-adenocarcinoma-using-metabolically-supported-chemotherapy-msct-a-retrospective-study.php?aid=7498.

Ledford, Heidi. "End of Cancer-Genome Project Prompts Rethink." *Nature* 517, no. 7533. January 5, 2015. doi:10.1038/517128a.

Munshi, Anusheel. "Chloroquine in Glioblastoma—New Horizons for an Old Drug." *Cancer* 115, no. 11 (June 2009): 2380–83. doi:10.1002/cncr.24288.

Poff, Angela M., N. Ward, Thomas N. Seyfried, P. Arnold, and Dominic P. D'Agostino. "Non-Toxic Metabolic Management of Metastatic

Cancer in VM Mice: Novel Combination of Ketogenic Diet, Ketone Supplementation, and Hyperbarid Oxygen Therapy." *PLOS ONE* 10, no. 6 (June 10, 2015): e0127407. doi:10.1371/journal.pone.0127407.

Scheck, Adrienne. In discussion with the author. 2016.

Teschendorff, Andrew E., James West, and Stephan Beck. "Age-Associated Epigenetic Drift: Implications, and a Case of Epigenetic Thrift?" *Human Molecular Genetics* 10, no. R1 (October 15, 2013): R7–R15. doi:10.1093/hmg/ddt375.

"The Treatments." *Care Oncology Clinic*. Accessed 2016. http://careoncologyclinic.com/cancer-treatments.

Rando, Thomas A., and Howard Y. Chang. "Aging, Rejuvenation, and Epigenetic Reprogramming: Resetting the Aging Clock." *Cell* 148, no. 1–2 (January 20, 2012): 46–57. doi: 10.1016/j.cell.2012.01.003.